序

　65歳男性．2時間前より胸背部痛を認めて夜間に救急車で来院した．私が初期研修を修了して数年経った頃に経験した症例である．顔面苦悶状，血圧はやや高め．心電図検査，心エコー検査，胸部CT検査などを行ったが，診断を確定できなかった．今までに経験したことのない症例なのか，検査で何か見落としがあるのか，極めて困った症例であった．細かく病歴聴取すると，前日飲酒して嘔吐があったことが判明し，ガストログラフィンを用いた食道造影にて特発性食道破裂と確定診断され，緊急手術となり，ことなきをえた．

　本書は，救急に携わる若手医師（特に初期研修を終えた後期研修医）や看護師を対象としている．上記のような胸背部痛を主訴として来院された場合に，どのような疾患を疑って鑑別していくべきか，また診断確定後どのような初期治療が必要か，などについて詳しく解説した．臨床の最前線で活躍している各分野の専門医に，症例呈示を中心とした執筆をお願いしたが，鑑別や診断のポイント，初期治療の進め方が手に取るようにわかりやすく記載されている．胸背部痛に関することはすべて網羅されており，今までにこのような実践的な教育書は存在しなかったといっても過言ではない．

　学び方としては，冒頭からすべての部分を読破していただければ，十分な知識が身に付くはずであるが，そのようなまとまった時間の取れない場合は，問題症例に遭遇した場合に該当する部分をチェックしたり，あるいは鑑別に困ったときに見逃しのないように常に手元において学んでいただいても良いと考えている．救急外来やICU・CCUでは必携の書となるであろう．

　本書が若手医師や看護師の知識・理解を深め，問題解決能力の向上に役立ち，最終的に良好な医療が患者に提供されることを切に願っている．

2012年2月

石川康朗
森脇龍太郎

レジデントノート別冊
救急・ERノート 4

胸背部痛を極める
あらゆる原因を知り、対処する
ケースで身につく専門医の実践的アドバンストスキル

森脇龍太郎，石川康朗／編

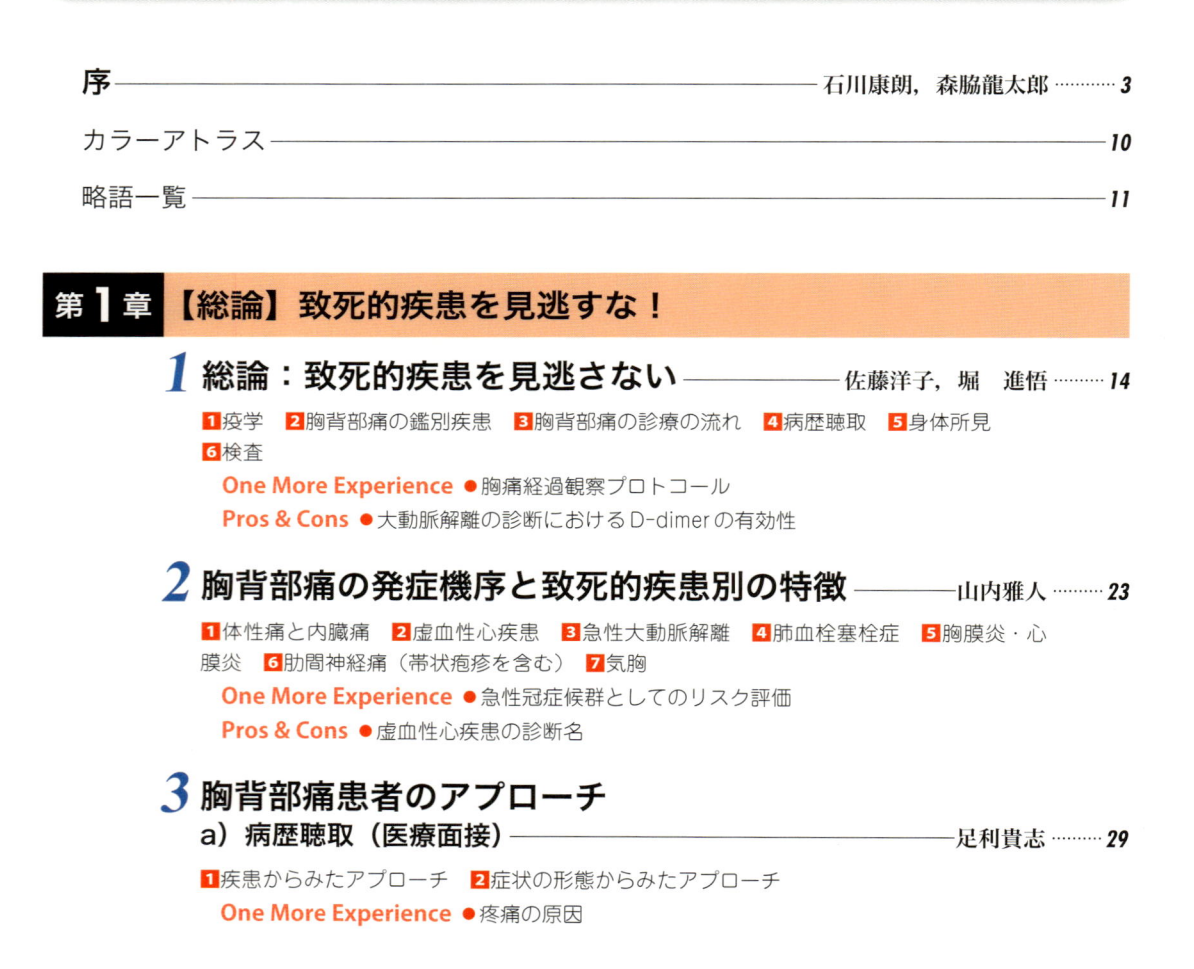

序 ─────────────────────────── 石川康朗，森脇龍太郎 ……… 3
カラーアトラス ────────────────────────────────── 10
略語一覧 ─────────────────────────────────────── 11

第1章 【総論】致死的疾患を見逃すな！

1 総論：致死的疾患を見逃さない ─────────── 佐藤洋子，堀 進悟 ……… 14
❶疫学　❷胸背部痛の鑑別疾患　❸胸背部痛の診療の流れ　❹病歴聴取　❺身体所見
❻検査
　One More Experience ●胸痛経過観察プロトコール
　Pros & Cons ●大動脈解離の診断におけるD-dimerの有効性

2 胸背部痛の発症機序と致死的疾患別の特徴 ─────── 山内雅人 ……… 23
❶体性痛と内臓痛　❷虚血性心疾患　❸急性大動脈解離　❹肺血栓塞栓症　❺胸膜炎・心膜炎　❻肋間神経痛（帯状疱疹を含む）　❼気胸
　One More Experience ●急性冠症候群としてのリスク評価
　Pros & Cons ●虚血性心疾患の診断名

3 胸背部痛患者のアプローチ
a) 病歴聴取（医療面接） ────────────────── 足利貴志 ……… 29
❶疾患からみたアプローチ　❷症状の形態からみたアプローチ
　One More Experience ●疼痛の原因

contents

b）致死的疾患を見逃さないための胸背部痛患者観察法 ——中田一之…… 35
1 身体所見　**2** 見逃してはならない胸背部痛をきたす疾患　**3** 胸背部痛をきたす致死的疾患別身体所見　**4** 身体所見より考えられる帰宅の有無の判断
　　One More Experience ● 所見に乏しいのは重要な所見　● 適切な診察が行われたか？

c）まず行うべき検査 ——松村昭彦…… 42
1 心電図モニター，パルスオキシメトリー　**2** 尿検査　**3** 血液検査　**4** 胸腹部X線　**5** 心電図　**6** その他の特殊検査

4 Disposition
診断が判然としないときの取り扱い ——石川康朗…… 46
1 診断が判然としない場合とは　**2** 次なるステップ　**3** 最終的ステップ
　　One More Experience ●「第一印象は重要であるが，裏付けが乏しい場合は，もとに戻る！」

第2章【ケーススタディ】あらゆる原因を見抜き対処する！

1 急性冠症候群
a）急性冠症候群の考え方 ——石川康朗…… 52
1 急性冠症候群（acute coronary syndrome：ACS）の概念
　　One More Experience ● NSTEMIの早期から行っておくべきことは？

b）STEMI ——浅野達彦…… 57
［問題解決型ケーススタディ］
［解説：ST上昇型心筋梗塞（STEMI）］
1 急性冠症候群（ACS）と急性心筋梗塞の分類　**2** ACSの発症機序　**3** STEMIに対する初期対応　**4** STEMIに対する再灌流療法
　　One More Experience ● STEMIに対する初期対応時のポイント

c）NSTEMI/UAP ——李　哲民，角田恒和…… 63
［問題解決型ケーススタディ］
［解説：NSTEMI/UAPの診療方針の決定］
　　One More Experience ● 高感度トロポニン
　　Pros & Cons ● 非ST上昇型ACSはいつカテーテル検査を行う？

2 急性大動脈解離 ——大島　晋…… 71
［問題解決型ケーススタディ］
［解説：急性大動脈解離の診断，病態，治療の実際］
1 救急外来で遭遇する急性大動脈解離　**2** 大動脈解離の分類　**3** 大動脈解離の症状と鑑別　**4** 大動脈解離のリスク　**5** 突然発症する胸背部痛が典型症状　**6** 無痛性のものには要注意　**7** 大動脈解離の合併症　**8** 急性大動脈解離の画像　**9** 治療
　　One More Experience ● Intramural hematomas（壁内血腫）

救急・ERノート ④

3 胸部大動脈瘤破裂，切迫破裂 ────── 今中和人 ……81

[問題解決型ケーススタディ]
症例1：弓部大動脈の真性瘤破裂　症例2：下行大動脈の仮性瘤破裂
[解説：胸部大動脈瘤破裂]
1 大動脈瘤破裂とは？ 切迫破裂とは？　**2** いかに的確に診断するか？　**3** 胸部大動脈瘤破裂の頻度は？ 治療成績は？

 One More Experience　●胸部大動脈瘤の診断は容易か？　●動脈瘤があるけど血腫はない

 Pros & Cons　●動脈瘤のカテーテル治療

4 心膜炎，心筋炎 ────── 加藤陽子，磯部光章 ……88

[問題解決型ケーススタディ]
[解説：心膜炎・心筋炎の原因・診断・治療]
1 心膜炎の原因・診断・治療について　**2** 心筋炎の原因・診断・治療について　**3** 劇症型心筋炎について

 One More Experience　●心膜炎・心筋炎の心電図の特徴は？　●心膜摩擦音とは？

 Pros & Cons　●心筋炎から拡張型心筋症を発症することがある　●ウイルス抗体価は測定するべき？

5 弁膜症（僧帽弁逸脱症・大動脈弁狭窄症） ── 林　敏雅，森田　大 ……99

[問題解決型ケーススタディ]
[解説：僧帽弁逸脱症とその他の弁膜症]
1 僧帽弁逸脱症（mitral valve prolapse：MVP）　**2** 大動脈弁狭窄症（aortic stenosis：AS）　**3** 胸痛をきたす他の弁膜症例

 One More Experience　●クリック音と逆流性雑音の確認

6 不整脈
── 難治性持続性心室頻拍に対する対処法 ────── 西崎光弘 ……106

[問題解決型ケーススタディ]
[解説：心筋梗塞後の持続性VT]
1 持続性VTの病態　**2** 持続性VTの停止　**3** 持続性VTの再発予防

 One More Experience　●持続性VTの治療の注意点

[補足解説：不整脈と胸痛]

7 急性肺血栓塞栓症 ────── 丹羽明博 ……117

[問題解決型ケーススタディ]
[解説：急性肺血栓塞栓症の重症度と治療]
1 APTEの重症度分類　**2** 重症度に合わせた治療方針　**3** APTE発症例に対する下大静脈フィルターの適応

 One More Experience　●心電図変化　●心エコー所見

 Pros & Cons　●急性期フィルター使用の考え方

contents

8 気胸，胸膜炎 —————————— 三宅修司 …… 126
［問題解決型ケーススタディ］
症例1：若年男性の自然気胸　症例2：続発性自然気胸
［解説：気胸・胸膜炎の治療法］
1 気胸　**2** 胸膜炎
　One More Experience ● 気胸・胸膜炎の診療のコツと注意点

9 消化器疾患における胸背部痛 —————————— 舩越　拓，生坂政臣 …… 133
［問題解決型ケーススタディ］
［解説：胸背部痛をきたす消化器疾患の鑑別］
　One More Experience ● 関連痛を考えることで診断に至った一例

10 筋骨格系疾患
　　　—外傷，腫瘍，炎症性・変性疾患など —————————— 山崎隆志 …… 138
［問題解決型ケーススタディ］
［解説：背部痛を主訴とする運動器疾患の診療］
1 血管性病変　**2** 感染症　**3** 腫瘍　**4** 変性疾患　**5** 外傷

11 心因性胸痛（パニック障害）—————————— 南場陽一，朝田　隆 …… 143
［問題解決型ケーススタディ］
［解説：プライマリ・ケアにおけるパニック障害の治療］
1 パニック障害の治療　**2** 薬物療法　**3** 専門医への紹介
　One More Experience ● 心理教育について
　Pros & Cons ● SSRIと抗不安薬　● 投与期間
［補足解説：過換気症候群］

12 その他の胸痛
　　　—肋間神経痛・帯状疱疹，肋軟骨炎・Tietze症候群・
　　　　肋骨すべり症候群，乳腺炎・乳腺症・女性化乳房，
　　　　詐病・Münchausen症候群など —————————— 森脇龍太郎 …… 151
［問題解決型ケーススタディ］
［解説：胸郭外の体性痛］
1 肋間神経痛・帯状疱疹　**2** 肋軟骨炎・Tietze症候群・肋骨すべり症候群　**3** 乳腺炎・乳腺症・女性化乳房　**4** 詐病・Münchausen症候群
［問題解決型ケーススタディ：詐病と決めつけてしまった症例］

救急・ERノート 4

第3章 【Advanced】検査で達人は何をみているか？

1 初期評価としての超音波検査で何をみるか
— 森脇龍太郎, 大沢秀吉 …… 160

1 救急外来における初期評価としての観察項目　2 救急外来におけるFASCの実際　3 心臓用プローブで何をみるか？　4 頸部用プローブで何をみるか？　5 腹部用プローブで何をみるか？

2 胸腹部X線・CT検査で何をみるか
— 海野俊之, 和田昭彦, 大久保敏之 …… 169

1 急性胸部大動脈解離　2 胸部大動脈瘤破裂　3 肺血栓塞栓症
One More Experience ● 脳梗塞で見つかる大動脈解離？？　● 心臓カテーテル検査で見つかる大動脈解離？？

3 心電図検査で何をみるか
— 永井利幸, 香坂 俊 …… 174

1 12誘導心電図による胸背部痛へのアプローチ　2 ザ・レジデントの「弁慶の泣き所」
One More Experience ● STEMIにおける心電図での局在診断（責任血管の予測）
Pros & Cons ● 左脚ブロック症例で急性心筋梗塞の心電図診断は可能か？

4 血液検査で何をみるか
— 鈴木 昌 …… 185

1 胸背部痛を訴えるハイリスク患者　2 検査の選択と結果の解釈を行うための必須知識　3 急性冠症候群　4 急性肺血栓塞栓症　5 急性大動脈解離
One More Experience ● よくある臨床検査の誤用
Pros & Cons ● 心筋トロポニン対h-FABP

第4章 【Advanced】特別な注意が必要な状況に対応する！

1 高齢者における特徴と注意点
— 石川康朗 …… 196

1 高齢者における特徴と診断・治療上の問題点　2 次なるステップ　3 最終的ステップ
One More Experience ● 高齢者における鑑別が困難な胸背部痛

2 女性における胸背部痛の特徴と注意点
— 山分規義 …… 199

1 虚血性心疾患　2 たこつぼ型心筋障害（たこつぼ型心筋症）　3 急性大動脈解離　4 肺血栓塞栓症　5 肥大型心筋症　6 心臓弁膜症　7 心血管疾患以外の疾患
One More Experience ● 大動脈解離の症状
Pros & Cons ● 虚血性心疾患に対するホルモン補充療法（hormone replacement therapy：HRT）

3 胸背部痛をきたす外科的救急疾患 ——————伊良部真一郎 …… 206
1 急性心筋梗塞（AMI） **2** 急性大動脈解離 **3** 胸部大動脈瘤破裂 **4** 緊張性気胸 **5** 食道破裂

One More Experience ●エコーガイド下心嚢ドレナージ ●胸腔穿刺
Pros & Cons ●早期血栓閉塞型A型解離 ●食道破裂における穿孔部閉鎖の是非と手段

4 専門医へのコンサルテーションとそのタイミング ——花田裕之 …… 211
1 コンサルテーションのタイミング **2** コンサルテーションするときに注意すること **3** コンサルテーションのコツ

第5章 【Advanced】一歩進んだ治療法を実践する！

1 救急外来で行う可能性のある手技
——マスク換気，気管挿管，心嚢穿刺・心膜開窓，ペーシング，電気的除細動，胸腔穿刺・胸腔ドレナージなど ——————関 啓輔 …… 218

1 用手気道確保とマスク換気 **2** 気管挿管 **3** 心嚢穿刺・開窓術 **4** 一時的ペーシング **5** 電気的除細動 **6** 胸腔穿刺・胸腔ドレナージ

One More Experience ●マスクフィットと換気のコツ

2 PCPS（percutaneous cardiopulmonary support）
——————柴田浩遵，黒住祐磨，伊藤賀敏 …… 231

1 PCPSの歴史 **2** PCPSの適応 **3** PCPSシステムの構成 **4** PCPSの禁忌 **5** PCPSの合併症 **6** PCPSの管理 **7** 院外心肺停止症例に対するPCPS **8** 当院における実臨床でのPCPS応用

3 急性大動脈症候群，胸部大動脈瘤破裂に対するステントグラフト内挿術の適応と実際 ——加藤雅明 …… 242

1 急性大動脈解離に対するステントグラフトの適応 **2** 急性大動脈解離に対するステントグラフト内挿術の実際 **3** 外傷性大動脈損傷に対するステントグラフト内挿術 **4** PAUならびに真性大動脈瘤破裂に対するステントグラフト内挿術

One More Experience ●外傷性大動脈損傷—診断におけるピットフォール—

4 急性肺動脈血栓塞栓症の外科治療の適応と実際 ——田山栄基 …… 248

1 急性肺血栓塞栓症の病態 **2** 急性肺血栓塞栓症の診断 **3** 急性肺血栓塞栓症の一般的治療 **4** 急性肺血栓塞栓症に対する外科手術

One More Experience ●PCPS抜去のタイミング

索 引 —————————————— 256
執筆者一覧 ————————————— 259

Color Atlas

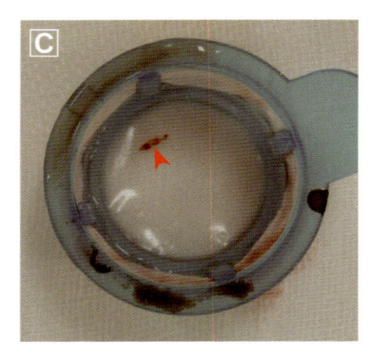

●1　CAG，PCI（p.60図2参照）
C）吸引された血栓（▶）

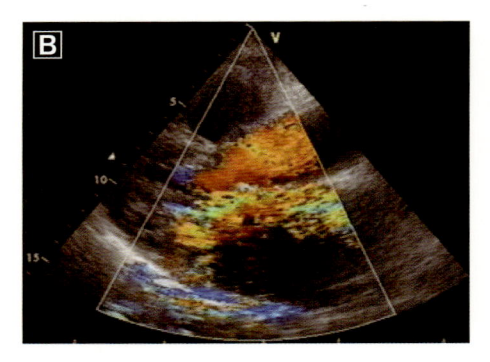

●2　心臓超音波検査（p.102図1参照）
B）逆流に伴う前方へのモザイク

アクチベーションマッピング（VT1）

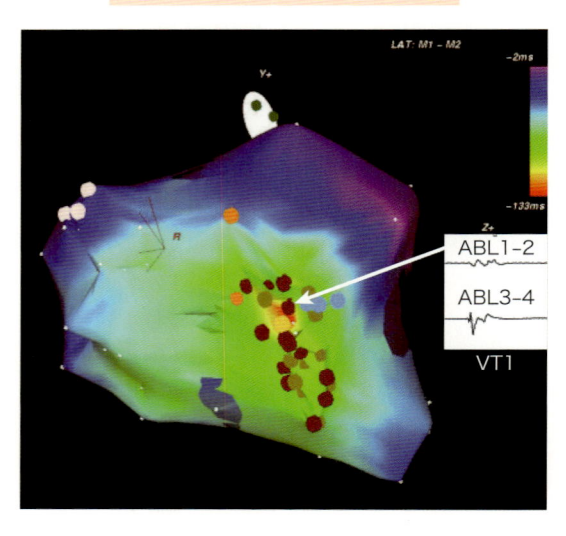

●3　VT1におけるCARTO®システムによるアクチベーションマッピング（p.111図5参照）

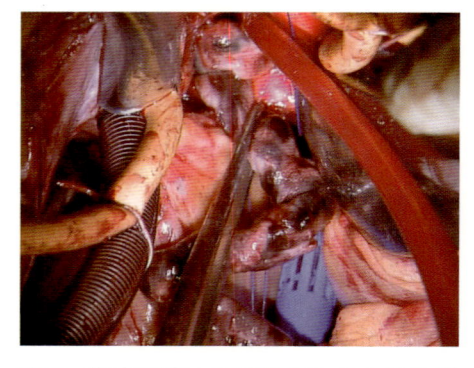

●4　術中写真：右肺動脈から血栓を鉗子で摘出している（p.254図5参照）

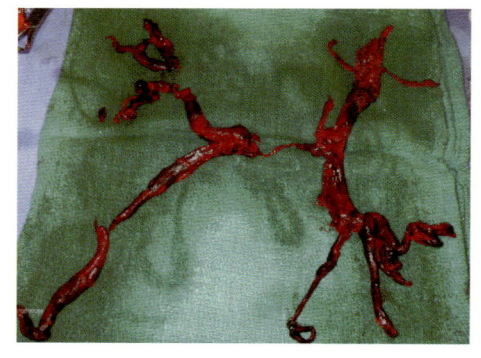

●5　摘出された肺動脈内血栓（p.254図6参照）

略語一覧

AAD	: acute aortic dissection（急性大動脈解離）	**EFAST**	: Extended FAST
ACCP	: American college of chest physicians	**ESC**	: European Society of Cardiology（ヨーロッパ心臓病学会）
ACLS	: advanced cardiopulmonary life support	**FAST**	: focused assessment with sonography for trauma
ACS	: acute coronary syndrome（急性冠症候群）	**HRT**	: hormone replacement therapy（ホルモン補充療法）
ALS	: advanced life support（二次救命措置）	**IABP**	: intra aortic balloon pumping（大動脈内バルーンパンピング）
AMI	: acute myocardial infarction（急性心筋梗塞）	**ICD**	: implantable cardioverter defibrillator（植込み型除細動器）
APTE	: acute pulmonary thromboembolism（急性肺血栓塞栓症）	**IMH**	: intramural hematoma（壁内血腫）
AR	: aortic [valve] regurgitation（大動脈弁逆流）	**IMT**	: intima media thickness（内膜中膜複合体厚）
CABG	: coronary artery bypass grafting（冠動脈バイパス術）	**L-CCA**	: left common carotid artery（左総頸動脈）
CAG	: coronary angiography (arteriography)（冠［状］動脈造影［法］）	**L-SCA**	: left subclavian artery（左鎖骨下動脈）
CK-MB	: creatine kinase-MB（クレアチンキナーゼ MB 分画）	**LAD**	: left axis deviation（左軸偏位）
CLBBB	: complete left bundle branch block（完全左脚ブロック）	**LBBB**	: left bundle branch block（左脚ブロック）
COPD	: chronic obstructive pulmonary (lung) disease（慢性閉塞性肺疾患）	**LVAS**	: left ventricular assist system（左心補助装置）
CPR	: cardiopulmonary resuscitation（心肺蘇生法）	**LVFWR**	: Left ventricular free wall rupture（左室自由壁破裂）
DIC	: disseminated intravascular coagulation syndrome（播種性血管内凝固症候群）	**MIBI**	: methoxy-isobutyl isonitrile（メトキシ・イソブチルイソニトリル）
DVT	: deep vein thrombosis（深部静脈血栓）	**MR**	: mitral regurgitation（僧帽弁逆流）
ECMO	: extracorporeal membrane oxygenation（体外膜型人工肺）	**MVP**	: mitral valve prolapse（僧帽弁逸脱症）
ECPR	: extracorporeal cardiopulmonary resuscitation（体外循環式心肺蘇生法）	**NPV**	: negative predictive value（陰性検査後確率）

略語一覧

NSTEMI : non-ST［-segment］elevation myocardial infarction
（非 ST 上昇型［急性］心筋梗塞）

PAU : penetrating aortic ulcer
（穿通性大動脈潰瘍）

PCI : percutaneous coronary intervention
（経皮的冠動脈インターベンション）

PCPS : percutaneous cardiopulmonary support
（経皮的心肺補助装置）

PE : pericardial effusion（心膜液）

POC : point of care

PPV : positive predictive value
（陽性検査後確率）

RA : right atrium（右房）

RAD : right axis deviation（右軸偏位）

RBBB : right bundle branch block
（右脚ブロック）

rSO$_2$: regional cerebral oxygen saturation
（無侵襲脳局所酸素飽和度）

RV : right ventricle（右室）

SAVE-J : Study of Advanced life support for Ventricular fibrillation with Extracorporeal circulation in Japan
（心肺停止患者に対する心肺補助装置等を用いた高度救命処置の効果と費用に関する他施設共同研究）

SMA : superior mesenteric artery
（上腸間膜動脈）

SSRI : selective serotonin reuptake inhibitor
（選択的セロトニン再取り込み阻害薬）

STEMI : ST［-segment］elevation myocardial infarction（ST 上昇型［急性］心筋梗塞）

TEE : transesophageal echocardiography
（経食道超音波検査）

TIMI : thrombolysis in myocardial infarction

UAP : unstable angina pectoris（不安定狭心症）

ULP : ulcer like projection

VAB : veno-ar-terial bypass（静動脈バイパス）

VATS : video-assisted thoracic surgery
（胸腔鏡下手術）

VT : ventricular tachycardia（心室頻拍）

第1章

【総論】
致死的疾患を
見逃すな！

第1章 総論
致死的疾患を見逃すな！

1 総論：致死的疾患を見逃さない

佐藤洋子，堀　進悟

Point
- 急性冠症候群，急性大動脈解離，肺血栓塞栓症，緊張性気胸を見逃さない
- 強い痛み，冷や汗，過去に経験したことのない胸痛に注意する
- 下顎から臍上部までの痛みは胸痛として扱う
- 非典型的症状に注意する
- 独歩来院した患者が軽症とは限らない

● はじめに

　軽症から重症，急病から外傷まで，さまざまな症状の救急患者が多数受診する救急外来（ER）では，診療に当たる医師が統一された方針で診療を行うことが必要で，その保証のために，最終的な診療結果に責任をもつ指導医（Attending Physician）の存在が不可欠である．本項では非外傷性の胸背部痛の診断について，救急医学を専門とする指導医が重視する点を強調しながら述べる．われわれの経験では胸痛を主訴とする患者は救急搬送の3％と頻度は高い．しかし，急性心筋梗塞の頻度はその一部（10～20％）に過ぎず，大部分は非器質的疾患である．急性大動脈解離，肺血栓塞栓症，緊張性気胸の頻度はさらに低い．すなわち，胸痛あるいは胸背部痛の診療は，多数の軽症患者から重症患者をスクリーニングする方法にほかならない．誤診を少なくするためには，**致死的疾患が除外されるまでは胸背部痛を緊急症として対処すること**が必要である．

　致死的緊急症の痛みは，激痛から圧迫感まで，多様である．呼吸困難など合併症状が前景に立ち，胸痛が目立たないこともある．すなわち**痛みの程度と疾患の重症度は必ずしも比例しない**．さらに非典型的症状（腹痛，嘔気，失神など）が主訴となることもあるので，初心者には混乱を招く．以上から，胸背部痛では急性冠症候群の診断方法を診療の基本形として，バイタルサイン，要領を得た病歴，身体所見，心電図検査を中心とし，そのヴァリエーションから他の致死的疾患を診断するように手順を進めることが合理的である．

❶ 疫学

前述した致死的疾患のうち，急性心筋梗塞は本邦では年間約5万人，急性大動脈解離は約1万人，肺血栓塞栓症は約8,000人と推測されている[1〜4]．また，病院外心肺停止年間約10万人の半数近くは心原性と考えられ，胸背部痛の原因疾患が関与すると考えられる．全救急搬送患者のうち急病の救急患者は63.8％で，そのなかで胸背部痛を主訴とするものは5.9％である[5]．このように，胸痛を訴えて来院する患者の頻度は高い．

❷ 胸背部痛の鑑別疾患

胸背部痛の原因は多岐にわたり（図1），**急性冠症候群，急性大動脈解離，肺血栓塞栓症，緊張性気胸**の致死的疾患を含む．救急診療では，致死的疾患のなかで最も頻度の高い急性心筋梗塞を中心に診断を進める．すなわち，診療開始10分以内に12誘導心電図を記録する．心電図が診断的価値を有しない場合には他疾患を考えて鑑別を進める．病歴聴取や身体所見は要領よく，焦点を絞って行う．致死的緊急症を除外するまでは，患者を救急室の外に出すことは危険であり，X線撮影はバイタルサインが正常でもポータブル撮影を原則とする．致死的緊急症を強く疑えば，急変に備えて静脈路確保を行うが，その際に同時に採血を行う．血液検査は後に述べるバイオマーカーを中心に行う．心エコーを用いる．なお，緊張性気胸は，呼吸による痛みの増大と身体所見から診断し，ショック状態であればX線写真を待たずに胸腔チューブを挿入する．

明らかな致死的疾患を除外できれば，病歴，身体所見から消化管疾患，胸膜由来，筋骨格・皮膚由来の疼痛をきたす疾患を考慮する．これらのいずれも否定できる場合には心因性の胸痛を考慮する．

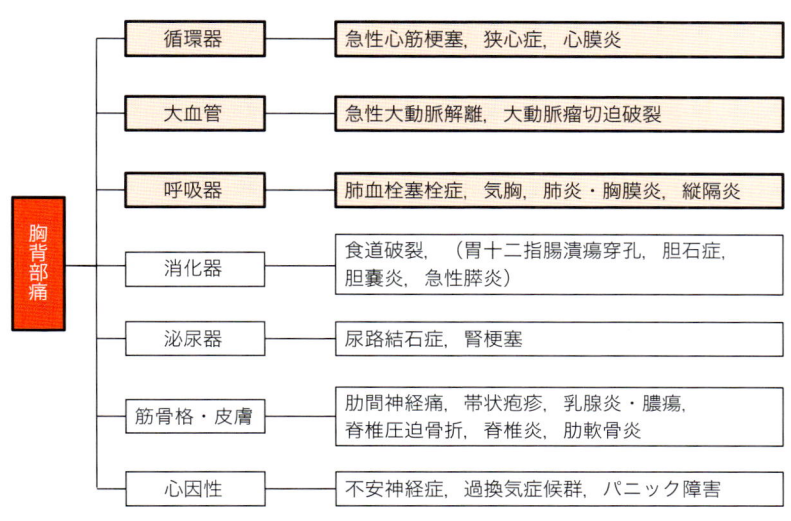

胸背部痛		
	循環器	急性心筋梗塞，狭心症，心膜炎
	大血管	急性大動脈解離，大動脈瘤切迫破裂
	呼吸器	肺血栓塞栓症，気胸，肺炎・胸膜炎，縦隔炎
	消化器	食道破裂，（胃十二指腸潰瘍穿孔，胆石症，胆嚢炎，急性膵炎）
	泌尿器	尿路結石症，腎梗塞
	筋骨格・皮膚	肋間神経痛，帯状疱疹，乳腺炎・膿瘍，脊椎圧迫骨折，脊椎炎，肋軟骨炎
	心因性	不安神経症，過換気症候群，パニック障害

図1　胸背部痛の原因

> **重要**
> 胸背部痛の鑑別は，統一されたプロトコールで行う．

❸ 胸背部痛の診療の流れ（図2）

　酸素投与（SpO$_2$ 95〜99％），心電図および経皮酸素飽和度モニターを装着，静脈路を確保する．診療開始10分以内に，バイタルサイン，病歴と身体所見，12誘導心電図，血液ガス，ポータブル胸部X線写真撮影を行う．この際に，医師の技量で差が生まれるのは，**病歴聴取と身体所見，心電図の読影**である．診療スペースには，患者急変に対応するための器具（除細動器，気管挿管），薬品（ACLSへの対応）が常備されている必要があり，ERの重症患者用スペースで行うことが望ましい．

> **重要**
> 胸背部痛患者は救急外来診察し，常に緊急症として扱う

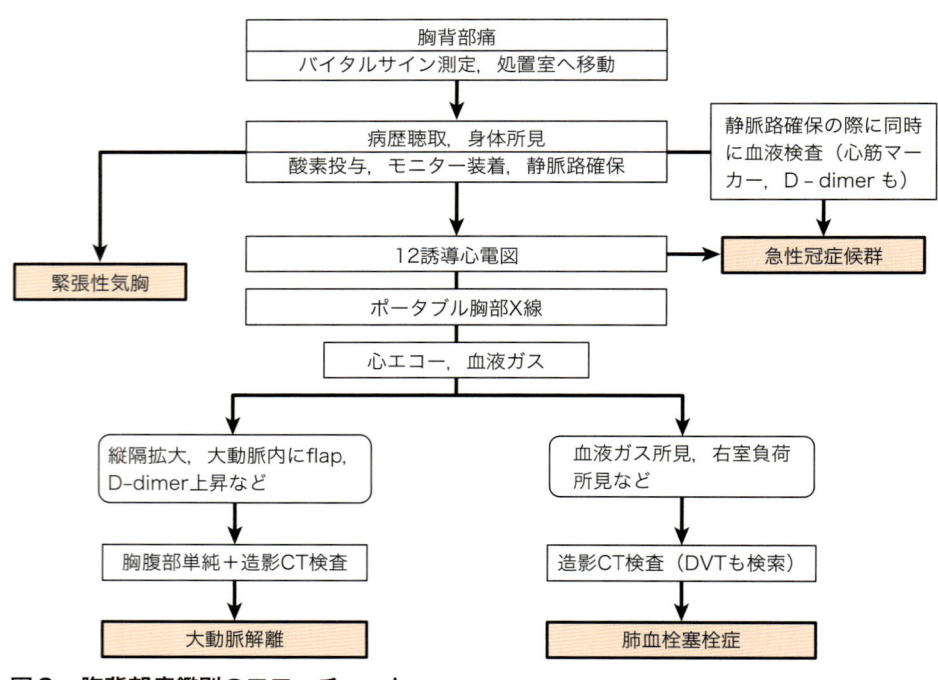

```
                    ┌─────────────────────────┐
                    │      胸背部痛            │
                    │ バイタルサイン測定，処置室へ移動 │
                    └─────────────────────────┘
                                │
                    ┌─────────────────────────┐      ┌──────────────────┐
                    │   病歴聴取，身体所見        │      │ 静脈路確保の際に同時│
                    │ 酸素投与，モニター装着，静脈路確保│      │ に血液検査（心筋マー│
                    └─────────────────────────┘      │ カー，D-dimerも） │
         ┌──────────┼──────────────────────┐      └──────────────────┘
         │          │                                          │
         │    ┌─────────────────┐                              │
         │    │   12誘導心電図    │─────────────────→ ┌──────────────┐
         │    └─────────────────┘                      │ 急性冠症候群  │
         │    ┌─────────────────┐                      └──────────────┘
         │    │ ポータブル胸部X線  │
         │    └─────────────────┘
  ┌──────────┐        │
  │ 緊張性気胸 │  ┌─────────────────┐
  └──────────┘  │  心エコー，血液ガス │
                 └─────────────────┘
                  │                    │
      ┌───────────────────┐   ┌───────────────────┐
      │縦隔拡大，大動脈内にflap，│   │血液ガス所見，右室負荷│
      │ D-dimer上昇など       │   │ 所見など            │
      └───────────────────┘   └───────────────────┘
                  │                    │
      ┌───────────────────┐   ┌───────────────────────┐
      │胸腹部単純＋造影CT検査   │   │造影CT検査（DVTも検索）│
      └───────────────────┘   └───────────────────────┘
                  │                    │
          ┌──────────┐         ┌──────────┐
          │ 大動脈解離 │         │ 肺血栓塞栓症│
          └──────────┘         └──────────┘
```

図2　胸背部痛鑑別のフローチャート

診療によって明らかな診断が判明しない場合に，患者を安易に帰宅させてはならない．非ST上昇型心筋梗塞，不安定狭心症，血栓閉鎖型急性大動脈解離，小さい気胸などを見逃していないかを再検討する．疑いを完全に除外できない場合には，ERで数時間（3～8時間）の経過観察を行う．

4 病歴聴取

1 "痛み"の種類や程度の評価

発症時刻，胸背部痛の部位，強さ，性状，突然発症か，持続痛か間欠的か，放散痛（下顎，上肢，背部，心窩部），**増悪因子**（呼吸，体動），**随伴症状**（呼吸困難，嘔気，嘔吐）などを要領よく尋ねる．胸背部痛の程度を10段階で評価し，経時的に記録する．心電図記録を行った場合には胸痛の程度を心電図に書き込んでおく．

急性冠症候群による胸痛は内臓痛であるので，**痛みには範囲があり，点ではない**．また胸痛は厳密には「痛み」ではなく，圧迫感や絞扼感が多い．痛み・圧迫感の性状は持続痛であるが，緩徐に増減する．放散痛を肩，背部，上腹部に認めることがあり，胸痛と同時に放散痛を認める場合も，放散痛のみの場合もある．誤診例の訴訟記録では，放散痛のみの場合が多い．急性大動脈解離の痛みは「裂けるような」痛みで，解離が進展する際に痛みが強く，解離の進展が止まれば痛みが止まる．すなわち間欠痛である．肺塞栓による胸痛は実際には少なく，呼吸困難（低酸素血症），失神（血行動態異常）が前景に立つことが多い．呼吸や体動で痛みが増減すれば，胸膜，心膜，筋骨格の異常を疑う．

2 非典型的症状

急性心筋梗塞で胸痛を訴えない患者（Painless AMI）の頻度は15～20％で，上腹部痛，嘔気，失神，歯痛（下顎），頸部痛などを訴える[6)～8)]．同様に急性大動脈解離でも胸背部痛を訴えず，主訴が神経学的異常所見（意識障害，麻痺，対麻痺，頭痛）の患者が19％[9)]と報告されている．肺血栓塞栓症では，胸背部痛を訴えて救急受診する患者はむしろ少なく，失神を主訴とする場合が多い．

3 既往歴など

急性冠症候群の発症と関連の強い既往歴は，**冠動脈疾患，心不全や大動脈瘤**である．その他の動脈硬化に関連する因子（高血圧，糖尿病，脂質異常症，喫煙）はリスク層別化のうえでは重要であるが，重症である場合には優先度は下がり，緊急処置を優先すべきである．一方，**アレルギー歴，特に造影剤アレルギーは緊急処置に関連するので，必ず聴取する**．

5 身体所見

胸背部痛の診療でルーチンに確認する身体所見は以下である．ショック徴候（冷感，冷汗，蒼白），眼瞼結膜，心臓聴診（P2亢進，S3亢進，MR雑音，気胸では打診鼓音），腹部触診（肝腫

大，腹部大動脈瘤），下腿浮腫，動脈触診（両側上腕動脈と大腿動脈）．状況に応じて追加する身体所見は以下である．頸静脈視診，胸部打診（鼓音），背部の肺野聴診，Homans' sign など．

6 検査

1 12誘導心電図

　12誘導心電図は胸背部痛の診療の中心である．受診早期に記録するために，心電図モニターと同様に，救急看護師がいつでも記録できる体制を整備しておくことが大切である．これにより患者が胸痛を訴えたら，**①バイタル測定，②胸痛の程度評価（10段階），③12誘導心電図，④医師コール**の一連の動作が可能になるからである．

　12誘導心電図は，最も簡便な検査であるが，典型的なST上昇型急性心筋梗塞（STEMI）の心電図を例外として，その評価に医師による差が大きい検査である．その理由は2つある．第一の理由は，循環器専門医以外では心電図読影の修練にかける時間が少ないこと，市販の成書を読んでも心電図読影の訓練にはならないこと，などから診断能力が低いことである．第二の理由はエビデンスの軽視，すなわち非ST上昇型急性心筋梗塞（NSTEMI）の診断方法が医学教育に根付いていないことである．

MEMO ① 米国における心電図読影の教育

　1990年代から，米国の医学生は以下のように教えられている．「急性心筋梗塞患者が病院を受診し，記録される最初の心電図所見は，ST上昇が45％，ST下降あるいはT波陰転が45％，正常心電図が10％である[10)～13)]」．こうして，多くの医師が古典的な心電図所見の解釈（多くは1960年代に所見が確立し，当時の心筋虚血の理解は現在と異なる）とNSTEMIの相違を理解しているが，本邦ではこの知識はまだ一般化していない．

　ERでは，急性冠症候群の胸痛の程度は時々刻々に変化するが，その変化に応じて心電図を再検することをルーチンとする．また**以前に記録した心電図との比較が重要**であり，他院からのFAXなどでの記録入手も試みる[14)]．

　胸背部痛の診断で12誘導心電図が有用な疾患は，急性冠症候群の他に肺血栓塞栓症があげられる．重症肺血栓塞栓症では洞性頻脈と急性右心負荷所見を呈する．すなわち，**血行動態異常を呈する肺血栓塞栓症では，12誘導心電図の価値はきわめて高い**．

　一方，急性大動脈解離の診断に12誘導心電図は役に立たないが，急性大動脈解離の2～7％は急性心筋梗塞の心電図変化を呈する[15) 16)]．したがって，急性心筋梗塞の心電図変化をきたした場合には，身体所見や胸部X線写真から大動脈解離を除外する努力が必要である．

2 血液検査

　胸背部痛の血液検査で有用な項目は，**血液ガス，心筋マーカー（トロポニン，H-FABP，**

CK-MB），D-Dimerである．血液型も，冠動脈インターベンション，手術症例では輸血に備えて必要になる．血液ガスは肺血栓塞栓症の診断に必須である．心筋マーカーは，NSTEMIの診断に有用で，典型的なSTEMIの診断には有用ではない．心筋虚血が遷延してから壊死となるため，心筋マーカーの血中流出には時間を要し，必ずしも壊死を意味しないマーカー（H-FABP）は2～3時間で上昇するが，壊死マーカーであるトロポニンの上昇には4～6時間を要する．すなわち，NSTEMIの確定診断には心筋マーカーの経時的な測定を必要とするので，その診断は発症直後には困難であり，4～6時間を要することが稀ではない（表1）[17)][18)]．

近年，急性大動脈解離や肺血栓塞栓症の診断にD-dimerが活用されている．いずれの場合にも，感度は高いが特異度が低い[19)]ので，診断除外に有用である．

重要
胸背部痛の診断には各種バイオマーカーが有用である．

表1　バイオマーカーによる心筋梗塞の診断精度

	＜2 h	2～4 h	4～6 h	6～12h	12～24h
心筋トロポニン	×	△	◎	◎	◎
CK-MB	×	△	◎	◎	◎
ミオグロビン	○	○	○	○	○
H-FABP	○	○	○	○	○

◎：感度60～95%，特異度＞60%
○：感度60～100%，特異度40～70%
△：感度＜40%
×：感度＜30%
（文献17，18より引用）

3 ポータブル単純X線撮影

ルーチンに診療初期10分に撮影する．肺うっ血，心拡大，縦隔拡大，自然気胸・緊張性気胸，肺炎，胸水の有無を評価するが，心拡大と縦隔拡大の評価に，ポータブル撮影以外の胸部X線写真と同じ基準を適用してはならない．急性大動脈解離では，大動脈径・縦隔の拡大，カルシウムサイン（石灰化内膜の偏位5 mm以上）が重要とされているが，前者は高齢者では頻繁に認める所見であり，後者は稀である．肺血栓塞栓症ではWestermark sign（肺動脈塞栓部末梢の乏血），Knuckle sign（肺門部肺動脈が塊上塞栓により拡張）が有名であるが，稀である．したがって，救急診療で急性大動脈解離と肺血栓塞栓症の診断に胸部X線写真から得られる情報はむしろ少ない．

4 心エコー図検査

本邦の循環器ガイドラインの記載ではルーチンとされているが，急性冠症候群の診断に心エコー図検査が有用であることは少ない[20)]．STEMIの診断には12誘導心電図で十分であり，心

エコー図検査を付加する意味は心筋壊死に伴う外科的合併症（心室中隔欠損，心タンポナーデ，僧帽弁逆流）の診断における有用性のみである．したがって，二次的な検査と考えた方がよい．STEMIでは早期再灌流のために冠動脈インターベンションを急ぐべきであるが，長々と心エコー図を記録することは有害で，心電図読影の未熟の裏返しでしかない．したがって急性冠症候群の診断における心エコー図検査の有用性を高めるためには，目的を明確にして行うべきであり，**左脚ブロック**や，**心臓ペースメーカー挿入例の急性心筋梗塞**（いずれも心電図診断が困難），**NSTEMI**を対象に行うべきと考えている．一方では，**NSTEMI**では明らかな所見を得ることが困難な場合が少なくない．

心電図で右室負荷を伴う肺血栓塞栓症では，心エコー図検査は**右室負荷所見の裏付け**に有用，その後の**侵襲的治療（血栓溶解薬，カテーテルインターベンション）の適応決定**に有用である．急性大動脈解離では，A型解離のARを診断可能であるが，解離腔の心エコー図検査による証明は下行大動脈に限られるので，有用性は少ない．食道エコー検査は侵襲が強いので，CT検査が第一選択となる．

5 CT検査

急性大動脈解離，肺血栓塞栓症を疑えば，確定診断のために胸腹部CT検査が必要である．急性大動脈解離では単純CT検査と造影CT検査の両者を行う．単純撮影で早期血栓閉塞型の三日月状高吸収域を評価，次いで，造影で解離腔開存型の診断を行う．肺血栓塞栓症では，造影CT検査により血管内の陰影欠損を証明することにより診断するが，同時に下肢静脈まで撮影し深部静脈血栓症を評価する．

> **重要**
> 急性大動脈解離では単純CTと造影CTを行う．

One More Experience

胸痛経過観察プロトコール

1980年代までの米国の急性心筋梗塞診療は，本邦と同様の体制で行われていた．胸痛患者が受診すると，循環器フェローが呼ばれて診察と12誘導心電図，受診時の血液検査から診断する体制であった．大規模研究の結果，心筋梗塞患者の2～8％が不適切な帰宅を許可され，その10％が帰宅後に死亡していた[21]．1990年代になって，救急外来の胸痛診療が全米で救急医により行われるようになり，「胸痛の誤診」をシステム的に防止する方法が検討された．従来の心筋マーカー（CK-MB，ミオグロビン）に加えてトロポニンが開発され，これに心電図の繰り返し記録を組み合わせて，経過観察プロトコールが作成された（表2）[22]．急性心筋梗塞を疑い，STEMIが心電図から否定された場合に，経過観察を開始する．3～12時間のプロトコールが作成され，その間に90分から3時間ごとに心電図記録と心筋マーカー測定が繰り返される．この方法によって，帰宅患者の誤診，死亡は著明に減少した．

表2　observation unit protocol

①除外基準
a.　12誘導心電図の虚血性変化
b.　トロポニンTまたはCK-MBが新たに陽性化
c.　24時間以内に自宅へ帰宅できる可能性が80％以下

②経過観察介入
a.　持続モニターでのバイタルサイン測定
b.　経時的12誘導心電図記録（来院時，6時間後，胸痛再発時）
c.　心筋マーカー（来院時，6時間後）
d.　誘発試験（運動負荷試験，MIBIシンチグラフィー）または，主治医の裁量で冠動脈CT検査

③転帰
a.　帰宅
Ⅰ．主治医が虚血性心疾患を疑わない
Ⅱ．トロポニンTまたはCK-MBが上昇しない
Ⅲ．画像検査や誘発試験の結果が陰性
b.　入院
a.　虚血性心疾患が疑われる
b.　軽度〜中等度高血圧のほかに異常バイタルサインを認める

④経過観察期間
a.　8〜24時間

米国のERに搬送された胸痛患者のうち，診断のつかない患者は専用の病床で8〜24時間の経過観察を行う．経時的に12誘導心電図，バイオマーカーの測定を行い，一部の施設では運動負荷試験や冠動脈CT検査を実施している．この方法で急性冠症候群の誤診・死亡率は著しく低下した．
（文献22をもとに作成）

Pros & Cons　賛成論　反対論

❖ 大動脈解離の診断におけるD-dimerの有効性

　　大動脈解離の診断において，D-dimerは感度が高く，診断に有用である．心筋梗塞の心電図を呈する大動脈解離と，心筋梗塞を分けるためには，D-dimer（cut-off値5.0μg/mL）が有用である[23]．したがってD-dimerが高値のときには，大動脈解離を疑うことが必要である．ただし，D-dimer低値の大動脈解離も報告されており，これには，血栓閉鎖型であることや解離腔の短いことがかかわっている[24]．報告当初はD-dimerの感度がほとんど100％ともいわれてきたが，そうではないことを知っておきたい．

文献・参考図書

1) 「急性心筋梗塞（ST上昇型）の診療に関するガイドライン」Circ J, 72（suppl. Ⅳ）：1347-1442, 2008
2) 「急性冠症候群の診療に関するガイドライン（2007年改訂版）」1-50, 2007（HP公開のみ）
   http://www.j-circ.or.jp/guideline/pdf/JCS2007_yamaguchi_h.pdf
3) 「大動脈瘤・大動脈解離診療ガイドライン」Circ J, 70（suppl. Ⅳ）：1569-1646, 2006
4) Guidelines for the Diagnosis, Treatment and Prevention of Pulmonary Thromboembolism and Deep Vein Thrombosis（JCS 2009）-Digest Version. Circ J, 75：1258-1281, 2011
   ↑1）〜4）：致死的疾患として挙げた4疾患のガイドラインである
5) 鈴木昌：東京都内の救急部における循環器救急疾患の疫学的検討．救急医学会雑誌, 15：169-174, 2004
   ↑急病の救急搬送患者の5.9％が胸背部痛を主訴とし、そのうち48.1％が器質的心疾患であった
6) Sampson, J. J., et al.：Pathophysiology and differential diagnosis of cardiac pain. Progress in cardiovascular Diseases, 13, : 507-531, 1971
7) Nakamura, M., et al.：Clinical characteristics of acute pulmonary thromboembolism in Japan：results of a multicenter registry in the Japanese Society of Pulmonary Embolism Research. Clinical Cardiology, 24：132-138, 2001
8) Wolf, P. A., et al.：Cigarette smoking as a risk factor for stroke. The Framingham Study. JAMA, 259, : 1025-1029, 1988
9) Imamura, H., et al.：Painless acute aortic dissection. - Diagnostic, prognostic and clinical implications.-. Circ J, 75：59-66, 2011
10) Rude, R. E., et al.：Electrocardiographic and clinical criteria forrecognition of acute myocardial infarction based on analysis of 3,697 patients. Am J Cardiol, 52：936-942, 1983
11) Weaver, W. D., et al.：Myocardial Infarction Triage and Intervention Project-phase I：patient characteristics and feasibility of prehospital Initiation of thrombolytic therapy. J Am Coll Cardiol, 15：925-931, 1990
12) Karlson, B. W., et al.：Early prediction of acute myocardial infarction from clinical history, examination and electrocardiogram in the emergency room. Am J Cardiol, 68：171-175, 1991
13) Fisch, C.：The clinical electrocardiogram：sensitivity and specificity. ACC Current Journal Review, 6：71-75, 1997
14) Srikanthan, V. S., et al.：Use of fax facility improves decision making regarding thrombolysis in acute myocardial infarction. Heart, 78：198-200, 1997
    ↑急性心筋梗塞の診断に際し、過去の心電図をFAXで取り寄せることが有用であった
15) Klompas, M.：Does this patient have an acute thoracic aortic dissection？ JAMA, 287：2262-2272, 2002
16) Bossone, E., et al.：Coronary involvement in patients with acute type A aortic dissection. J Am Coll Cardiol, 235A：1034-1041, 2003
17) Tanaka, K.：Cardiac emergency triage and therapeutic decisions using whole blood rapid troponin T test for patients with suspicious acute coronary syndrome. Japan Circulation Journal, 65：424-428, 2001
18) 高木康：心筋壊死を反映する早期マーカー．Medical Technology, 36：358-361, 2008
    ↑17）18）：バイオマーカーでの判断は時間経過による感度特異度の変化を考慮する
19) 圷宏一：急性大動脈解離とDダイマー迅速測定法．ICUとCCU, 29：41-47, 2005
20) Lim Swee Han：2-D echocardiography prediction of adverse events in ED patients with chest pain. Am J Emerg Med, 21：106-110, 2003
21) Graff, L. G.：observation medicine：81-84, 2009
    ↑経過観察ユニットについてのACEPの総論的教科書である
22) the Brigham and Women's Hospital：Emergency Department Observation Unit Protocols. 2010
23) Sakamoto, K.：D-dimer is helpful for differentiating acue aortic dissection and acute pulmonary embolism from acute myocardial infarction. Hellenic J Cardiol, 52：123-127, 2011
    ↑D-dimerは、大動脈解離と肺血栓塞栓症を急性心筋梗塞から鑑別する
24) 多村知剛：D-dimer低値を呈する急性大動脈解離の特徴．日本救急医学会雑誌, 20：459, 2009
    ↑D-dimerが低値を呈する急性大動脈解離ではCT上で確認された解離腔が短かった

第1章 総論 ― 致死的疾患を見逃すな！

2 胸背部痛の発症機序と致死的疾患別の特徴

山内雅人

Point
- 心筋梗塞の症状は，部位の特定がしにくく，関連痛がみられることも多い
- 大動脈解離の症状は激しく，解離の進展に伴って，部位が変わることがあるのが特徴
- 肺血栓塞栓症や気胸など，呼吸困難が主体となるものもあるが，ショック状態となっていて鑑別が困難なこともある

●はじめに

「胸背部痛」と表現される症状には，じつにさまざまな感覚が含まれる．そのなかには，生命の危険に直結するものがあり，迅速な対応（鑑別と治療）が求められるが，患者が感じている「胸背部痛」はどんな感覚であるのかを適切に把握することができれば，漠然と恐ろしがる必要はない場合もある．ここでは，胸背部痛を生じる代表的な疾患ごとに，発症様式とその機序，随伴症状などをまとめてみたい．

❶ 体性痛と内臓痛

皮膚には，触・触と圧・振動・温度などとともに痛みに対しての受容体が細かく分布しており，侵害受容性の求心性神経線維が，高密度に行き渡っている．このため皮膚が受けた痛み刺激（体性痛）の場合は，どの部分が受けた刺激なのか，局在性がはっきりしている．この場所が痛いと痛みを感じる部分を細かく指示することができる．**指を立てて示すような局在性の明らかな場合は，胸壁に関連した，胸膜炎や神経痛のことが多い**．

内臓痛の場合には，痛覚として侵害受容性の求心性神経線維が，皮膚のようには高密度に行き渡っているわけではなく，局在性ははっきりしない．**手のひらで示したり，手を動かして範囲を示すなど，漠然とした範囲を示すことが多い**．

痛覚の種類と，それが「痛み」として認識される仕組みについて，Memoにまとめる．

MEMO ❶ 痛覚の種類

1. 刺痛（pricking pain）は，すばやく認識され，正確に位置がわかり，ほとんど自律性反応を伴わない．一過性で鋭い性質がある．一次痛（first pain）または速い痛み（fast pain）と言われ，Aδ線維を介して中枢神経系に伝達される．この線維の活性化は，傷害源から影響を受ける身体部位の逃避反応を引き起こし，正常な生理機能においては，刺痛は重要な保護機能を担っている．

2. 灼熱痛（burning pain）は刺痛よりも激しく耐え難い痛みである．この痛みはびまん性で，部位の特定が難しい．灼熱痛はただちに心拍数の増加や血圧上昇，瞳孔の散大，発汗などの自律性反応を引き起こす．呼吸のパターンは，速く浅い呼吸，激痛の発作時には無呼吸となる．灼熱痛は速い痛みに対して発現が遅く，持続性である．この灼熱痛は無髄性のC線維を介して中枢神経系に到達する．二次痛（second pain）または遅い痛み（slow pain）と言われる．

3. 深部痛（deep pain）は筋肉や内臓などの深部器官が病気にかかるか損傷を受けたときに生じる．深部痛はうずくような性質があり，しばしば灼熱痛に付随して現れる．通常この深部痛は，部位の特定が難しく，内臓から生じた場合，その内臓と離れた部位で痛みを感じられることがある．これは関連痛（referred pain）として知られている．関連痛のメカニズムは明らかでないが，内臓からの求心性線維が，同一の体節からの体性求心性線維と同じ脊髄ニューロン群に収束するという仮説が提唱されている．脳は内臓の侵害受容器からの求心性活動電位を，正常ではあまり情報を受け取らないので，同じ脊髄分節の神経が分布する体表部位から生じたものと解釈してしまうことで，関連痛が生じる．

❷ 虚血性心疾患

狭心症では，冠動脈の血流の低下による酸素不足によって，筋肉に乳酸など発痛物質が発生し，侵害受容器から求心性活動電位を生じて痛みを感じる．心筋梗塞の場合は，組織が壊死することによって，さらに発痛物質が貯まり，拡散することで痛みがより強くなる．いずれも，**内臓痛の性質をもち部位の特定が難しく，時には関連痛として，喉や肩，上腹部の痛みとして自覚され，整形外科や消化器科の受診となることもある．**

痛みは**灼熱痛**の性質が強いことが多く，自律性反応を伴う．このために心拍数の増加や血圧上昇，瞳孔の散大，発汗などの反応や，虚血のために収縮の異常が起こることが，胸部の不快感につながる．「痛み」として激しく自覚されることもあるが，部位が特定できない痛みであるため，**絞扼感・重苦しい感じ**と表現される場合も多い．

Circulation誌に急性冠症候群のリスク評価を試みた文献が掲載されている．この文献の表をOne More Experienceにご紹介するが，ここで，症状としては安静時の胸痛で20分以上持続するかどうか，が問題となる．その症状が持続中であれば，梗塞としての心筋傷害がまさに進

行中であることが推測され，リスクの高い状態と判断される．その症状が一度はあっても収まっている場合は，自然再疎通などで，心筋の傷害が一段落していることが推測される．症状での心筋傷害の推測には限界があるが，これは1つの判断基準として考えられる．

Pros & Cons 賛成論 反対論

❖ 虚血性心疾患の診断名

① 無症候性心筋虚血
② 狭心症
③ 不安定狭心症
④ 切迫梗塞
⑤ 異形狭心症
⑥ 急性冠症候群
⑦ Q波梗塞
⑧ 非Q波梗塞
⑨ STEMI（ST上昇型心筋梗塞）
⑩ NSTEMI（非ST上昇型心筋梗塞）
⑪ 貫壁性梗塞
⑫ 非貫壁性梗塞
⑬ 心内膜下梗塞

「虚血性心疾患」は，冠動脈の異常により，心筋に虚血状態が生じた状態の総称であり，具体的な病態を示す「病名」は，程度や範囲，症状の頻度など，どういう観点で分類したかによって，重複する概念も多く，多くの「病名」が存在する．

　冠動脈の血流の低下による虚血状態が確認されるが，症状を伴わないのが①，胸痛症状を伴うと②で，いずれも可逆性の変化である．さらに，その時点では心筋障害は生じていないとみられるが，安静時の狭心症症状などを伴っているなど，一過性の血流途絶を想定するような場合，心筋梗塞への移行の危険が高いという場合③④と表現される．③は安定していた労作時狭心症の症状が急に進んだ場合，などの今まさに心筋梗塞が起きようとしているというほどではない少しゆっくり対応できる状態も含まれるやや広い概念である．

　心電図的に，Rの減高やTの陰性化などがみられて，貫壁性ではないとみられるが心筋の部分的な障害が想定される所見があるのが⑩で，そのような状態では病理学的には，心筋の内膜側から傷害されて全壁に至らない状態が想定されるので，⑫または⑬とも表現する．一過性閉塞で自然再疎通している場合や，側副血行により梗塞部にある程度血流が得られている場合が考えられる．

　心電図でST上昇がみられる典型的な心電図を示すと⑨であり，⑫または⑬に対して，⑪を想定する．心電図ではQ波が生じる経過となることが想定されるが，初期にはST上昇があってもQ波にはなっていない時期があり，その時点の心電図所見としては⑦となるが，時間が経過すればQ波が生じることが想定されれば⑦と表現することはせず，「心電図ではまだQ波になっていない」という表現をすることが多い．

　⑤はST上昇を示す胸痛発作を繰り返すものだが，発作時にはまさにSTEMIと同様の心電図所見であり，カテーテルをして結果的に冠動脈に狭窄はなく，症状もすっかり収まって心筋梗塞に至らなかった結果として，可逆性の状態であったことが確認されて，初めて異形狭心症と診断される．冠動脈の高度の攣縮によるものであり，冠攣縮性狭心症とほぼ重なる．

⑫≒⑬については，急性期を乗り切った結果として傷害が限局したということで，初めて結論される概念であり，まさに胸痛症状が生じて，病状が収まらない段階では言わない．

心筋障害がどの程度生じるか不明だが，虚血発作であることが想定され，緊急で冠動脈血行再建が望まれる状態を広く⑥と表現する．救急の現場では冠動脈の閉塞・高度狭窄により生じるすべての病態を含む広い概念である⑥や，心電図所見としてすぐに判断される⑨-⑩の区別がよく使われる．

One More Experience

表1 急性冠症候群としてのリスク評価

	リスク高い	リスク中等度	リスク低い
病歴聴取	・48時間以内に症状が増悪	・心筋梗塞，血管疾患，脳血管障害，バイパス手術，アスピリン服用の既往があるもの	
胸痛の性状	・20分以上持続中の安静時胸痛	・20分以上持続したが，今は収まっている胸痛 ・20分以上持続した安静時胸痛 ・安静や，ニトロ舌下で軽快する胸痛	・2週間以内にCCSclass Ⅲ～Ⅳの狭心症が新たに出現もしくは症状の悪化を認めるが，20分以上持続する安静時胸痛はないもの
臨床所見	・虚血によるとみられる肺水腫 ・一過性または増悪する，僧帽弁逆流雑音 ・Ⅲ音または肺野のラ音が新たに出現もしくは悪化 ・低血圧，徐脈，頻脈 ・年齢＞75歳	・年齢＞70歳	
心電図	・安静時胸痛時に一過性ST（＞0.05 mV）の変化を伴う ・新たに生じた脚ブロック ・持続性心室細動	・T波陰転化（＞0.2 mV） ・異常Q波	・胸痛時に心電図正常，または心電図変化なし
心筋逸脱酵素	・上昇（トロポニンI,Tの0.1 ng/mL以上の上昇）	・わずかに上昇（トロポニンTが0.01～0.1 ng/mL）	正常

（文献3より引用）
CCS：Canadian Cardiovascular Society（CCSの狭心症のClass分類についてはp.54，68参照）

❸ 急性大動脈解離

大動脈壁に血流が入り込み中膜の部分で壁が裂けることにより，大動脈壁に分布する神経が刺激され，**灼熱痛**を生じる．解離した壁には激しい炎症が起こり，それが，胸膜や腹膜にも波及することも痛みの原因となる．

症状は激しく，失神を伴うことも多い．血圧が高いことも多いが，ショック状態になることも多い．生命の危険を感じることが多いとされ，危機感・不安感が強い．

痛みは背部痛と意識されることも多い．解離が大動脈弓部からさらに下方に広がる場合も多く，**痛みを感じる部位が胸から腰へと移動することがある**のも解離による症状の特徴であり，そのような性質があった場合には，診断の有力な手がかりとなる．

解離が上行大動脈〜大動脈弁輪部に進むと，冠動脈の入口部の閉塞による心筋梗塞の合併を起こしたり，心タンポナーデを起こしたりして，より重篤となる．このような状態では，痛みの性質がどうかを本人から聞き取る余裕はなく，それらの合併した病態への対応を急ぐこととなるが，その原因として大動脈解離があることを見逃してはならない．

❹ 肺血栓塞栓症

肺血栓塞栓症による痛みは，急激な肺動脈圧の上昇による壁進展による**内臓痛**である．肺の組織を栄養するのは気管支動脈で，肺動脈は機能血管であるため，肺塞栓では肺梗塞（肺組織の壊死・損傷）は基本的には伴わない．換気血流不均等により，顕著な低酸素血症をきたす．両側性など塞栓した範囲が広ければ，肺を通過する血液流量が保てず，ショック状態となり，突然死の原因にもなる．血栓の流れ込みが原因のことが多く，受診後もさらに新たな血栓が流れ込んで，急変することもあるので注意が必要である．

酸素化の障害による呼吸困難や血行動態の悪化による「苦しさ」が症状の主体となることが多い．急に胸を押さえてうずくまり脂汗を流して，本人は痛いとも苦しいとも言えない，というような状況で，そばにいた人から「胸を痛がっている」と表現される場合も多い．重症度は，酸素飽和度や，血行動態のバイタルサインに直接反映され，まずはそれらに対して改善を図る対応を急ぐ必要がある．一過性に肺動脈が閉塞して，再灌流した場合には，受診時には動脈血酸素飽和度が回復している場合もあり，軽症化していても，また次の血栓が流れて塞栓することを考えると，見逃せない．

❺ 胸膜炎・心膜炎

胸膜・心膜に炎症が波及することで，痛みを感じる．**刺痛**の性質があり，**体位の変化や呼吸による動きで，胸膜や心膜が進展されることで，痛みが増強する**のが特徴である．炎症が起こることで，浸出液が貯留してくるが，初期には胸水や心嚢液の貯留はまだ明らかでなく，血液検査でも炎症反応が陽性化するまでには時間がかかるため，初期には症状の性質が診断の大事な根拠となる．

❻ 肋間神経痛（帯状疱疹を含む）

肋間の侵害受容器からの活動電位または，直接に神経細胞が傷害されることにより，求心性の活動電位が中枢神経系に伝達される．**痛みの局在がはっきりしており，圧痛や進展刺激によ**

る増強もみられることが多い．

　帯状疱疹の場合は，潜伏した水痘ウイルスが神経線維に沿って増殖するもので，直接に神経を刺激して，痛みを感じさせる．明らかな誘因もなく，頑固な神経痛が生じたときに，帯状疱疹を想定して，水疱が現れ確定診断となったら，なるべく早く抗ウイルス薬を内服するように指導しておくことが望ましい．

❼ 気胸

　肺嚢胞の破たんにより，気管支から肺胞に入ってきた空気が胸腔内に漏れ，本来の肺が胸腔内いっぱいに広がった状態を保てなくなってしまった状態である．胸膜が空気にさらされたり，続発する炎症や，癒着により進展刺激が加わったりして，侵害受容器から活動電位が生じる．広範囲に影響があるため，痛みを感じる部位の特定はしがたい．肺の虚脱が強ければ，「胸痛」よりも呼吸困難が主となるが，**程度が軽い場合は，胸痛が主となるので，虚血性心疾患との鑑別が必要**である．肺の虚脱が強い場合は緊急での脱気処置が必要で，処置することで速やかに症状の改善が得られることから，迅速な確定診断が求められる．胸部X線撮影も可及的早期にしておく方がよい由縁である．

文献・参考図書

1）「オックスフォード生理学　原書3版」（Gilliam Pocock, Christopher D. Richard 著），丸善，2009
　↑痛覚の伝達メカニズムが詳細に解説され，心筋梗塞の関連痛の範囲が図示されている．

2）「指導医が教える　循環器診療の基本」（吉田　清 他編），南江堂，2011

3）Gilber, W, B. et al. : Circulation, Ⅲ : 2699-2710, 2005

第1章 総論 — 致死的疾患を見逃すな！

3 胸背部痛患者のアプローチ
a) 病歴聴取（医療面接）

足利貴志

> **Point**
> - 胸背部痛を訴える患者のなかには重篤な疾患も含まれており，短時間のうちに死に至るような緊急性の高い疾患を見逃さないことが重要である
> - 随伴症状について丁寧に病歴聴取を行うことが重要である
> - 重症度が高く，緊急検査，治療が優先される場合にも，病状が落ち着いてから医療面接を追加する必要がある

●はじめに

胸背部痛診断の大きな決め手は丁寧な医療面接にある．

病歴聴取の要点は胸背部痛を呈する疾患を臓器別に**心血管系，呼吸器系，消化器系，胸郭・神経系，心因性**の5つに大きく分け，それらの臓器に特有な他の随伴症状を聞くことである（表1）．また，胸背部痛が出現した部位からある程度病気を推定することも可能である（図1）．

表1　胸背部痛を呈する疾患の分類

分類	緊急性の高い疾患	その他の疾患
心血管系	急性心筋梗塞（急性冠症候群），不安定狭心症，急性心筋炎，不整脈，急性大動脈解離，解離性大動脈瘤，心タンポナーデ	急性心膜炎，肥大型心筋症，弁膜症（僧帽弁逸脱症，大動脈弁狭窄症，大動脈弁閉鎖不全症），不整脈
呼吸器系	肺血栓塞栓症，緊張性気胸	肺高血圧症，気胸，肺炎，肺癌，胸膜炎，胸膜腫瘍，縦隔気腫，縦隔腫瘍
消化器系	特発性食道破裂，食道破裂，重症膵炎	食道痙攣，食道炎，アカラシア，消化性潰瘍，胆石，胆嚢炎
胸郭，神経系		肋間神経痛，骨軟骨炎，骨折，筋肉痛，乳癌，乳腺炎，帯状疱疹
心因性		心臓神経症，神経循環無力症，詐病，過換気症候群

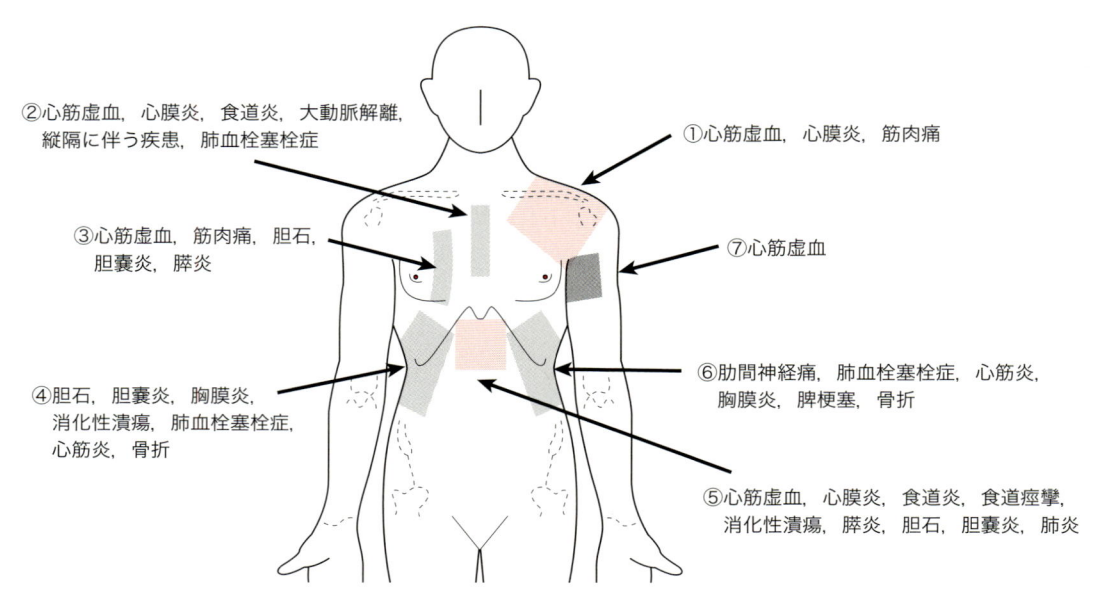

②心筋虚血，心膜炎，食道炎，大動脈解離，縦隔に伴う疾患，肺血栓塞栓症

①心筋虚血，心膜炎，筋肉痛

③心筋虚血，筋肉痛，胆石，胆嚢炎，膵炎

⑦心筋虚血

④胆石，胆嚢炎，胸膜炎，消化性潰瘍，肺血栓塞栓症，心筋炎，骨折

⑥肋間神経痛，肺血栓塞栓症，心筋炎，胸膜炎，脾梗塞，骨折

⑤心筋虚血，心膜炎，食道炎，食道痙攣，消化性潰瘍，膵炎，胆石，胆嚢炎，肺炎

①左肩	心筋虚血，心膜炎，筋肉痛
②胸骨裏	心筋虚血，心膜炎，食道炎，大動脈解離，縦隔に伴う疾患，肺塞栓
③肩甲骨の間	心筋虚血，筋肉痛，胆石，胆嚢炎，膵炎
④右胸部下部	胆石，胆嚢炎，胸膜炎，消化性潰瘍，肺塞栓，心筋炎，骨折
⑤心窩部	心筋虚血，心膜炎，食道炎，食道痙攣，消化性潰瘍，膵炎，胆石，胆嚢炎，肺炎
⑥左胸部下部	肋間神経痛，肺塞栓，心筋炎，胸膜炎，脾梗塞，骨折
⑦左手	心筋虚血

図1　どこの部位から胸背部痛が出現するかで疾患を類推することも必要

1 疾患からみたアプローチ

　疾患特有の症状を知っておくことで，ある程度の疾患の絞込みが可能である．ただし，典型的でない症状で受診することもあり注意深い病歴聴取も必要となる．

1 急性大動脈解離

　発症時にピークをもつ，**突発する激しい前胸部痛，背部痛**が特徴的であり，上腕への痛みの放散は稀である．痛みの性状としては**ハンマーで打ったような，もしくは電撃が走るような痛みとして話されることが多い．嘔吐，失神や神経学的所見を伴うこともあるので，胸痛以外の病歴聴取が役に立つこともある．解離の進展に伴って痛みが移動することがあるので，持続時間に加えて症状の変化を詳しく聴取することが重要なポイントになる．病気は重篤にもかかわらず，痛みが軽く歩いて来院する場合もあるので注意が必要である．**高血圧，Marfan症候群，**

大動脈起始部の拡張，二尖大動脈弁，妊娠など大動脈解離の危険因子を聴取する．

2 急性冠症候群（急性心筋梗塞，不安定狭心症）

下顎から下，臍から上にかけての正中部の漠然とした広がりをもった不快感，灼熱感，圧迫感，締扼感を訴えることが多い．下壁心筋梗塞では突然出現する嘔吐や一過性の失神が前面に出て，胸背部痛は軽度のこともある．高齢者，糖尿病患者では典型的な痛みを伴うことが少なく，息切れなどの心不全症状を訴えるだけのこともある．**先行する胸痛発作の有無の聴取**が重要である．労作に伴う場合には頻度，持続時間の変化が重要なポイントとなる．安静で出現した場合，時間帯や食事との関係も必要な情報となる．不安定狭心症の場合発作は長くとも30分以内に消失し，5～15分のことが多く，安静時もしくは軽労作でも胸背部痛は出現する．**ニトログリセリンの使用歴の聴取**も必要となる．もしニトログリセリンが無効な場合には冠動脈疾患が否定されるか，逆に急性心筋梗塞の可能性が考えられる．冠危険因子の聴取（**糖尿病，高血圧，脂質異常症，喫煙，家族歴**）に加えて**過去の冠動脈治療歴や冠動脈造影の既往**についての聴取は重要である．

3 急性心膜炎

呼吸運動や咳を伴うことが多い．食道が隣接しているため嚥下とともに痛みが増悪することがある．また**左側臥位で増悪し，右側臥位，前かがみで軽快する傾向**がある．

4 急性心筋炎

感冒様症状として**発熱，筋肉痛，関節痛，食思不振，下痢**などが先行することが特徴である．特に若年者においては感冒症状と間違えて心不全症状を見誤ることがあるので，注意深い病歴聴取が必要となる．心筋炎の場合，**不整脈症状**が前面に現れることもある．

5 肺血栓塞栓症

体動を契機に突発する胸痛で，呼吸困難あるいは失神で発症することが多い．特に，長期臥床後，長時間の座位の後，歩行した直後に発症することが多いので，生活習慣についての聴取も重要となる．さらに，最近の手術，妊娠，分娩も危険因子である．深部静脈血栓症は肺血栓塞栓症の主原因であり，1つ以上の静脈血栓症の危険因子が肺塞栓の80～90％に認められるので，危険因子の聴取は必要である．具体的には，**50歳以上，深部静脈血栓症または肺血栓塞栓の既往，手術後，不動，妊娠または産褥期，局所的な外傷，血液学的異常，他の素因**（経口避妊薬の服用，抗リン脂質抗体症候群，Behçet病，ネフローゼ症候群，高ホモシスチン血症）の関与を聴取する．

6 気胸

突発する胸痛，多くは罹患側の肩痛を訴えるのが特徴である．一般的には咳，呼吸困難を伴うことが多く，細長型の体型に多いとされる．慢性閉塞性肺疾患の急性増悪の一部では気胸の関与があるので注意が必要である．

7 特発性食道破裂

嘔吐後に突発する胸背部の激痛を訴える場合に疑う．一部に失神の合併もあり，短時間で増悪する呼吸困難，ショックを生じることもある．

8 重症急性膵炎

前胸部，心窩部，背部の激痛であり，脂肪食で増強するのが特徴である．**アルコール，胆石の既往**についての聴取は重要である．

9 心臓神経症

前胸部，心窩部に感じられることが多い．通常体動とは無関係である．数秒間の痛みとして感じる場合から数日間続く鈍痛として感じる場合もある．

❷ 症状の形態からみたアプローチ

1 発症の急激性

急激に発症する胸痛をきたす疾患としては，急性心筋梗塞，肺塞栓症，自然気胸，嘔吐後の食道破裂，急性大動脈解離などがあげられる．急激に発症した場合，致死的疾患も多く含まれるため，特に注意が必要である．瞬間的な発症は大動脈解離を疑わせる．一方，急性心筋梗塞では胸痛のピークまで若干の時間を要する．

2 持続時間

過換気症候群では2〜3分のことが多い．狭心症では5〜15分程度のことが多い．不安定狭心症や急性心筋梗塞では長時間に及ぶ．僧帽弁逸脱症候群に伴う胸痛は数分から数時間に及び，一定ではない．肺高血圧症に伴う胸痛は狭心症に類似することもあるが安静にすることで数分で軽快することが多い．食道痙攣や逆流性食道炎の発症パターンはさまざまであるが，5〜60分程度の持続時間のことが多い．なお，長時間持続し，増悪する傾向がある場合，重症のことが多く注意が必要である．

なお，1時間以上持続する胸痛で急性心筋梗塞や急性大動脈解離など致死的疾患が否定的な場合，食道疾患や筋骨格疾患，肺疾患，心臓神経症，帯状疱疹などを考える．

3 発症時間帯

早朝に胸痛が出現し，胸痛によって覚醒した場合には冠攣縮性狭心症や消化器疾患を疑う．冠攣縮性狭心症ではその他，気圧の変化や生理などで症状が増悪することもある．

4 発作の性状と質

圧迫感か刺されるような痛みか，断続性か持続性か，進行性はあるか，痛みが移動するか否かの確認は重要である．虚血性心疾患や肺塞栓症では圧迫感を訴えることが多い．狭心症では

締扼感，圧迫感，収縮感，で示されるが，手で握り締められるような症状や，前胸部をなでるような症状を訴える場合もある．その他，突くような，やけるような，引き裂くような痛みのこともある．急性大動脈解離では引き裂かれるような痛みを伴い，解離の進行に伴い痛みが移動することが多い．指で痛む場所を指示できるような狭い範囲の痛みの場合，胸郭，神経系疾患を疑う．帯状疱疹では皮膚のチクチクした感じを訴えることが多い．

5 胸痛の部位と放散部位

虚血性心疾患や急性心膜炎では頸部から左肩，背部に放散することが多いが，他の部位への放散も出現することがあり，注意が必要である．肋間神経痛では肋骨に沿って痛みを感じる．急性大動脈解離では解離方向に沿って放散痛が認められ，痛みの移動が多い．また大動脈やその主要分枝（頸部，耳，背部，腹部）の走行に沿っての痛みの放散を伴う．背部のみへの痛みの放散は非特異的な徴候であり，心筋梗塞，食道辺縁の痛み，骨関節炎などの筋骨格系由来の痛みなどでも認められる．

6 発作の誘因

狭心症では運動，入浴，食事，急激な温度変化などが誘因のことが多い．冠攣縮性狭心症では，早朝や冷気，精神的ストレスに伴い出現することもあり，病歴聴取の際に注意が必要である．吸気時に増強する胸痛の場合は急性心膜炎や急性胸膜炎を考慮する．急性心膜炎の場合には，胸痛は仰臥位で増強し，前屈によって軽減する．感冒などの気道感染が前駆症状として認められたか否かを聴取する必要もある．食事との因果関係のみを認める場合には消化器疾患を疑う．

嘔吐後に出現し，嚥下運動で増強する胸痛の場合には食道破裂を考慮する．灼熱痛があり，飲食や横臥位で出現する場合には食道炎，食道痙攣を疑う．この痛みは制酸薬や温かい飲み物で改善することが特徴である．また，体位変換に伴う胸痛の場合は，筋や神経系の疾患を考慮する．心因性の場合，症状が精神状態によって変化したり，動悸，息切れ，しびれ感などの多彩な症状を呈する割には，他の器質的疾患が除外できることが特徴である．

7 随伴症状

急性心筋梗塞のなかでも下壁梗塞の場合，嘔気や嘔吐が主症状となり消化器疾患と間違えることがある．急性大動脈解離の場合は約半数に収縮期血圧の高値を認める．肺塞栓症の場合，深部静脈血栓症に由来することが多く，長期臥床や長期坐位後の歩行開始時に症状が出現することがある．食道破裂では嘔吐後に胸痛が出現するが，急性心筋梗塞では胸痛後に嘔吐を生じることが多い．僧帽弁逸脱では痛みに疲労感や動悸を伴うことが多い．神経症状の存在はたとえ軽度の一過性視力障害であっても解離または脊椎の圧迫骨折を疑わせる．血痰の出現は肺塞栓もしくは呼吸器疾患を疑わせる．食道疾患では口内に胃酸の逆流症状（むねやけ）がある．

8 増悪因子，改善因子

嚥下で増強する場合，食道機能障害を疑う．温かい飲み物や制酸薬で改善する場合食道，胃

疾患を疑う．食道，胃疾患ではニトログリセリンで痛みが止まるのに通常3分以上かかる．深呼吸で増強する場合，胸膜炎，心膜炎，を疑う．心膜炎の場合，左側臥位で増強し，右側臥位もしくは前かがみによって改善することが多い．体幹や上肢の運動で増強する場合，筋骨格系疾患を疑う．先天性心膜疾患では，数秒から数分の痛みが寝床での体位変換で軽快したり，あるいは左側臥位で発現する．労作性狭心症では心筋酸素需要が増加する要因〔労作，食事（消化のため血流がとられる），情動ストレス（交感神経の緊張），metabolic demandの増加（発熱，頻脈，甲状腺機能亢進）〕が増悪因子となる．

MEMO 1 Tips & tricks

胸背部痛診察に限らず，病歴聴取のコツとしては発症誘因，発症時間，発症形式を詳細に聞くことである．胸背部痛を自覚してきた症例では致死的心大血管疾患から神経循環無力症までさまざまな原因が考えられる．すばやく，病歴聴取する習慣を身につけることが重要である．

One More Experience

疼痛の原因

胸背部痛は由来や部位により発生のメカニズムが異なる．胸痛を起こす病変部位は多岐にわたり，痛覚の伝導系路が複雑なため，原因疾患を特定することが難しい場合が多い．

痛いのはここと指させるのは体性神経が感じている痛みである．体性神経は体表面，壁側胸膜，心外膜などに存在している．一方，内臓痛は自律神経が感じる痛みで局在不明瞭であることが特徴である．関連痛とは痛みの原因となる内臓からの求心神経に入る脊髄と同じ高さの神経の支配領域が痛くなることをいう．

狭心症，心筋梗塞では，心筋虚血によりブラジキニンやアデノシンといった物質により内臓痛が出現する．心筋虚血の痛み刺激が交感神経節を経てTh1-Th4に入るためTh1-Th4を中心とした皮膚分節すなわち，胸骨裏面，左上肢，頸部，下顎などの関連痛を生じる．心膜炎では，心膜の炎症が横隔神経の刺激を介してC3-C5領域に入り，僧帽筋や頸部に放散する関連痛を生じることが多い．大動脈の外膜には痛覚線維が分布しているので圧迫されて伸展拡張すると痛みを感じる．大動脈解離によって外膜の神経終末に刺激が及び胸背部痛を生じる．一方，肺組織，臓側胸膜には痛覚を有せず，壁側胸膜に刺激が及ぶと胸痛が出現する．

文献・参考図書

1) 坂本雅彦：胸部・背部痛．「救急医療パーフェクトマニュアル 改訂版」（森脇龍太郎，輿水健治 編）：114-121，羊土社，2009
↑救急時の胸背部痛について記載してあります

2) 「内科診断学 第2版」（福井次矢，奈良信雄 編），医学書院，2008
↑内科診断学における基本的な文献の1つです

第1章 総論 致死的疾患を見逃すな！

胸背部痛患者のアプローチ
b) 致死的疾患を見逃さないための胸背部痛患者観察法

中田一之

Point
- 局所の身体所見にとらわれない
- 身体所見に乏しいことは軽症を意味しない
- 初療時身体所見の経過中変化を見逃さない
- 診察に影響する背景の存在を見逃さない

●はじめに

　胸背部痛をきたす疾患は内科から外科，整形外科といった多岐の分野にわたる．しかし，先入観にとらわれてしまい，限られた疾患のみを原因対象としてはいないであろうか．一例にあげると，急性大動脈解離では病変部位により多彩な臨床所見を呈する[1]ため診断に苦慮する場合が少なくない．確定診断に画像検査が重要な役目を担っていることはいうまでもないが，必要な検査法は適切な身体所見により疑われる疾患を対象として選択されることを知っておかねばならない．

　身体所見には**バイタルサインと理学的所見，神経学的所見**があげられる．本項の前半は，一般的身体所見の取り方について説明し，後半は見逃してはならない致死的疾患についての解説を行う．本項の目的は"**その患者を帰宅させてよいか？**"であり，これを習得して実践するためには，患者の身体所見を正確にとらえること，そして得られた所見より見逃してはならない致死的疾患を診断あるいは除外する診断能力を身につけることが重要である．

1 身体所見

　現病歴や既往歴といった事前に収集可能な患者情報も重要ではあるが，患者が来院して初めてから開始される身体所見の診察はより重要である．患者が診察室に入室した直後から表情や姿勢などの確認を行い，しかるべき後に下記の順番で身体所見の観察を十分に行う．

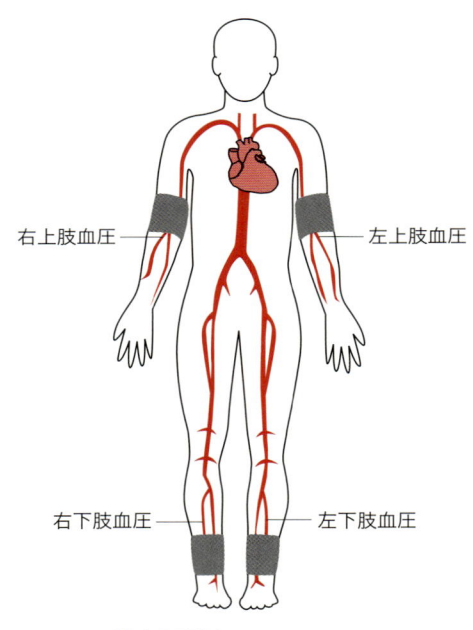

表1　身体所見の取り方一例

診察の順番	主な身体所見
《バイタルサイン》	血圧，脈拍，呼吸数，体温
《視診》	性，体格，頸部静脈怒張，心尖拍動，下肢色調・浮腫
《聴診》	血管・心雑音，呼吸音，腸音
《触診》	腹部圧痛，動脈の触知，動脈瘤触知
《神経学的所見》	意識状態，麻痺

図1　四肢血圧測定

1 バイタルサイン

1）血圧

　患者の循環動態について重症度を評価する，あるいは原因を推定するために最も有用な指標の1つとなる身体所見である．一般的に血圧測定は片側上肢のみであるが，胸背部痛をきたしている患者については最低限両上肢，できれば四肢の血圧測定（図1）を行う．

2）脈拍

　1分間の脈拍回数と，その規則性を測定する．加えて，拍動の緊張度の確認も行う．

3）呼吸数

　1分間の呼吸回数や呼吸状態・様式を観察する．

4）体温

　体温の高値には注意を払うが，そうでない場合にはとかく重要視されない傾向にある．体温が正常な胸背部痛患者が重篤な呼吸器感染をきたしている場合は少なくない．

2 理学的所見

　一般的には，患者の訴える部位周辺の診察が主となるが，胸背部痛を訴える患者では特に全身の観察を行うことが必要である．診察の順番に決まりはないが，**頭部から開始して胸部→上肢→腹部→下肢**の順番で行うと容易であろう．このとき，筆者は**視診→聴診→触診**の順番で診察を行うが，各個人が行いやすい順番で身につけてほしい（表1）．

　観察するべき内容を下記に示したが，これをすべて暗記することは煩雑である．したがって正常ではない部分に注目して，後述する"見逃してはならない疾患"の項の内容を習得してほしい．

1) 視診

全体像，眼瞼・眼球結膜，頸静脈の怒張，甲状腺腫大の有無，胸壁の心尖拍動，指の長さや爪の性状，腹部膨満の有無，下腿浮腫，皮膚所見

2) 聴診

頸部血管雑音の有無，肺の呼吸音（⇒左右差，強弱，雑音の有無）や胸膜摩擦音，心音（⇒過剰心音の有無，心雑音の有無），腹部血管雑音

3) 触診

腹部圧痛の有無，腹部腫瘤や腹水の有無

> **MEMO ①** 第一印象は重要！！
> ショックを示唆する肉眼的身体所見…⇒顔面蒼白，虚脱，冷汗，頻呼吸

3 神経学的所見

1) 意識状態

原因検索の目的以上に，重症度評価として意識状態の確認は重要である．意識評価法としては，Japan Coma Scale または Glasgow Coma Scale が臨床現場では汎用される．

2) 麻痺

運動麻痺，知覚障害など．

3) 病的反射

緊急を要する胸背部痛患者では，必須所見ではない．

❷ 見逃してはならない胸背部痛をきたす疾患

胸背部痛をきたす疾患は内臓疾患と脊椎・脊髄・神経系疾患に大別され，さらに内臓系疾患は心血管系疾患，腹部臓器が主であり，脊椎・脊髄性疾患は炎症・腫瘍・血管性が主である．頻度が高い臓器としては，心血管，呼吸器，肝胆膵，脊椎・脊髄であるが，腎尿路系，婦人科系，皮膚感染症，メンタルといった多岐の領域に及ぶことを念頭に初期診療にあたる．しかし，繰り返すが胸背部痛患者の初期診療で最も重要なことは，**致死的疾患の診断あるいは除外**である．

胸背部痛をきたす疾患のうち，見逃してはならない致死的疾患は，**①急性冠症候群，②急性大動脈解離，③肺血栓塞栓症，④緊張性気胸，⑤急性膵炎，⑥食道破裂**，の6つである（図2）．いずれも緊急手術，あるいは集中治療が必要となる．

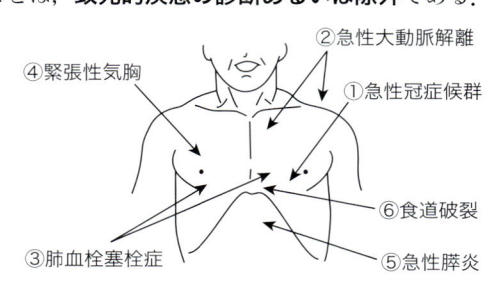

図2　胸背部痛をきたす致死的疾患

❸ 胸背部痛をきたす致死的疾患別身体所見

前述した"見逃してはならない疾患"を下記に示し、それぞれについての身体所見の特徴を併記する。なお、ここでは得られた身体所見をもとに診断を行うことを目標としている。下記には、特に重要な部分を太字・アンダーラインで記載した。

1 急性冠症候群

最も頻度が高く、重篤な合併症をきたし、短時間での急な病状変化をきたすことから、迅速な診断と初期治療が重要となる。本疾患で認める身体所見としては、下記の項目が重要である。

1) バイタルサイン
   ① 血圧低下や脈拍の著明な低下、あるいは上昇
   ② 脈拍不整時⇒心房細動、触知不良⇒心室頻拍などの重篤な不整脈合併

2) 視診
   ① **苦悶様顔貌**・顔面蒼白・心尖拍動
   ② 心タンポナーデ合併⇒頸静脈怒張

3) 聴診
   ① <u>連続性収縮期雑音</u>⇒心室中隔穿孔やバルサルバ洞破裂合併
   ② **全肺野に喘鳴**⇒肺水腫合併

2 急性大動脈解離

激烈な胸背部痛で発症する典型的症状で来院された場合では比較的診断は容易であるが、非典型例の場合、最も見逃されることが多いと思われる疾患。多彩な症状をきたす（図3）ことに由来するためであり、下記身体所見に注意を払う。これまでは肺血栓塞栓症がこのように指摘され、Wells criteriaにも"他の診断が見当たらない"との項目が含まれている[2]。しかし、今後は本疾患にこそこの項目に当てはまるかもしれない。

1) バイタルサイン
   血圧の著明な上昇、<u>左右・上下肢差</u>

2) 聴診
   ① 拡張期雑音⇒大動脈弁逆流合併
   ② 吸音減弱⇒呼胸腔出血合併
   ③ 血管雑音⇒腎動脈や腸骨動脈狭窄、動脈瘤合併

3) 触診
   ① 上記血圧差が脈拍触知の差として認められる。鼠径部から末梢側の脈触知不可⇒下肢血流障害合併。
   ② 腹膜刺激症状⇒腸間膜壊死合併

4) 神経学的所見
   ① 大動脈弓部解離⇒（胸痛後）<u>一過性意識障害</u>、左片麻痺など
   ② 脊髄動脈解離合併⇒対麻痺

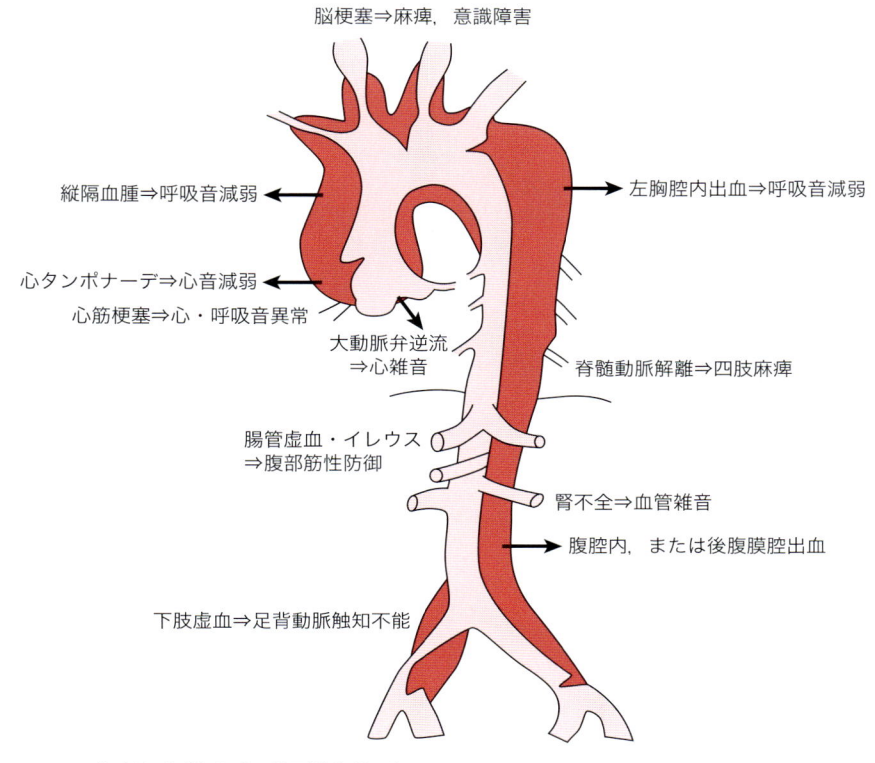

図中ラベル：
- 脳梗塞⇒麻痺，意識障害
- 縦隔血腫⇒呼吸音減弱
- 左胸腔内出血⇒呼吸音減弱
- 心タンポナーデ⇒心音減弱
- 心筋梗塞⇒心・呼吸音異常
- 大動脈弁逆流⇒心雑音
- 脊髄動脈解離⇒四肢麻痺
- 腸管虚血・イレウス⇒腹部筋性防御
- 腎不全⇒血管雑音
- 腹腔内，または後腹膜腔出血
- 下肢虚血⇒足背動脈触知不能

図3　多彩な急性大動脈解離身体所見

MEMO❷　胸痛後失神は急性大動脈解離を必ず疑う！！

頸動脈への解離の進展による脳虚血（左総頸動脈に比べて右総頸動脈解離による左半身麻痺や広範囲虚血が多いとされる）による

③ 肺血栓塞栓症

急性大動脈解離と並び，重篤な疾患であるにもかかわらず見過ごされやすい疾患の1つである．若年者，高齢者ともに発症するが，基礎疾患のない若年者心肺停止症例では常に原疾患として考慮しなくてはならない．

1) 視診
　①低酸素状態⇒頻脈や頻呼吸，チアノーゼ
　②<u>下肢深部静脈血栓</u>⇒脛骨前面浮腫

④ 緊張性気胸

1) バイタルサイン
　①頻脈，不整脈，低血圧

2）聴診
　　①罹患側呼吸音減弱

5 食道破裂
1）視診
　　頻呼吸，チアノーゼ，頸部・鎖骨上窩・胸骨上縁の**皮下気腫**

6 急性膵炎
1）バイタルサイン
　　血圧低下，発熱
2）視診
　　① 出血傾向出現時⇒臍周囲出血斑（Cullen徴候），側腹部出血斑（Grey Turner徴候）
3）触診
　　①上腹部圧痛，腹膜刺激症状

4 身体所見より考えられる帰宅の有無の判断

　異常所見の存在が確認されたなら，その原因や程度により入院治療とするか，帰宅とするかを判断する．しかし原因の特定をできない，あるいは自信がない場合には重症度，すなわち帰宅の有無を決める因子として，**患者より受ける印象は重要**である．

One More Experience

所見に乏しいのは重要な所見
　消失していない，あるいは消失と再燃を繰り返す胸痛や背部痛患者の場合⇒バイタルサイン，採血，心電図に異常を認めなくても，軽症と判断するのは早急である．くり返し行われる心電図検査によって評価される急性冠症候群や，CT検査による急性大動脈解離の存在を評価することなどを念頭に置く．

適切な診察が行われたか？
　正確な身体所見を得ることが困難な状況（表2）が日常診療ではしばしばあり，したがって正確な評価ができず，診断の精度が低下する場合があることを認識しなくてはならない．

表2 診断に影響を及ぼす因子

①強い苦痛を有し，診察が困難である
②精神疾患を有している
③飲酒している
④高齢者である
⑤聴力障害を有している
⑥意識障害を呈している
⑦多発外傷を有する

MEMO ❸ 診察と診断

　われわれは，疾患別の身体所見を「原因⇒結果」と記憶するトレーニング法を学んできた．しかし，臨床の現場では身体所見から疑わしい疾患を導き出す「結果⇒原因」が求められる．すなわち知識を実践に生かすためには，それまでに修得した知識をさまざまな状況に応じて活用できる引き出しを身につけることが重要である．これが可能になると先読みをする．いわゆる経験則なるものが身につくのである．

文献・参考図書

1）安達秀雄：大動脈解離の診断とpitfalls. Heart View, 12：13-17, 2008
　↑イラストが多くて，直感的に病態を理解しやすい内容です．

2）林寛之：胸痛.「いきなり名医！ もう困らない救急・当直」：26-33，日本医事新報社，2009
　↑やさしい内容で解説，少し物足りない？

第1章 総論

致死的疾患を見逃すな！

3 胸背部痛患者のアプローチ
c）まず行うべき検査

松村昭彦

> **Point**
> - 症状，身体所見をもとにしていくつかの疾患を念頭に置いて検査を進める．鑑別疾患を考えずにルーチン検査の異常値のみに固執してはならない
> - 過去の検査結果，既往歴などの病歴を参考にする
> - 放置すると悪化する疾患が確実に除外できない場合には観察室で経過観察することが望ましい

● はじめに

　まず患者さんを診察するときには，頻度の高い疾患を考える，また見逃してはいけない疾患を鑑別することが大切である（表1，2）．そのためには患者さんへ病歴聴取を行い，それから考えられる疾患を念頭に置いて検査を行うべきである．すべての患者に一律に検査一式を行うのではなく症状からいくつかの疾患を疑って検査を組むこと．漫然と検査を行ってしまうと注目するべきポイントを見逃してしまい，結局診断を誤ってしまうことになる．

　また，検査などで放置すると悪化する疾患が確実に除外できない場合には観察室で経過観察することが望ましい．

　検査の基本は，一般的（非侵襲的）なものから行い，その結果を踏まえて必要な特殊（侵襲的）なものを追加することである．

　一般的な検査を行う際には疾患ごとに現れる検査の異常をよく把握して適切な判断をくだし必要最低限な特殊検査を行うべきである．

　来院患者すべてに何も考えずにCTやMRIなどの特殊検査を施行することは避けるべきであり，行うときにどのような疾患を疑って施行するかきちんとした意思をもつ必要がある．

　以下にまず行うべき検査として主なものをあげる．

表1　胸背部痛をきたす疾患とその特徴

原因疾患	特徴	行うべき検査
急性冠症候群	冠危険因子の存在	心電図，血液検査，心エコー
急性大動脈解離	持続する強い痛み，移動性あり	胸部X線，血液検査，CT，心エコー
急性心筋炎	先行感染の既往	血液検査，心エコー
急性心膜炎	先行感染の既往	心電図，血液検査，心エコー
不整脈		心電図
肺血栓塞栓症	長期臥床，下肢静脈不全の既往	心電図，血液検査，心エコー，CT
気胸	突然の呼吸困難	胸部X線
肺炎	発熱	胸部X線，血液検査
胸膜炎	呼吸性の痛み	胸部X線
食道破裂		血液検査，CT
食道炎		内視鏡
消化性潰瘍	心窩部の圧痛	血液検査，X線，便潜血，内視鏡
急性膵炎		血液検査，腹部エコー，CT
急性胆嚢炎	右季肋部の圧痛	血液検査，腹部エコー，CT
腎結石	血尿	血液検査，尿検査，腹部エコー，CT
腎梗塞	血尿	血液検査，尿検査，腹部エコー，CT
脊椎圧迫骨折		CT
骨折		胸部X線
帯状疱疹	典型的な湿疹	
心因性	検査で異常所見なし	

表2　絶対に帰してはいけない疾患

- 急性冠症候群（急性心筋梗塞，不安定狭心症）
- 急性大動脈解離
- 急性心筋炎，急性心膜炎
- 気胸（特に緊張性）
- 肺血栓塞栓症
- 重症肺炎
- 急性膵炎
- 食道破裂
- 消化性潰瘍穿孔
- 急性胆嚢炎

❶ 心電図モニター，パルスオキシメトリー

これは検査には該当しないかもしれないが救急医療では必要である．心電図モニターでは脈拍数，不整脈の有無などをチェックする．頻脈のときには，肺塞栓症，出血などを考慮する．また動脈血酸素飽和度が低下している場合には心不全，肺塞栓症，気道内異物その他の呼吸器疾患を疑う．

❷ 尿検査

見逃されがちであるが，尿管結石を疑う場合の血尿，また尿糖のチェックなど簡便なわりに意義が高い．

❸ 血液検査

一般検査としては最も情報量が多い．また過去のデータがある場合には比較する意義も高い．特に**白血球，炎症反応が高値の場合には何らかの疾患が隠れていることが多く**，他の検査で異常が見つからない場合でも観察室で経過を数時間みる意義は高い．また白血球数は正常値の幅が広いため，元来3,000/μL程度の患者さんが7,000/μLになっていた場合にはたとえ正常範囲内であろうとも上昇しているととらえるべきである．

急性心筋梗塞ではCPK，心筋トロポニンの上昇が早期から認められるが，これらが上昇するのには4時間程度は必要である．白血球の上昇がそれよりも早期に認められることが多いことも考慮すべきである．心筋梗塞を疑う場合に時間をおいて血液検査を再検することも行われるようであるが，この疾患はいかに早く診断をつけて治療を行うかが大切である．血液検査で診断がつかない場合でも心電図，心エコーなどのモダリティを駆使して早期診断を目指すべき疾患である．実際に筆者は心電図と心エコーのみで急性心筋梗塞を診断し，来院後30分程度でカテーテル治療を行ったこともままある．

❹ 胸腹部X線

まず，撮影条件が異なると評価の仕方が変わってくることを理解していただきたい．**仰臥位で撮影した胸部X線では縦隔陰影が拡大したかのように見える**ため大動脈解離のように見えることがある．可能ならば立位，あるいは坐位での撮影が望ましい．

❺ 心電図

一般的な心電図の読影方法としては，以下のものをまず把握する．心拍，軸，PQ時間，QRS幅，QT時間である．ただしERでの心電図読影では，**まず心拍数，ついで不整脈の有無が大切**であろう．急性心筋梗塞のST上昇や超急性期のT波の増高なども見逃してはならないが専門医

でないと判断できない症例もありうる．

❻ その他の特殊検査

これらはルーティンですべての症例に行われるものではないが施行する意義が高いと考えられるものである．ただし，検査者の画像描出の技術，またそれを読影する能力が必要であるため自信がない場合には専門医に依頼すべきである．

1 腹部エコー

特に胆石，胆囊炎，また急性膵炎や腎結石などの鑑別に有効である．また胸水のチェックも可能である．

2 心エコー

急性心筋梗塞，急性心膜炎，急性心筋炎，心タンポナーデなどの心臓疾患のみならず，肺血栓塞栓症（重症例では右心系の拡大）の診断にも有効である．さらには肺高血圧の有無，急性大動脈解離に合併する大動脈弁閉鎖不全の診断にも有効である．

3 胸腹部CT

最も情報量が多く意義の高い検査ではあるが，逆に情報量が多すぎるため読影に慣れた専門医でないと異常を見つけられない場合があるということを認識すべきである．すべての症例に行うというスタンスは元来あまりほめられたものではないのかもしれないが，見逃しを少なくするということからいうと適応はやや甘くしてもかまわないと考えている．診断がつかないときにはぜひ行っておくべき検査であり，帰してよいかどうか迷ったときにも施行すべき検査である．

● おわりに

患者さんを診察する場合に注意すべきポイントは"木を見て森を見ず"という事態にならないことである．**病気は原則として1つの疾患で説明できることが多く**，大局を見誤らないように診断を進めることが重要である．そうすればおのずと"この症例を帰しても大丈夫かどうか"判断できるであろう．

第1章 総論 — 致死的疾患を見逃すな！

4 Disposition
診断が判然としないときの取り扱い

石川康朗

Point
- 診断が明らかにできない場合，急性冠症候群，急性大動脈解離は必ず念頭に入れ，最後まで鑑別診断に残しておく
- きわめて稀ではあるが，特発性食道破裂の可能性も考慮しておく
- 骨・筋肉疾患は，既往歴・最近の外傷歴，帯状疱疹は，その後の経過から診断する

● はじめに

胸背部痛をきたす疾患で典型的な場合は，見逃すことは稀である．しかし，非典型的で症状が軽微な場合や説明できない所見がある場合にどう考えたらよいか．

症状をきたす疾患の範囲が多岐にわたるため，広い視野で鑑別診断を行う必要がある．このような場合，どのように考えて進めればよいか．その進め方の概略について解説する．

1 診断が判然としない場合とは

診断が明らかにできなく，方針が不明の場合である．この要因としては
① 症状・身体所見が典型的でない
② 検査所見が該当しない
③ 治療しても改善が不良

などの場合がある．いろいろな場合で認められるが，特に鑑別上重要と考えられる疾患について述べる．

1 急性冠症候群

急性冠症候群（不安定狭心症，急性心筋梗塞）では，**胸痛の訴えが軽微，放散痛などもない，呼吸不全・心不全の症状が主体である場合**や，他の症状の訴えが強い場合（意識障害や腰痛など）が該当する．検査所見で**心筋逸脱酵素の上昇が有意でない，肝機能障害を合併している，腎機能障害を合併している，糖尿病を合併している，トロポニンTの上昇が軽微または陰性で**

ある，または異常な高値である，CKが異常に高い，ニトロペン®の舌下が無効か有効か判断困難である，などの場合である．**このような場合，入院してもらい経過を観察する必要がある．**

急性心筋梗塞の場合は，心筋の壊死により，**心筋逸脱酵素の上昇が必ず認められる**[1]．しかし，梗塞巣が小さく，時間の経過している場合は，その値は小さく，正常値に近くなっている．この場合は，時間の経過，梗塞サイズ（心エコーなどで推測可能）を参考にする．CKが高値の場合には，必ず**CK-MB**も測定する．心筋由来の場合は，CKの8〜20％がCK-MBである．多くはCKの10％以上となる．例えば，CKが2,000 IU/L，CK-MBが20 IU/Lであった場合，もしCK-MBが心筋壊死に関係して流出しているのであれば，CK-MBの10倍の200 IU/L程度が心筋由来のCKと考えられる．2000－200＝1800 IU/Lは，他の組織からのものであり，おそらく他の臓器（筋肉，肝臓など実質臓器）からの可能性がある．さらに，心筋由来と推測されるCK値200 IU/Lは有意な上昇ではない可能性（正常値が240 IU/Lまでの場合）が考えられ，心筋梗塞は否定される．

時に心筋梗塞と紛らわしいものに**たこつぼ型心筋障害**があり，症状，CK上昇，心電図所見では鑑別困難なことがあり注意が必要である．

重要

急性心筋梗塞は，発症の時期（直後，1時間以内，3時間後など）によって検査所見，心電図所見はさまざまである．しかし，臨床所見から否定できなければ，鑑別診断に最後まで残しておくべきである．入院にて（症状や検査所見の）経過をみることも重要である．また，たこつぼ型心筋障害の可能性も考えておく（【Memo①】を参照）．

MEMO ① たこつぼ型心筋障害（たこつぼ型心筋症）
（別名：カテコラミン心筋障害，ストレス心筋症）

原因としては，（精神的または身体的）ストレスにより，カテコラミンが異常に分泌され心筋障害を生じるとされており，突然の胸痛，心筋梗塞様心電図変化（ST上昇，異常Q波，T波陰性化），心筋マーカーの上昇などを特徴とする．冠動脈造影所見で明らかな有意な狭窄や閉塞所見を認めず，左室造影にて，心尖部を中心とした収縮異常を示し，さながらたこつぼ様の左室の形態を呈する．日本の佐藤光が初めて概念として確立し，栗栖智が海外の論文に初めて発表して注目されるようになった[3]．現在では，たこつぼ型心筋障害（心筋症），カテコラミン心筋障害，ストレス心筋症などとして有名である．

2 急性大動脈解離

急性大動脈解離の場合，症状がそれほど強くない，症状の割に全身所見が悪い（血圧低下，ショック），他の症状の訴えが強い（足の疎血症状が強い），CT検査で解離所見があったが，複数の部位にあり今回の症状の原因の部位が明らかにできない，心電図の異常もあり心疾患によ

るものか判断できない，心臓カテーテル検査施行時に偶然診断される，といったケースである．否定できない場合，**CT検査**または**MRI検査**は，必ず実施すべきと考えられる．

> **重要**
> 解離による痛みが典型的でない場合，疑いがあれば，（高度な腎機能障害がない場合）造影CT検査が必須である．造影CT検査が行えない場合，単純CT検査や超音波検査，MRI検査が有用である．

③ 骨・筋肉疾患

骨・筋肉疾患の場合，整形外科医が不在であり，X線検査・CT検査などでは異常が明らかではない，消炎薬・鎮痛薬でも改善が明らかではないようなケースである．限局した痛みや腫脹の有無や，関節の可動制限の有無などより判断するが，そのときの所見のみでは判定困難であることがあり，その後の経過から診断することもある．

> **重要**
> 骨・筋肉疾患であれば，局所の痛みや可動制限などがある．打撲の有無・再発性などを確認する．最終的には整形外科医による診療を受ける．

④ 帯状疱疹

皮膚表面の帯状の痛みや皮疹を見逃さない．発熱や全身倦怠感などの全身症状を伴うこともある．初期には炎症反応は明らかではないことが多く，数日後に胸部・背部に帯状の発疹が出現すれば診断できる．

> **重要**
> ほとんどの疾患が否定され，胸部または背部に帯状の痛みがある場合には考慮する．時間経過とともに帯状の発疹と痛みが出現すれば診断できる．患者にその後に皮膚症状が出てきた場合，直ちに皮膚科を受診するように指示しておく．

⑤ 特発性食道破裂

飲酒後に嘔吐を契機に発症することが多い．嘔吐を繰り返すと食道内圧の急激な上昇が起こって生じると考えられている．X線検査，特にCT検査で縦隔気腫，皮下気腫，胸水，気胸の所見を認めることが多い．的確な診断と治療が遅れると膿胸，縦隔膿瘍，敗血症などを合併し重篤な経過をとる予後不良な疾患である[2]．

> **重要**
>
> 別名，Boerhaave 症候群，とも言われる．嘔吐を契機に比較的強い胸痛−心窩部痛を訴え，通常の診断検査で異常を認めない場合に考慮しておく必要がある．X線検査，特にCT検査が重要で，本症の好発部位は横隔膜直上の胸部下部食道左壁であり，食道造影で確定診断する．嘔吐，背部痛，皮下気腫を認めた場合は，Macklerの三徴として，特発性食道破裂の特徴とされる．

❷ 次なるステップ

診断が明らかにならない場合は，はじめに戻って診断の見直し，治療の確認を行う．はじめから，思い込みなどにより偏った診断になっている場合がある．この場合，検査計画の再確認や上級医に意見を聞くことも大切である．

診断が明らかにならない場合の問題点として，
① 医師側の問題：思い込みはないか，病歴・所見が正しくとられていない
② 検査所見上の問題：検査の誤差，異常値の見逃し，検査がされていない
③ 患者の状態の再確認：症状の変化，状態の変化，家族からの病歴聴取の有無

などがあげられる．これらの点を再確認する必要がある．

> **One More Experience**
>
> 「第一印象は重要であるが，裏付けが乏しい場合は，もとに戻る！」
>
> もとに戻って再考する習慣が必要．検査所見はすべて自分で確認すべきである．重篤な疾患を見逃していないか．以下の場合に間違いやすいといわれている．
> ① 急性心筋梗塞と急性大動脈解離の鑑別
> ② 急性大動脈解離と特発性食道破裂の鑑別
> ③ 肋間神経痛と大動脈疾患（胸部・腹部大動脈瘤の拡大）
> ④ 心疾患と消化器疾患（消化管潰瘍，腫瘍，穿孔，イレウス）
> ⑤ 心疾患と呼吸器疾患（気胸，肺炎，腫瘍，胸膜炎，肺塞栓症）
> ⑥ 心疾患と精神疾患（うつ病，パニック障害，認知症）
> ⑦ 心疾患と皮膚疾患（帯状疱疹）

❸ 最終的ステップ

❷のステップまでに下した診断をもとに治療を進めてみるが，外科的手術を要するような症例を疑った場合は，手遅れになると致命傷になるので，上級医または他の専門医（内科系，外科系）に相談する．当然であるが診断・治療に迷う場合は入院を勧める必要がある．

Disposition

文献・参考図書

1) 第4章 心筋梗塞;「図説ICU 循環管理編 改訂新版」：真興交易医書出版部, p.62-81, 2002
 ↑心筋梗塞の全体像について記載されており，心エコー検査，核医学検査などについても詳しく述べられています．

2) 千野 修, 幕内 博康, 他：第2章 特発性食道破裂. 臨牀消化器内科, 23：825-832, 2008
 ↑特発性食道破裂について詳細に記述されておりきわめて参考になります．

3) Kurisu, S., Sato, H., Kawagoe, T., et al.：Tako-tsubo-like left ventricular dysfunction with ST-segment elevation：a novel cardiac syndrome mimicking acute myocardial infarction. Am Heart J, 143：448-455, 2002
 ↑たこつぼ型心筋障害の概念が日本から海外に初めて発信された，重要な論文です．

第2章

【ケーススタディ】
あらゆる原因を見抜き対処する！

第2章 【ケーススタディ】あらゆる原因を見抜き対処する！

1 急性冠症候群
a）急性冠症候群の考え方

石川康朗

Point

- 急性冠症候群は，冠動脈内の不安定プラークの破綻と血栓形成を特徴とし，不安定狭心症，急性心筋梗塞が含まれる
- 症状出現から12時間以内には初期診断を行い，24時間以内には治療を開始する必要がある
- 急性心筋梗塞の場合は，STEMIかNSTEMIかを判定し早期に治療方針を決定する
- 治療方針の決定に，緊急冠動脈造影が重要であり，適応例には躊躇してはならない

■ はじめに

胸背部痛の患者に遭遇した場合，まず見逃してはならない疾患の第一が心疾患である．そのなかで最も注意が必要なのが，不安定狭心症，急性心筋梗塞を代表とする急性冠症候群である．急性冠症候群の取り扱いの全体的な考え方について解説する．

1 急性冠症候群（acute coronary syndrome：ACS）の概念

❶ 急性冠症候群の病因

急性心筋梗塞の発症の原因は，病理解剖所見，急性期冠動脈造影や血管内視鏡検査などで**血栓**（主に赤色および混合血栓）であることが明らかになった．その病変の多くは，薄い線維性被膜で覆われ，内部は多量の脂質と活性化されたマクロファージやTリンパ球を含有するプラークを形成している．これを**不安定プラーク（vulnerable plaque）**とよび，マクロファージやTリンパ球から放出された蛋白分解酵素が線維性被膜を破壊し，同時にマクロファージが産生する組織因子が多量に放出され急激に血栓性閉塞をきたし発症するとされる．この"**冠動脈粥腫の破裂・崩壊とそれに伴う血栓形成から冠閉塞や高度の冠狭窄をきたす症候群**"をACSとする概念が提唱されたが，近年，プラークの破綻だけでなく血管内膜のびらんや炎症の関与も報告されている．さらに，ごく最近の知見では，冠動脈の狭窄度が軽度–中等度の病変でも

プラークの破裂，閉塞を生じ心筋梗塞を発症することが指摘されている．以上の概念より，**ACSには，従来の不安定狭心症と急性心筋梗塞が含まれる**ことになる．

❷ STEMIとNSTEMIの分類

急性心筋梗塞は，以前より**STEMI**（ST-segment elevation myocardial infarction）と**NSTEMI**（Non-ST segment elevation myocardial infarction）に分類されている．**STEMI**は，冠動脈の急性閉塞による心筋壊死を特徴としており，**早期の冠動脈再灌流療法（PCI）の適応**となる．これに対して，**NSTEMI**は，統計的には，多枝病変があり，冠動脈の高度の多枝の狭窄による広範囲の心筋虚血による心筋壊死を特徴としており，再灌流療法というよりは，**冠動脈再建治療（PCIまたはCABG）や薬物治療，冠動脈補助循環装置（IABP）の適応**であり，急性期の治療指針が異なるために2つに分類されて考えられている．しかし，どの場合でも急な状態の悪化，心不全の出現，不整脈の出現，死亡率が高いことを特徴としている．

急性冠症候群と鑑別すべき疾患は，表1のようなものがある[1]．

❸ 不安定狭心症の取り扱い

不安定狭心症は，ACSの考え方からすると，病因は同じであるので，病状が進むと急性心筋梗塞に発展することになる．したがって，早い段階から心筋梗塞に準じた扱いをする必要がある．不安定狭心症のうち，約10％は心筋梗塞を発症すると言われている．症状については，最近2カ月以内に起こった胸痛や1カ月以内に症状が増悪してきている場合，安静時胸痛などが重要な点で，Braunwaldの分類が有名であり，重症度，臨床経過，治療経過に分けて考えると理解しやすい（表2）．

表1　鑑別すべき疾患

1.	冠動脈疾患：	労作性狭心症
2.	心筋疾患：	急性心筋炎
		肥大型心筋症
		拡張型心筋症
3.	心膜疾患：	急性心膜炎
4.	大動脈疾患：	急性大動脈解離
5.	弁膜疾患：	大動脈弁狭窄症
6.	肺疾患：	肺塞栓症
		胸膜炎
		気胸
		肺炎
7.	消化器疾患：	急性腹症
8.	脳血管障害：	くも膜下出血

（文献1より転載）

表2 不安定狭心症の分類（Braunwald, 1989）

＜重症度＞

Class Ⅰ：新規発症の重症または増悪型狭心症
- 最近2カ月以内に発症した狭心症
- 1日に3回以上発作か頻発するか，軽労作にても発作が起きる増悪型労作狭心症．安静狭心症は認めない

Class Ⅱ：亜急性安静狭心症
- 最近1カ月以内に1回以上の安静狭心症があるか，48時間以内に発作を認めない

Class Ⅲ：急性安静狭心症
- 48時間以内に1回以上の安静時発作を認める

＜臨床状況＞

Class A：二次性不安定狭心症（貧血，発熱，低血圧，頻脈などの心外因子により出現）
Class B：一次性不安定狭心症（Class Aに示すような心外因子のないもの）
Class C：梗塞後不安定狭心症（心筋梗塞発症後2週間以内の不安定狭心症）

＜治療状況＞

1) 未治療もしくは最小限の狭心症治療中
2) 一般的な安定狭心症の治療中（通常量のβ遮断薬，長時間持続硝酸薬，Ca拮抗薬）
3) ニトログリセリン静注を含む最大限の抗狭心症薬による治療中

❹ 診断・治療方針決定のポイント

ACSの診断，治療方針の決定においては，**症状（胸痛の程度，持続時間，放散痛の有無，ショックの有無），心電図検査，採血検査（心筋マーカー，血算）が重要**である．初期診断と最終診断の関係について図1に示す[2]．**発症12時間以内に診断と治療方針の決定，治療開始**が重要であり，**24時間以内に最終診断と主要な治療の完了**を目指す．

特にNSTEMIでは，高齢者，多危険因子保有者，多枝病変例などが多いため[3]，リスクの高いものを早期に分類し慎重に治療する必要がある[1]〔本章-1c 表1（p.68）参照〕．

中等度以上のリスクの患者（20分以上の胸痛が持続または繰り返し，心電図変化があり，トロポニンT陽性例）には，経過をみて緊急冠動脈造影を計画し，治療方針を明らかにし，冠動脈再建治療（PCIまたはCABG）に踏み切るかどうかを判断する．以下の図2，p.68の図5のフローチャートを参照[1]．

治療方針決定に，緊急冠動脈造影は重要であり，高リスクの患者や，薬物治療抵抗性，状態の不安定な症例では躊躇なく検査に踏み切る必要がある．冠動脈造影および左室造影の適応について表3，4に示した[1]．

NSTEMIでは多枝病変が多く，状態は時間とともに悪化し心不全が増悪し死亡に至ることが多いため，STEMI同様に早期の診断と治療方針の確立が重要である．

One More Experience

NSTEMIの早期から行っておくべきことは？

NSTEMIでは，多枝病変→ショック→死亡の症例があり，胸痛が強くなくても，早期からの治療方針の策定，専門医への依頼などが大切である．特にIABPなどの準備，CABGなどの可能性があることを念頭に置く必要がある．

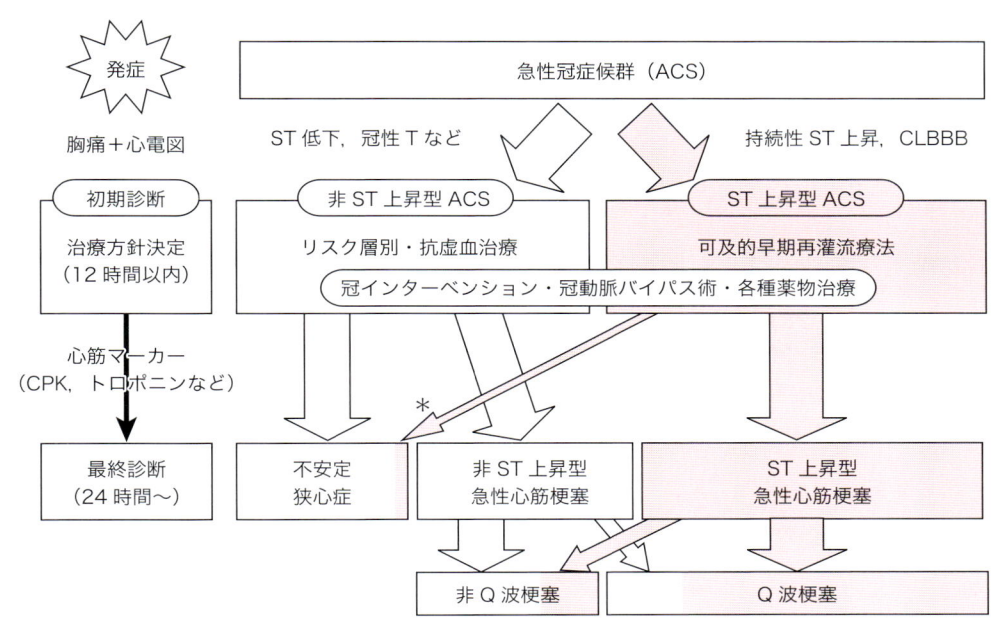

図1　急性冠症候群の初期診断と最終診断（文献2より転載）
文献2で扱う範囲を ■（赤色）で示す．＊治療・自然経過で心筋梗塞に至らない場合

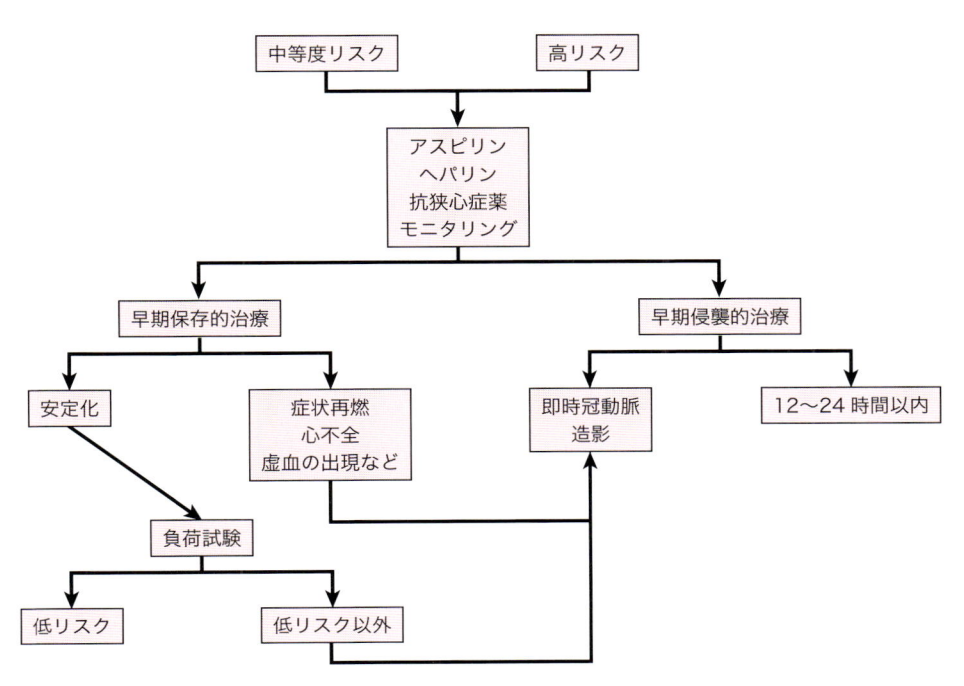

図2　短期リスク評価に基づいた治療戦略
（文献1より転載）

表3　冠動脈造影の適応

通常適応となる	・薬物治療に抵抗する発作を繰り返す患者（緊急冠動脈造影） ・初期治療により一旦安定化された後に症状が再燃した患者（緊急冠動脈造影） ・病歴，理学的所見，心電図および生化学的検査から高リスク*と考えられる患者（準緊急冠動脈造影） ・初期治療により一旦安定化された高〜中等度リスク*患者 ・非侵襲的検査により高度な虚血所見や左室機能低下が認められる患者 ・6ヵ月以内のPCI既往例 ・冠動脈バイパス術既往例 ・冠攣縮性狭心症が疑われる患者
通常適応とならない	・虚血の客観的所見に乏しい患者 ・冠血行再建術の適応がない患者 ・依存疾患のため冠動脈造影の危険が大きいと予測される患者

（*リスク分類に関しては表2を参照）
（文献1より転載）

表4　左室造影の適応

通常適応となる	左室収縮能や生存心筋の評価が必要で非観血的検査では十分評価ができない患者（冠動脈造影とともに施行することが一般的）
通常適応とならない	腎機能低下などの併存疾患があり，得られる情報よりも危険性が上回ると予測される患者

（文献1より転載）

MEMO ① NSTEMIと心内膜下梗塞

　冠動脈は，解剖学的には，大動脈から分枝した後，心臓表面を走行し，心筋を心外膜側から心筋の内側（心内膜側）に血管を分枝し心筋に栄養している．冠動脈が完全に閉塞した場合は全層性に壊死を生じ，**STEMI**を発症する．これに対して，冠動脈が，完全閉塞には至らなくても90〜99％の狭窄を生じた場合，冠動脈の最終栄養部（心筋の内膜側）の虚血を生じ血流が不十分になるため，心内膜側から壊死を生じる．これが，**心内膜下梗塞**であり，以前はこの名称が使用されていたが，最近，**NSTEMI**と言われている．したがって，**NSTEMIと心内膜下梗塞は同じことを意味している**．

文献・参考図書

1) 急性冠症候群の診療に関するガイドライン（2007年改訂版）．「循環器病の診断と治療に関するガイドライン」：ホームページ公表版：http://www.j-circ.or.jp/guideline/pdf/JCS2007_yamaguchi_h.pdf（2011年12月閲覧）
　↑ACSの基本的概念，標準的な治療指針について詳細に説明されており，詳しく学ぶにはおすすめのものです．

2) 急性心筋梗塞（ST上昇型）の診療に関するガイドライン．Circ J., 72 Supplement Ⅳ：1349, 2008　ホームページにも公表されている．
http://www.j-circ.or.jp/guideline/pdf/JCS2008_takano_h.pdf（2011年12月閲覧）
　↑ST上昇型心筋梗塞について標準的な指針について解説されており，合併症やその対応についても記載されている．一読しておく必要があります．

3) Ogawa, H., et al.: Comparison of clinical features of non-Q wave and Q wave myocardial infarction. Am Heart J. 111：513-518, 1986
　↑NSTEMIの臨床像について述べられており，やや古い論文ですがよく引用されるわかりやすい論文です．

第2章 【ケーススタディ】あらゆる原因を見抜き対処する！

1 急性冠症候群
b）STEMI

浅野達彦

Point

- ST上昇型心筋梗塞（STEMI）は非ST上昇型心筋梗塞（NSTEMI）に比べて急性期死亡率が高い
- 心筋のサルベージと生命予後改善を目的に治療を行う
- 発症から数時間で大部分の梗塞が完成されるため，できる限り早く再灌流を得ることが望まれる

■はじめに

　急性心筋梗塞は主に冠動脈の血栓性閉塞に伴う持続的心筋虚血により引き起こされる心筋の壊死である．胸痛をきたす疾患のなかで最も重要なものの1つであり，的確な診断のみならず早急な対応が要求される．急性心筋梗塞の病態と治療の流れを理解し実臨床に役立ててほしい．

問題解決型ケーススタディ

症例　救急隊より患者収容の依頼

　石油コンビナートで勤務中の47歳男性．11時ごろより前胸部痛を自覚した．しばらく様子をみていたが増悪するため救急車が呼ばれた．14：47救急車到着時，苦悶様表情がみられ強い胸痛を訴えていた．現場近郊の当院に受け入れ依頼があり承諾した．救急車内でのモニター心電図ではT波増高を認めると追加報告があった．バイタルサインは安定しているとのことであった．

▶救急車到着までに準備することは？

　胸痛，心電図変化とくれば第一に急性心筋梗塞が疑われるであろう．モニター心電

図の所見の判定はしばしば正確でないことがあるが，救急車到着後すみやかに処置ができるよう循環器科医師，スタッフに一報を入れておくとよい．当然ながらバイタルサインの状態によって，処置すべきことが異なってくるため，受け入れの段階である程度把握しておくべきである．また検査，処置，患者への説明などを並行して行い，少しでも時間の節約をすることが望ましいため人手は多い方がよい．積極的に周囲に声をかけ手伝ってもらえるようにしておく．

経過1 急性心筋梗塞の診断と初期治療

15：15救急外来に到着した．来院時のバイタルサインは血圧162/100mmHg，SpO_2 100％（O_2　3L nasal），PR 80/分．冷汗がみられ胸痛は持続していた．直ちに末梢の確保，酸素投与，採血，胸部X線撮影，心電図の指示が出された．患者から普段高血圧に対して薬物療法を受けていること，胸痛の性状は重苦しいような痛みが11時ごろより出没し，13時ごろより耐え難い痛みとなったことが聴取された．また独身でこちらの地方まで単身で働きに来ており，キーパーソンである両親は他県に在住しているとのことであった．身体所見では胸部聴診上ラ音，心雑音は認めなかった．心電図所見はV2-5でT波の先鋭，増高（hyperacute T）を認めた（図1）．心エコー検査では前壁〜心尖部の無収縮がみられ心電図変化に矛盾しない所見であった．胸部X線写真では心不全所見や縦隔の拡大を認めなかった．循環器内科医より本人に対して病状の説明と心臓カテーテル検査，治療の説明，承諾が得られた．キーパーソンである両親には電話での連絡を試みるがつながらず，本人の同意のもとに付き添いで来院していた会社の上司にも病状の説明がなされた．15：40心臓カテーテル検査室に入室した．

▶心電図診断と再灌流治療のタイミングについて

超急性期の急性心筋梗塞に特徴的なhyperacute Tがみられる．なおST上昇の定義

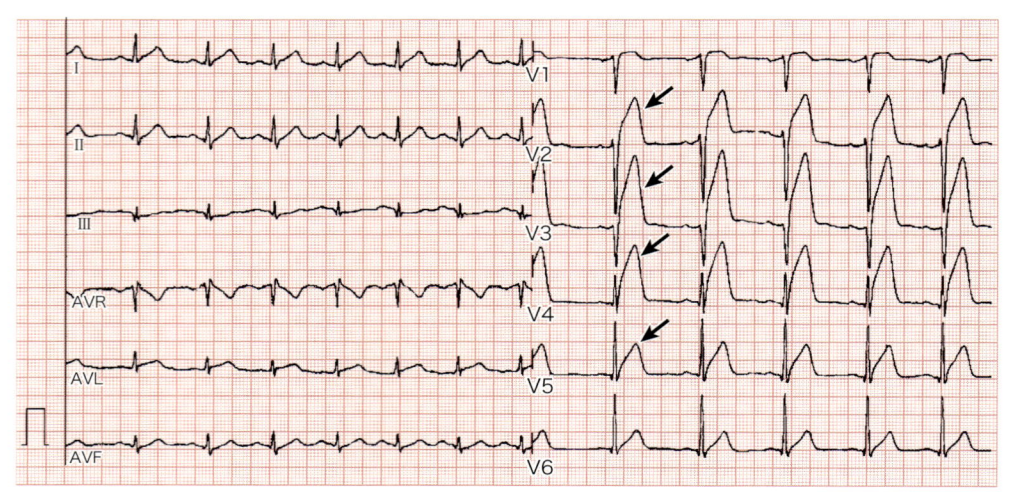

図1　来院時の心電図

は2つ以上の隣接した誘導での0.1mV以上のST上昇である．ST上昇の部位により梗塞責任血管を推定する．ただし後壁梗塞の場合ミラーイメージによる前胸部誘導のST低下となって現れるので注意する．

　発症早期のSTEMIに対してはできるかぎり早く再灌流を得ることが大事である．13時ごろより胸部症状が持続しており発症時間と推定され，発症2〜3時間で病院に到着している．採血の結果が出るまで待っていてはいけない．

　致命的になることも多い病気で，本人とともにキーパーソンにも事前に十分な説明をしておくべきだが連絡がつかないこともある．

経過2　心臓カテーテル検査と経皮的冠動脈インターベンション（PCI）

緊急心臓カテーテル検査施行，右橈骨動脈より6Frロングシースでアプローチした．冠動脈造影検査（CAG）では左前下行枝#7.で完全閉塞を認めた．その他左回旋枝#13.で90％，右冠動脈#1.で50％の狭窄を認めた．冠動脈造影検査所見と先に施行された心電図，心エコーの所見から，左前下行枝を責任病変と考え引き続きPCIを施行した．ガイドワイヤーは容易に病変部を通過し，血栓吸引カテーテルで血栓吸引術を行ったところ赤色血栓が回収された．16：18造影上閉塞の解除が確認されたが，再灌流障害によると思われる胸痛の増悪と心室頻拍が出現した．不整脈は持続せず自然に洞調律に復帰したため手技を継続し血管内超音波法ガイド下にベアメタルステントを留置した．
責任病変の#7はtotalから0％に改善しTIMI3のflowを得られたため手技を終了した（図2）．

▶ STEMIに対するPCIの実際

　動脈穿刺部位は施設により異なるが，当院では右橈骨動脈を第一選択とすることが多い．穿刺が困難な場合や，血管の蛇行などによりアプローチが困難な場合，大動脈内バルンパンピングが必要な場合に備えて鼠径部の消毒は前もって行っておく．

　できるだけ早く冠動脈の閉塞を解除しTIMI3のflowを得ることが大切で，簡潔な手技を心がける．ワイヤーが病変を通過した後バルーンもしくは血栓吸引で再疎通を得る．急性期の冠動脈再閉塞予防と遠隔期の再狭窄予防のためステントを留置することがほとんどである．なお閉塞した冠動脈が再灌流した際に，さまざまな不整脈が出現するので注意を要する．

最終経過3　入院経過とその後の方針

　CPK最大値は2,531 IU/Lであった．心臓リハビリテーションを施行し来院から14日後退院となった．左回旋枝の残存狭窄に対しては後日待機的にPCIを施行する予定となった．

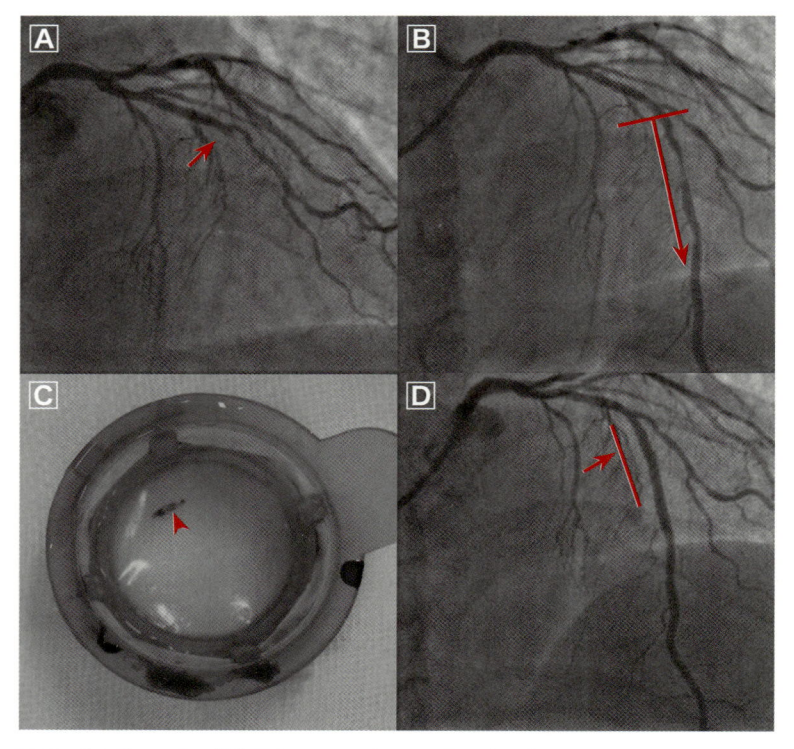

図2. CAG, PCI（巻頭カラーアトラス●1参照）
A）左冠動脈 Cranial view（➡：閉塞部位）
B）血栓吸引術後（➡：再疎通した左前下行枝）
C）吸引された血栓（➤）
D）ステント留置後（➡ステント）

解説：ST上昇型心筋梗塞（STEMI）

1 急性冠症候群（ACS）と急性心筋梗塞の分類

　ACSとはプラークの破綻をもとに血栓を形成し心筋虚血を呈する症候群であり，不安定狭心症，急性心筋梗塞および心臓突然死の一部を総称するものである．

　急性心筋梗塞は心電図所見からST上昇型心筋梗塞（STEMI）と非ST上昇型心筋梗塞（NSTEMI）に分類される．病理学的所見からは貫壁性梗塞と心内膜下梗塞に分類されSTEMIは貫壁性梗塞に，NSTEMIは心内膜下梗塞にそれぞれ特徴的であるとされていた．しかし心電図所見と病理学的所見は必ずしも一致するものではなく，両者には重なりあう部分も多いということがわかっている．ただしSTEMIはNSTEMIに比べ梗塞範囲が大きいことが多く，また急性期の死亡率は高く，治療方針も異なるため臨床現場では明確に区別して対応する必要がある．

2 ACSの発症機序

ACSの発症には**動脈硬化に伴うプラークの進展と破綻，および血栓の形成**が大きく関与している．

動脈硬化の進行に伴いプラークが形成され拡大しても血管拡張の代償機構（positive remodeling）が働き血管内腔は保たれる．しかしこの代償機構を上回るほどプラークの形成が進行するとプラークは血管内腔に軽度の狭窄病変として確認されるようになる．

破綻しやすいプラーク，いわゆる不安定プラークはコレステロールエステルを主体とした脂質に富んだコアと薄い線維性皮膜が特徴である．プラークの破綻は血小板の活性化と凝固カスケードの促進を引き起こし，急速に血栓が形成されACSを発症する（図3）．

心筋梗塞は虚血に対して脆弱な途絶灌流領域の中心部心内膜側から周囲の心外膜側に拡がっていく．このような心筋梗塞の拡大は**発症から2〜3時間で急速に進行する**とされている．

3 STEMIに対する初期対応

すみやかな診断と治療の開始が望まれる．簡潔かつ的確な病歴聴取と診察，バイタルサインの把握と心不全の有無の評価を行う．心電図，血液性化学検査，胸部X線撮影，心エコーなどを施行し診断を急ぐ．また胸痛をきたす重篤な疾患として**急性大動脈解離や肺塞栓の除外を常に念頭に置く．**

ACSが疑われる場合は患者到着から10分以内にACSであるかそうでないか，STEMIなのかNSTEMI，不安定狭心症（UAP）なのか判断する必要がある．

心筋梗塞が疑われれば酸素の投与，有症時には硝酸薬，モルヒネの投与が推奨される．抗血小板薬としてアスピリンは禁忌のない限り服用させる．PCIを施行する症例（ステント留置を施行する症例）に対してはアスピリンに加えてチエノピリジン系薬剤も併用する．早急に抗血小板作用を得るために初期負荷投与量としてアスピリン160〜325mgとクロピドグレル300mgを粉砕して服用させる．

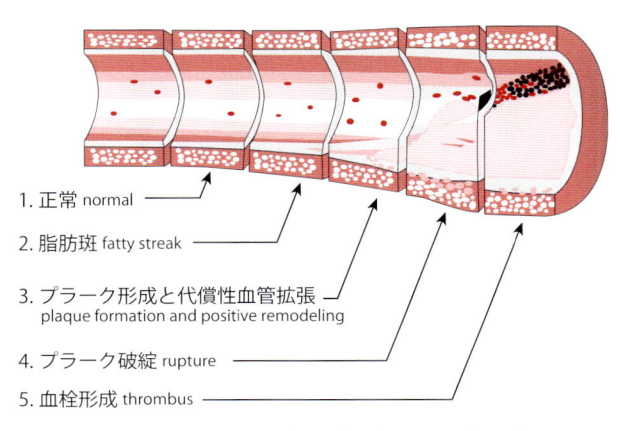

1. 正常 normal
2. 脂肪斑 fatty streak
3. プラーク形成と代償性血管拡張 plaque formation and positive remodeling
4. プラーク破綻 rupture
5. 血栓形成 thrombus

図3　プラークの進展と破綻（文献1より転載）

> **One More Experience**
>
> **STEMIに対する初期対応時のポイント**
>
> 採血結果や各種検査を待つことにより再灌流療法が遅れることのないようにする．
> モルヒネは強い鎮痛作用により交感神経の刺激を抑えるのみでなく，静脈拡張作用により前負荷を軽減し心筋酸素需要を減少させる．

4 STEMIに対する再灌流療法

　STEMIに対する発症早期の再灌流療法は標準的治療法であり，再灌流を得られるまでの時間が短ければ短いほど多くの心筋のサルベージが期待でき，長期予後も改善する．PCIは発症から12時間以内が良い適応であるが，12時間以上経っていてもST上昇や胸痛の持続するもの，心不全合併例では適応となることが多い．12時間以内の急性期にPCIを施行する場合は，患者到着から90分以内に初回バルーンを拡張することが目標とされ，それ以上時間がかかると予想される場合には血栓溶解療法を検討する．

　稀ではあるがPCIが不成功の症例や心室中隔穿孔や自由壁破裂，乳頭筋断裂による急性重症僧帽弁閉鎖不全などの機械的合併症を有する症例では緊急冠動脈バイパス術を検討する．

文献・参考図書

1) 日本循環器学会　循環器病の診断と治療に関するガイドライン（2006-2007年度合同研究班報告）「急性心筋梗塞（ST上昇型）診療に関するガイドライン」Circulation Journal, 72（suppl IV）：1347-1442, 2008
2) 川名正敏，川名陽子／訳，Leonard S. Lilly／編：心臓病の病態生理，111-182，メディカル・サイエンス・インターナショナル
3) Fuster, V., et al.：The pathogenesis of coronary artery disease and the acute coronary syndromes. N Engl J Med, 326：242-250, 1992
4) Libby, P., et al.：Molecular bases of the acute coronary syndromes. Circulation, 91：2844-2850, 1995
5) De Luca, G., et al.：Time delay to treatment and mortality in primary angioplasty for acute myocardial infarction. Circulation, 109：1223-1225, 2004

第2章 【ケーススタディ】あらゆる原因を見抜き対処する！

1 急性冠症候群
c）NSTEMI/UAP

李　哲民，角田恒和

Point
- 診断に苦慮する場合が稀ではない
- 緊急を要する場合が稀ではない
- リスク層別化による重症度の判定と，それに応じた治療戦略の選択が重要である

■はじめに

非ST上昇型急性冠症候群であるNSTEMI/UAPは，ST上昇型急性心筋梗塞が緊急カテーテル検査/治療への時間が鍵となるのと異なり，**リスク層別化**という重症度の判定が大変重要な病態である．診断はできても重症度の判定に迷うグレーゾーンの症例も多く，救急外来というさまざまな制約のなかでいかに目の前の症例のリスクを分析するかが肝要である．

問題解決型ケーススタディ

症例　搬送前の情報

症　例：58歳男性．
既往歴：当院循環器内科で急性心筋梗塞に対してカテーテル治療を施行され，発作性心房細動で内服加療もされている．
現病歴：当院循環器内科に陳旧性心筋梗塞，発作性心房細動で外来加療中である．前日まで何ともなかったが，来院当日日中より労作に関係なく間欠的に胸痛症状を自覚したため，夜間に救急車で当院へ搬送された．

病歴からどう考える？

- 主訴は安静時胸痛で，以前に心筋梗塞の既往もあり急性冠症候群をまず鑑別しないといけない．
- 発作性心房細動の既往もあるのでその症状かもしれないし，心不全による呼吸苦かもしれない．
- まずはバイタルサインのチェックと心電図をみてみよう．

経過1 搬送直後：心電図と胸部X線写真

患者は搬送されたときには症状がほぼ軽快していた．症状を聞くと，「安静時に1時間ほど強い胸痛が日中から何回かあったが，自然に収まっていたため様子を見ていた」とのことであった．バイタルサインも血圧が150/80 mmHgと少し高い程度で呼吸状態や脈拍も異常はなく，心電図モニターを見ると洞調律のようだ．

身体所見では，胸部に異常音やラ音は聴取しない．腹部や四肢にも問題はなく外傷もなさそうに見える．

<u>心電図</u>（図1）：洞調律，HR：76/分，Ⅱ・Ⅲ・aVF，V5-6誘導で軽度のST低下に見える
<u>胸部X線</u>（AP臥位）：心胸比58％，軽度の心拡大を認めるがうっ血はなし

この時点でどう考えるか？

- バイタルサインからは切迫した状態ではなさそうだ．
- 心電図では発作性心房細動は否定でき，また少なくともST上昇型急性心筋梗塞ではなさそうなので，緊急でカテーテルが必要かどうかの判断はこの時点ではできな

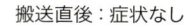

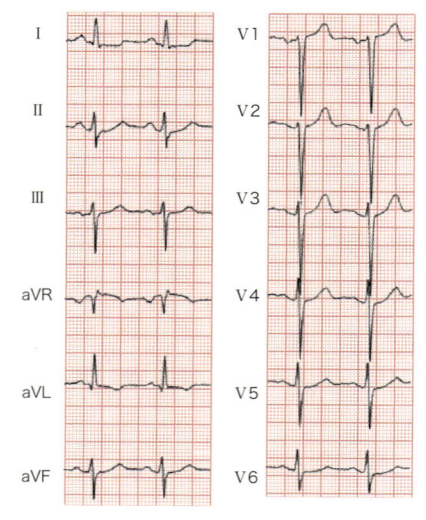

図1　心電図（搬送直後）

い．ST低下のように見える誘導があるが，以前の心電図と比べてみよう．
- 何度か胸痛があったようなので，血液検査で心筋逸脱酵素が上昇している可能性もあり，検査してみよう．血圧も高いので大動脈解離などの大動脈疾患の鑑別のため，線溶系マーカーも追加してみよう．
- 心エコーで壁運動に異常がないかを見てみよう．

経過2　血液検査結果，心エコー検査，3カ月前の心電図との比較

<u>血液検査結果</u>：BUN：14 mg/dL，Cre：0.77 mg/dL，Na：146 mEq/L，K：3.9 mEq/L，Cl：105 mEq/L，AST：15 IU/L，ALT：18 IU/L，LDH：147 IU/L，CRP：0.82 mg/dL，CK：59 IU/L，CK-MB：8 IU/L，トロポニンI：0.04 ng/mL，D-dimer：0.6 μg/mL

<u>心エコー検査</u>：軽度の左室肥大を認めるが，壁運動の異常は明らかではなかった．心嚢水貯留や弁膜症，および大動脈の拡大は認めなかった．

3カ月前に外来で施行した心電図を取り寄せて見てみると，Ⅱ・aVF誘導で軽度のST低下，V5-6誘導でストレイン型ST低下を認めた．以前と比べて今回の心電図はやや変化しているように見える（図2）．

↪ この時点でどう考えるか？

- 心電図は以前と比べて少し変化している．心エコーでの壁運動の異常は明らかなものはなく，トロポニンはごく軽度の上昇のみで心肥大の影響の可能性も否定できな

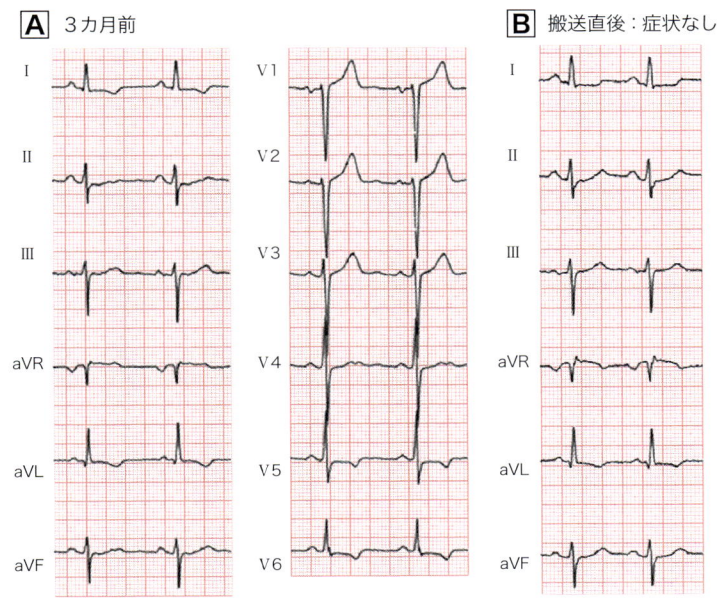

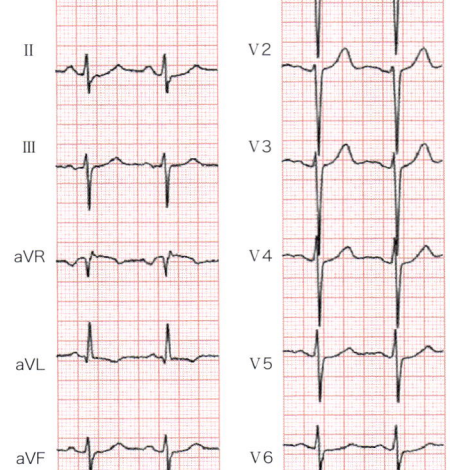

図2　3カ月前の心電図との比較
A　3カ月前　　B　搬送直後：症状なし

いが，ACSの否定はできない．他に線溶系マーカーもはっきりとした増加はしていないことから，大動脈解離の可能性は低そうだ．
・今は症状も落ち着いているが，心筋梗塞の既往があることから経過を見るためにも入院がbetterだろう．

経過3　胸痛あり，再度心電図

その後救急外来で強い胸痛の訴えがあり，再度心電図を施行．胸部誘導でのST低下がはっきりと認められた．症状は硝酸薬投与で落ち着いたが，非ST上昇型ACSの診断でCCUに入院とした（図3）．

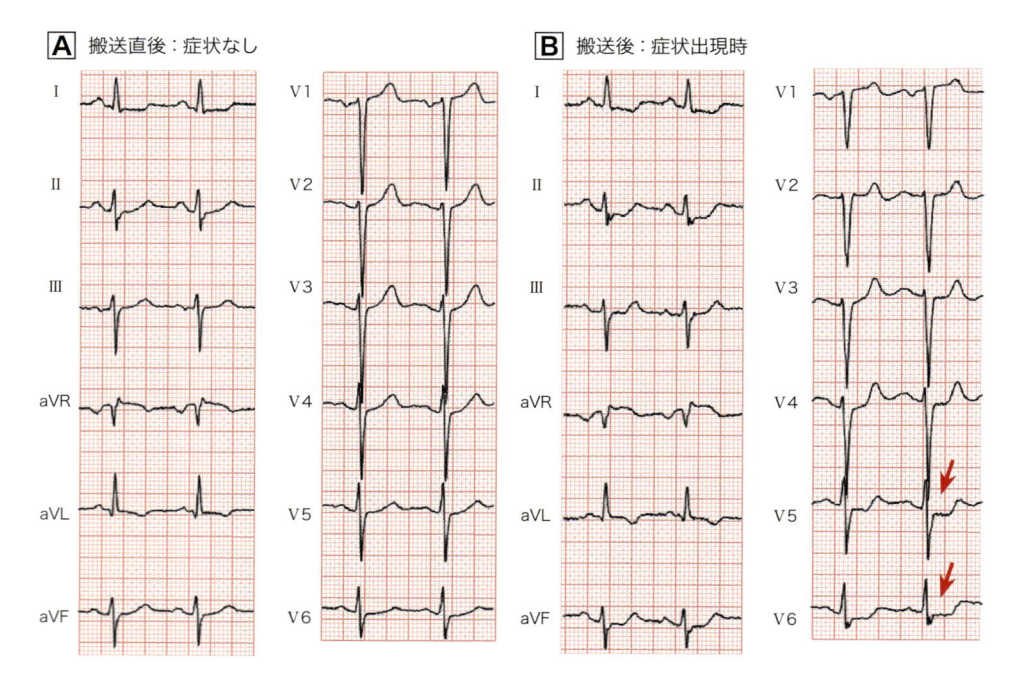

A　搬送直後：症状なし　　B　搬送後：症状出現時

図3　胸痛出現時の心電図の変化
左側胸部誘導で最大1mm以上のST低下を認める

最終経過　入院後：冠動脈造影検査結果，PCI施行

入院後血管拡張薬，ヘパリン持続投与，安静および酸素吸入を行い無症状で経過したが，翌朝の血液検査でトロポニンI：0.36 ng/mLと上昇した．同日施行した心臓カテーテル検査では，右冠動脈近位部に亜完全閉塞を認め（AHA分類 #2：99％），同部位へ引き続き経皮的冠動脈インターベンション（PCI）を行った．PCI後症状もなく安定し，第5病日に退院した（図4）．

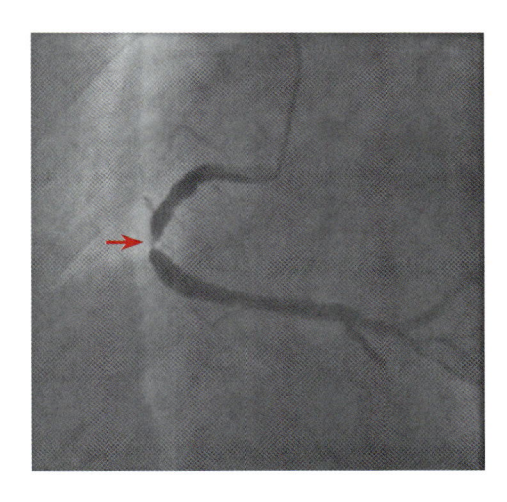

図4　冠動脈造影検査
→：右冠動脈近位部の亜完全閉塞

教訓

- 心電図変化を伴うような胸痛があっても，来院時の血液検査でトロポニンなどの心筋逸脱酵素が上昇していないケースが稀ではない．
- 以前の心電図との比較が重要である．
- 臨床経過からACSを疑った際には，入院での経過観察を躊躇う必要はない．

解説：NSTEMI/UAPの診療方針の決定

　NSTEMI/UAPはST上昇型急性心筋梗塞と異なり，臨床経過や身体所見，心電図変化や生化学的所見をもとにリスクを層別化し，それに応じて方針を決める必要がある（表1，図5）．

　近年は心筋逸脱酵素の1つである**トロポニン**の重要性が増し，欧米のガイドラインでも急性冠症候群の診断にトロポニンが重要な位置づけとなっている．救急外来でトロポニンを簡便に測定できるようになったことによりACS診断の標準化が進んだ反面，「とりあえずトロポニン測定」を行い，病歴聴取や身体所見，心電図の経過よりもそちらを重んじる傾向も一部にみられる．トロポニンはACS診断に非常に有用だが，発症早期の場合上昇しないケースも多くみられ，その際には心電図や臨床経過などを総合的に検討し，場合によっては臨床経過のみで入院適応を決めることもある．重要なことは救急外来で最終診断をつけることではなく，**リスク分析を慎重に行い評価が難しい場合は安易に帰宅させずに，経過を追って評価を続ける**ことである．

表1　短期リスクの分類

	高リスク	中等度リスク	低リスク
病歴 　胸痛	安静時 48時間以内に増悪	安静時，夜間の胸痛 2週間以内のCCS Ⅲ°ないしⅣ°	労作性 2週間以上前から始まり徐々に閾値が低下する
持続時間	20分以上の胸痛 現在も持続	20分以上，以内の胸痛の既往があるが現在は消失	20分以内
亜硝酸薬の有効性	無効	有効	有効
随伴症状	冷汗，吐き気 呼吸困難感		
理学的所見	新たなⅢ音 肺野ラ音 汎収縮期雑音（僧帽弁逆流） 血圧低下，徐脈，頻脈		正常
心電図変化	ST低下≧0.5mm 持続性心室頻拍 左脚ブロックの新規出現	T波の陰転≧3mm Q波出現	正常
生化学的所見	トロポニンT上昇 （定性陽性，＞0.1ng/mL）	トロポニンT上昇 （定性陽性，＞0.1ng/mL）	トロポニンT上昇なし （定性陰性）

尚，次の既往や条件を1つでも有する患者は，ランクを1段階上げるように考慮すべきである．
1．陳旧性心筋梗塞
2．脳血管・末梢血管障害
3．冠動脈バイパス術および経皮的冠動脈形成術
4．アスピリンの服用
5．糖尿病
6．75歳以上

（文献1より転載：中等度リスク内のCCSとは，表2を参照）

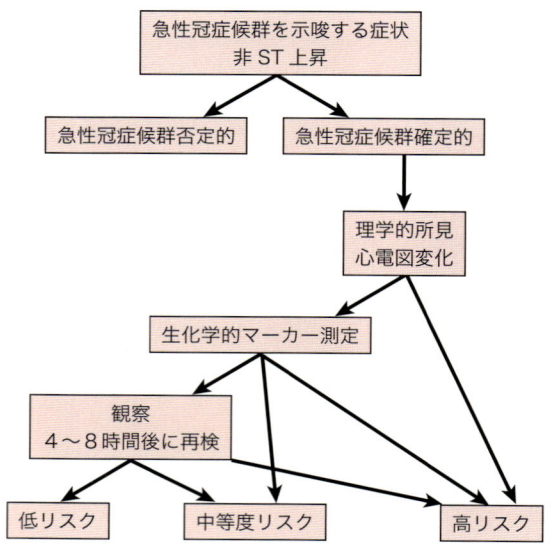

図5　非ST上昇型急性冠症候群の診断フローチャート
（文献1より転載）

表2 CCSによる狭心症重症度分類（Canadian Cardiovascular Society, Circulation, '76）

クラスI	日常の労作，例えば歩行，階段上昇では発作を起こさない．仕事にしろ，レクリエーションにしろ，活動が激しいか，急かまたは長びいたときには発作を生じる
クラスII	日常の生活はわずかながら制限される．急ぎ足の歩行または階段上昇，坂道，食後，寒冷または強風下，精神緊張下または起床2時間以内の歩行または階段上昇により発作が起こる．また，2ブロック（200m）を越える平地歩行および1階分を越える階段上昇によっても発作が起こる
クラスIII	日常の生活は著しく制限される．普通の速さ，状態での1～2ブロック（100～200m）の平地歩行および1階分の階段上昇により発作を起こす
クラスIV	いかなる動作も苦痛なしにはできない．安静時に狭心症状をみることがある

One More Experience

高感度トロポニン

近年高感度トロポニンが早期診断に有用と報告されている．ESC（ヨーロッパ心臓病学会）のガイドラインでは，中等度リスク以下の非ST上昇型ACSにおいて，症状出現から6時間以内で高感度トロポニンが陰性の場合，3時間後に再検査を行うことでリスク層別化に有用であるとしている．

Pros & Cons 賛成論 反対論

❖非ST上昇型ACSはいつカテーテル検査を行う？

非ST上昇型ACS患者に対して，どのタイミングで侵襲的検査を行うべきかについては，いまだ議論が分かれている．ハイリスク群ではST上昇型と同様に緊急で行うことのevidenceが確立してきているが，ST上昇型と同様に全例で緊急で侵襲的検査を行うことの有用性は証明されていない．トロポニンの有用性が広く認められ急性心筋梗塞が再定義されて以降，その頻度が増加してきており，非ST上昇型ACSの診断とその治療戦略については，今後さらなるupdateが必要な領域と思われる．

文献・参考図書

1) 急性冠症候群の診療に関するガイドライン（2007年改訂版）．「循環器病の診断と治療に関するガイドライン」 http://www.j-circ.or.jp/guideline/pdf/JCS2007_yamaguchi_h.pdf（2011年12月閲覧）
　↑本邦での非ST上昇型ACSのガイドライン

2) Wright, R. S., Anderson, J. L., Adams, C. D., et al.：2011 ACCF/AHA focused update incorporated into the ACC/AHA 2007 Guidelines for the Management of Patients with Unstable Angina/Non-ST-Elevation Myocardial Infarction：a report of the American College of Cardiology Foundation/American Heart Association Task Force on Practice Guidelines developed in collaboration with the American Academy of Family Physicians, Society for Cardiovascular Angiography and Interventions, and the Society of Thoracic Surgeons. Circulation, 123：e426-579, 2011
　↑米国での非ST上昇型ACSのガイドライン

3) Hamm, C. W., Bassand, J. P., Agewall, S., et al.：ESC Guidelines for the management of acute coronary syndromes in patients presenting without persistent ST-segment elevation：The Task Force for the management of acute coronary syndromes（ACS）in patients presenting without persistent ST-segment elevation of the European Society of Cardiology（ESC）. Eur Heart J. 2011. ［Epub ahead of print］
↑欧州での非ST上昇型ACSのガイドライン

4) Thygesen, K., Alpert, J. S., White, H. D., et al.：Universal definition of myocardial infarction. Circulation, 116：2634-2653, 2007
↑欧米における新たに統一したAMIについての文献

急性大動脈解離

大島　晋

Point

- 疾患概念：胸背部痛，失神などさまざまな症状で突然発症し，早期に適切な処置がなされなければ，死に至る循環器疾患
- リスクファクター：高血圧，結合織疾患，先天性動脈奇形，動脈炎，妊娠など
- 予後：Stanford Aではmortalityは1〜2％/h×48h，Stanford Bでは30日後で10％とされる
- 治療：基本的にStanford Aは手術，Stanford Bは内科的治療となる
- 鑑別診断：AMI，尿管結石，脳梗塞，消化器疾患など

■はじめに

　大動脈解離は大動脈内膜に生じた亀裂から血液が流入し，血管壁を剥離，血管腔を2腔に解離させる疾患である．男女比は2：1と男性に多く，また60代，70代に多い．Marfan症候群では，30代，40代が好発年齢である．症状は突然の胸背部痛が一番多いが，その他にも多彩な症状を呈するため，診断が難しいこともある．しかし，診断の遅れは死亡率を時間単位で上昇させる．本項では筆者が経験した実例を交えつつ，急性大動脈解離の診断と治療について述べる．

問題解決型ケーススタディ

症例 40歳台男性
主訴：胸部違和感
既往歴：Marfan症候群　気胸　慢性B型動脈解離
内服歴：ベタキソロール5 mg/日内服

現病歴：大手電機会社に勤務する男性で，5年前にB型解離の既往があった．仕事の途中でトイレで排便したところ，急に胸部の圧迫感を感じた．特に疼痛はなく解離の時の痛みはなかったが，会社の健康センター受診し産業医の診察を受けたところ，縦隔陰影の拡大を指摘され，当院紹介となった．

経過1

受診時現症：身長189 cm，体重65.1 kg　血圧87/33 mmHg（左右差なし）　心拍数42回/分　呼吸数20回/分

受診時検査所見：WBC 5,664/μL，Hb 12.9 g/dL，PLT 16.5/μL，BUN 21.0 mg/dL，Cre 0.8 mg/dL

【心エコー】severe AR, wall motion good,,　心嚢水少量

【胸部造影CT】（図1，2）

図1　胸部造影CT

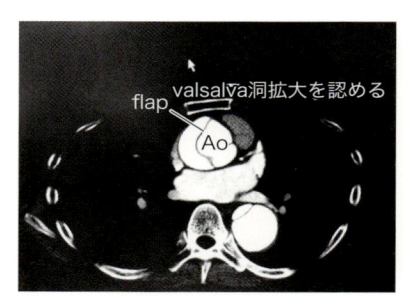

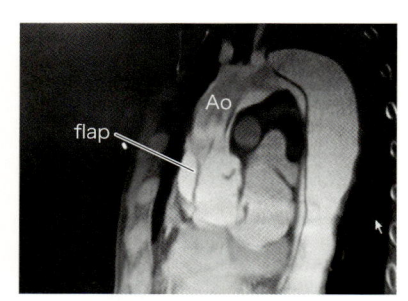

図2　胸部造影CT

経過2

入院後経過：急性大動脈解離Stanford A型の診断で即日入院となり，緊急手術を行なった．CT所見でValsalva洞拡大，エコー所見でsevere ARを認めたため，Bentall手術も行う方針とした．エントリーは上行大動脈に認めたためBentall手術と併せて，部分弓部置換術を行った．手術は11時間10分に及んだが，手術終了後は大きな問題なく，術後20時間で抜管できた．その後順調にリハビリテーション施行し，ほぼ元のADLまで回復した．術後28日で自宅退院となった．その後は外来で経過観察を行い，手術から半年後も特に問題ないことを確認している．

解説：急性大動脈解離の診断，病態，治療の実際

1 救急外来で遭遇する急性大動脈解離

急性大動脈解離は疑わないと診断できない．救急外来を受診する理由はさまざまである．血圧高値，胸から背中にかけての裂けるような激烈な痛みで受診する患者がすべてではない．なかにはほとんど痛みの感じない患者や，失神とともに，痛みを忘れてしまっている患者もいる．腹痛を主訴に受診したものの，腸炎や筋肉痛と言われ帰る場合もある．また強い胸痛が主訴で

表1　急性大動脈解離患者の症状

	総数（%）	A型解離（%）	B型解離（%）
突然発症	95.5	93.8	98.3
胸痛	72.7	78.9	62.9
背部痛	53.2	46.6	63.8
腹痛	29.6	21.6	42.7
かつてない痛み	90.6	90.1	90
失神	9.4	12.7	4.1

受診しても，心電図や採血で心筋梗塞を除外した時点で，帰宅可能と判断されるケースもある．IRADによると急性大動脈解離の診断をされた患者の症状の内訳（%）は表1の通りである．

2 大動脈解離の分類

大動脈解離において，DeBakey分類，Stanford分類は治療法を決定するために最低限必要である．DeBakey分類は解離のエントリーの位置によって分類され，Stanford分類は上行大動脈に解離が及んでいるか否かで分類され，治療法に直結する．

DeBakey I 型とはエントリーが上行大動脈にあり，解離が上行大動脈から下行大動脈まで及ぶものを指す．DeBakey II 型とはエントリーが上行大動脈にあり，解離が上行大動脈に留まるものを指す．DeBakey III 型はエントリーが下行大動脈にあり，解離が横隔膜上に留まるものをIII a，横隔膜下まで進展するものをIII bとしている．ではStanford分類はというと，解離が上行大動脈に及んでいるものをA型，上行大動脈に及んでいないものをB型としている．また特殊な例としては，エントリーが下行大動脈であっても逆行性に解離が進展し，上行大動脈に解離が及ぶものがある．これはDeBakey III 型のretrogradeなどと表現され，Stanford分類では，A型に入る．

One More Experience

Intramural hematomas（壁内血腫）

Intramural hematomas（IMH）とは血管の血管（vasa vasolum）の破綻により，内膜亀裂がないにもかかわらず，中膜レベルで血腫を作る病態であり，大動脈解離の前段階と考えられている（図3）．IMHは動脈解離が疑われた患者の10〜30%の割合で発生する．また28〜47%が急性大動脈解離になり，21〜47%の確率で破裂するという報告もある．そのため，管理は急性大動脈解離の分類に当てはめ，同様に行われるべきである．しかし，わが国では血栓閉塞型大動脈解離として内科的治療を行う施設が少なくない．上行にIMHがあった場合も内科的治療を優先する場合があるが，破裂するリスクも高いため，当院では外科治療を優先している．

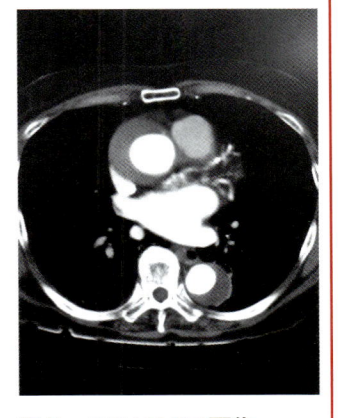

図3　IMHのCT画像

3 大動脈解離の症状と鑑別

　大動脈解離は疑わないと診断できない．まず大事なのは病歴聴取と身体診察である．病歴聴取では痛みの10箇条にそって聞いていく．筆者は研修医時代に習った『OPQRST』を用い患者から病歴を聴取している．

- O（Onset）：発症様式
- P（palliative/provocative）：増悪・寛解因子
- Q（quality/quantity）：症状の性質・ひどさ
- R（region/radiation）：場所・放散の有無
- S（associated symptom/severity）：随伴症状・重症度
- T（time course）：時間経過

である．

　大動脈解離と診断された患者で，来院時に痛みの性質，放散痛，発症時のひどさを聴取できていたものはわずか42％であったという報告もある．大動脈解離は診断が難しいうえに，診断の遅れは時間単位で死亡率を上昇させる．しっかりした病歴聴取で早期診断を心がけることが大切である．

　鑑別診断は疼痛の部位が広く，症状も多彩なため多岐にわたる．特に心筋梗塞は症状が似ているため，誤診されることも少なくない．また解離による分枝閉塞により，脳梗塞，急性動脈閉塞などが鑑別にあげられる．さらに腰痛では尿路結石と診断され，放置されることもある．筆者の経験で印象に残るものでは，腹痛とエコー所見で胆嚢炎と診断，満床であったため，他院に一旦転送されたのち，CTで動脈解離が見つかり当院へ再度紹介搬送された症例もあった．これは実際に胆嚢炎も併発しており，解離による胆嚢への血流低下が原因と考えられた．

4 大動脈解離のリスク

　大動脈解離の診断にあたり，リスクの把握は非常に大切である．特に既往歴，家族歴の聴取は大切である．一番にあげられるリスクはコントロール不良の高血圧である．高血圧は大動脈解離の約70％に認められる．またMarfan症候群，Ehlers-Danlos症候群などの結合組織の脆弱化をもたらす遺伝性疾患も重要である．その他，Turner症候群，妊娠，二尖弁，大動脈弁手術後などもリスクである．以上のことをしっかり聴取し，かつ家族から血縁者の大動脈疾患の有無を聴取する．家族歴の聴取は2010年に発表されたACC，AHAのガイドラインで特に重要とされており，それによると，解離や動脈瘤破裂の家族歴だけでなく，原因不明の突然死の家族歴も聞き出すことが重要であるという．

5 突然発症する胸背部痛が典型症状

　大動脈解離の症状は突然発症の今までに経験したことのないような胸背部痛を約9割の患者が示す．心筋梗塞も胸痛の代表疾患であるが，心筋梗塞の痛みは徐々にひどくなっていくのに

対して大動脈解離の胸痛は一般的に最初が一番強く，時間が経つにつれ，改善することが多い．また痛みの性質は裂けるような，鋭い痛みと答える患者が多いようである．放散痛は約3割の患者に認められ，部位としては心筋梗塞と同じような腕や顎に放散するものが多い．

6 無痛性のものには要注意

ところで，約10％の患者は痛みなく来院する．痛みのない大動脈解離は非常に診断が難しい．それらのなかには，失神や，持続的な意識障害を呈しているものが多い．研修医1年目の頃に経験した症例で，特に既往のない40代の女性が失神と胸部不快感を主訴に救急受診した．心電図や採血，X線でも異常は認められず，しばらく経過観察とした．経過観察中に症状は徐々に改善したが，突然嘔吐し，再度気分不快を訴えた．スクリーニング感覚で撮影した単純CTでflapが薄っすら映り，造影CTで大動脈解離Stanford A型の診断に至った．実に発症から5時間程度経っていた．また，別の60代の男性の症例では，ゴルフの練習中にめまいがしたといい救急受診．めまいの病歴聴取で，症状がpre-syncopeであったため，心電図を録ったところ，非特異的なST上昇を認めた．心筋梗塞を疑い，循環器コンサルト．心筋梗塞が疑われ緊急カテーテルに行こうとしたが，仰臥位で撮影した胸写の縦隔がやや大きく見えたため，循環器医の判断で造影CTを撮影．結果はStanford A型の急性解離であった．失神を呈する大動脈解離は実に全体の13％に及び，特にStanford A型で多い[1]．

急性大動脈解離で失神を呈するメカニズムはいくつか考えられる．心タンポナーデによるショック，それから頸動脈に解離が及び脳虚血に陥った場合，痛みからの迷走神経反射，また解離により物理的に頸動脈の圧受容器を進展させることも失神を引き起こす．そして失神を合併する大動脈解離の死亡率は失神なしと比較し高いとされている．

7 大動脈解離の合併症

❶ 心タンポナーデ

Stanford A型大動脈解離では明らかな心嚢内への破裂がなくとも，外膜からの血液の浸み出しにより，心嚢水が貯留することがある．心嚢水が急激に増加すると心タンポナーデにより血圧低下，心停止に至る．心タンポナーデが原因の低血圧を起こしている場合は，より手術を急ぐ．そして，低血圧であっても治療はより早い開胸が第一であり，昇圧薬は使用するべきではない．また心タンポナーデ解除を目的とした心嚢穿刺もタンポナーデ解除による急激な血圧上昇を引き起こし，大動脈破裂を合併することがあるため，熟練した医師が慎重に行う．

❷ 急性心筋梗塞

A型大動脈解離では3〜7％の患者に心筋梗塞を合併する．特に右冠動脈の解離を合併しやすいと言われている．心筋梗塞を合併した場合は人工血管置換術に加えて，冠動脈バイパス術を追加しなければならない．救急初療室で診療するときは，急性心筋梗塞と診断されても大動脈解離の合併を念頭に置いておくとよい．

❸ 大動脈弁閉鎖不全症

解離した内膜の脱出，弁尖の逸脱により，大動脈弁閉鎖不全症が起こる．術前の程度がsevereな症例では心不全を起こすこともある．

その他，大動脈解離により，さまざまな分枝閉塞を起こす可能性があり，脳梗塞，脊髄梗塞，下肢虚血，腸管虚血，肝障害，急性腎不全などを起こしうる．それぞれ分枝閉塞を起こした場合は一般的に予後が悪いとされている．

問題解決型ケーススタディ

■急性大動脈解離と呼吸障害

救急外来や入院後に大動脈解離の患者が呼吸困難を訴えることがあり，胸水が合併することもある．その原因としては大動脈弁閉鎖不全症を合併し心不全を呈している場合もあれば，解離の影響による全身炎症の場合もある．解離の全身炎症は特にⅢb解離の時に著明である．また呼吸困難を訴える患者は不穏状態に陥り，血圧のコントロールも悪くなる傾向にあるため，重症化，入院期間の延長につながる．そのため，そのような患者には早めに鎮静と人工呼吸器管理が必要である．当院に紹介受診されて来た40代男性のB型解離の症例を提示する．

症例：症例：既往に未治療の高脂血症と高血圧がある42歳男性．夜中の3時に急激に発症した背部痛を主訴に救急外来受診．造影CTで急性大動脈解離DeBakeyⅢb型と診断され内科的治療のため某総合病院に入院．発症3日目，尿量減少，呼吸困難出現．胸部X線で両肺に肺うっ血，左優位の胸水を認めた．以上から心不全の診断で利尿薬開始となる．発症5日目，10LリザーバーマスクでSpO_2が85％と呼吸状態悪化し挿管，人工呼吸器管理となった．発症6日目当院に精査加療目的で紹介となった．

経過：入院時現象：意識レベルはミダゾラムで鎮静され，Ramsay scale 6の状態であった．血圧120/60 mmHg，脈拍90回/分，体温36.0℃，呼吸状態は人工呼吸器管理でSpO_2 94％（FiO_2 80％，PEEP15，PSV12，RR16）．検査結果ではWBC 7,374/μL，Hb 10.4 g/dL，BUN 50.7 mg/dL，Cre 1.7 mg/dL，CRP 22.34 mg/dLであった．

入院後経過

当院での造影CTで解離の進展や，臓器虚血を認めず，当院でも内科的治療のため継続の方針となった．発症7日目にVAPから38.7℃の発熱，喀痰はブドウ状のGPCが大量にあり，貪食像も認めたためバンコマイシン投与開始．発症8日目AKIを合併し，CHDFを開始した．その

後，痰培養は MSSA であることがわかりセファメジンに de-escalation した．呼吸機能の改善が難しく，気管切開，APRV モードでサポートしながら徐々に改善傾向を認めた．発症 16 日目に人工呼吸器から離脱し，徐々に意識レベルの改善を認め，その後，リハビリを行い，歩行も可能になった．その後，発症 33 日目転院となった．

上記の例のように重症の呼吸不全を呈し，長期の人工呼吸器管理が必要になると VAP を併発し，長期の入院が必要になってくることもある．

8 急性大動脈解離の画像

❶ 胸部 X 線（図4）

　　胸部 X 線で認める異常は縦隔拡大，または動脈陰影の拡大が有名で IRAD のレポートでは A 型解離の患者のうち 63％にそのような異常がみられるという．また動脈が拡大しているときは，気管の変位や動脈陰影のやや内側に内膜の石灰化を認めることがある．逆に A 型解離であっても 11％には X 線上変化は認めないことも言われている．

❷ エコー（図5）

　　筆者が研修医の頃は，胸背部痛を訴える患者を見たときにエコーをよく当てた記憶がある．造影 CT は敷居が高いため何とか撮らずに診断できないかと，鎖骨の上から弓部を見たり，腹部大動脈を見てみたりしていた．上行大動脈は上位肋間で観察すると，基部から上行大動脈までが観察できる．文献によればエコーでの大動脈解離の診断は感度は低いが特異度は高いようである．さらに I 型解離の場合は上行大動脈は，特に Valsalva 洞の観察，大動脈弁逆流の有無，心囊水の貯留の有無など有用な情報がたくさん得られる．また下行大動脈は心臓の後面に描出でき，腹部大動脈はコンベックス型のプローブで観察できる．このようにエコーでかなりの範囲の大動脈が描出可能である．特異度の高い検査であり，普段からエコーを練習しておけば，夜間の救急外来で解離の診断が早期にできるようになる．

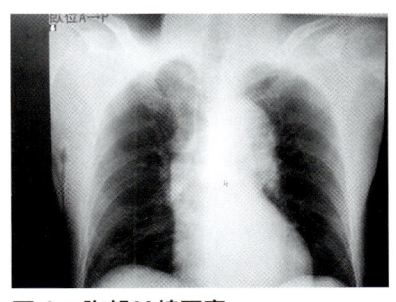

図4　胸部 X 線写真
縦隔の拡大を認める

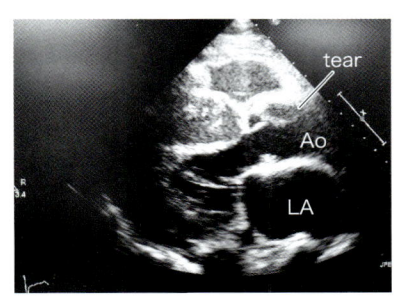

図5　エコー
大動脈基部に flap を認める

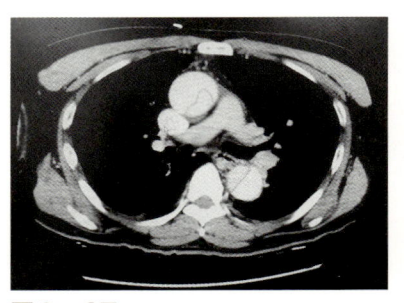

図6 CT
大動脈解離 Stanford A型．上行大動脈にエントリーがあった症例

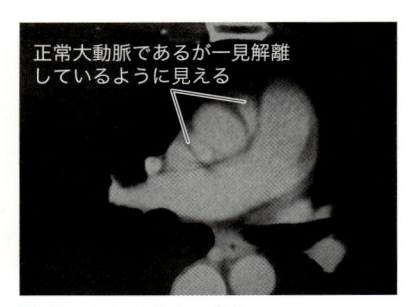

図7 アーチファクト
アーチファクトのCT．この患者は正常大動脈であるが，アーチファクトにより，解離のようにも見える

❸ 造影CT（図6）

　　造影CTは大動脈解離の診断に必須と言える．大動脈解離が強く疑われた場合は造影CTの撮影をためらってはならない．また撮影する際には単純CT，造影早期相，平衡相も必須である．CTでは解離の範囲，エントリーの場所の予測，臓器血流障害の有無，心囊水の有無，基部の拡大の有無などがわかる．また先に述べたIntramural hematomas（壁内血腫）は単純CTで三日月状の高濃度を示すことが特徴である．造影CTを撮影し，早期相で偽腔に造影効果がないからといって血栓閉塞型と判断してはならない．必ず平衡相で偽腔の血流評価をする．平衡相で偽腔に血流が認められれば血栓閉塞型ではない．また注意が必要なのが，上行大動脈の2時方向と8時方向には心臓の拍動による大動脈解離のように見えるアーチファクトが認められることがある（図7）．この画像は正常患者の造影CTを数人眺めれば，すぐに見ることができるだろう．このアーチファクトの存在とよく出る場所を知っておくだけで，誤診を減らすことができる．ただアーチファクトに見えても，どうしても動脈解離が疑わしい場合は，心臓同期のCTを撮影し直せばアーチファクトを減らすことができる．

9 治療

❶ 初療室での治療

　　胸痛の鑑別診断を行い，さまざまな検査を行い，ようやく大動脈解離の診断がついた．ここで手を緩めてはならない．大動脈解離で注意が必要なのが，症状は変動するということである．疼痛は一般的に最初が一番強く，時間が経つにつれ，よくなることが多い．そのため，実際に患者を見てみると，診察時に痛みも軽く，重症度もそれほど高くないように見えてしまうことがある．そのため，治療のスピードを緩めたり，手術に急ぐことを忘れてしまうかもしれない．しかし，さっきまで比較的元気に見えた人が，突然意識障害に陥ったり，心タンポナーデからショックになることもしばしばである．Stanford A型解離では1時間に死亡率が1～2％高くなると言われている．時間との勝負である．動脈解離の診断が付けば，直ちに動脈圧ラインモ

ニターし，心拍数コントロールと降圧治療を開始する．日本循環器学会のガイドラインでは解離の治療はまず降圧である．当院ではニカルジピン（ニカルピン®）による降圧と同時に，プロプラノロール（インデラル®），ランジオロール（オノアクト®）で，心拍数コントロールを行っている．解離では見かけ上の血圧低下だけでは治療は不十分であり，心収縮力を下げ，動脈壁にかかる動脈圧dp/dtを下げる必要がある．降圧不十分な症例にはミオコール®の追加投与を行う．ただし，ミオコール®は冠動脈拡張作用もあり，心拍出量を増加させdp/dtを上昇させるためβ遮断薬なしに使用しない．ジルチアゼム（ヘルベッサー®）はβ遮断薬が使えない時に使用する．

1) 降圧メニュー

- プロプラノロール（インデラル®）
  インデラル® 2 mg/2 mL ゆっくりIV
- ランジオロール（オノアクト®）
  投与速度 持続静注 3〜10 μg/kg/min
  オノアクト® 50mg/1 Vを生食50mLに溶解し，1〜5 mL/hで開始する．
- ニカルジピン（ニカルピン®）
  投与速度 持続静注 原液を2〜20 mL/h
- ニトログリセリン（ミオコール®）
  ミオコール® 50 mg/50 mL 持続静注 2 mL/h〜開始する．

さらに疼痛が強い場合には鎮痛に塩酸モルヒネの投与を行っている．疼痛コントロールは患者を落ち着けさせ，血圧や脈拍を下げるために必須である．ペンタジシンやブプレノルフィンは手術の際に使用するフェンタニルと拮抗作用があるため，あまり使用しない．

2) 鎮痛メニュー

- 塩酸モルヒネ 5〜10 mg IV

❷ A型解離の治療

A型解離は緊急で外科的治療が必要な疾患である．血栓閉塞型であってもできるだけ早く手術を行う．手術は胸骨正中切開で行う．人工心肺を用い，低体温循環停止下で人工血管置換を行う．治療の基本は内膜裂孔の切除と近位偽腔へのエントリーの閉鎖，人工血管による再建である．上行大動脈に内膜裂孔が存在した場合は上行大動脈人工血管置換術，または部分弓部大動脈人工血管置換術を行い弓部大動脈に内膜裂孔を認めた場合は，全弓部大動脈置換術を行う．上行，弓部に内膜裂孔が存在しない場合はDeBakey分類Ⅲbの逆行性解離または，IMHであり，この場合は部分弓部大動脈人工血管置換術を行う方針としている．

❸ B型解離の治療

B型解離の急性期治療は安静と降圧である．IRADの報告では外科的治療を行った群と内科的治療を継続した群で比べた結果死亡率が内科治療10％であったのに対して，外科治療は32％であった．このため通常B型解離では腹部分枝や大腿動脈などの主要血管への閉塞や破裂がなければ外科的治療は行わない．日本循環器学会のガイドラインに記載してあるリハビリメニュー

表2　入院リハビリテーションプログラム

ステージ	コース	病日	安静度	活動・排泄	清潔
1	標準・短期	発症〜2日	他動30度	ベッド上	部分清拭（介助）
2	標準・短期	3〜4日	他動90度	同上	全身清拭（介助）
3	標準・短期	5〜6日	自力座位	同上	歯磨き，洗面，ひげそり
4	標準・短期	7〜8日	ベッドサイド足踏み	ベッドサイド便器	同上
5	標準	9〜14日	50 m歩行	病棟トイレ	洗髪（介助）
5	短期	9〜10日	50 m歩行	病棟トイレ	洗髪（介助）
6	標準	15〜16日	100 m歩行	病棟歩行	下半身シャワー
6	短期	11〜12日	100 m歩行	病棟歩行	下半身シャワー
7	標準	17〜18日	300 m歩行	病院内歩行	全身シャワー
7	短期	13〜14日	300 m歩行	病院内歩行	全身シャワー
8	標準	19〜22日	500 m歩行	外出・外泊	入浴
8	短期	15〜16日	500 m歩行	外出・外泊	入浴
			退院		

（文献2より転載）

を表2に示す．

　多少のアレンジはあるが当院でも同様のリハビリメニューを用いて治療を行っている．

　血圧は120/80mmHg以下になるよう内服コントロールを行う．コントロールがつくまでは，オノアクト，ニカルジピンの持続静注を継続する．

文献・参考図書

1) Nallamothu, B. K., Mehta, R. H., Saint, S., et al.: Syncope in acute aortic dissection: diagnostic, prognostic, and clinical implications. Am J Med, 113: 468-471, 2002

2) 【ダイジェスト版】大動脈瘤・大動脈解離診療ガイドライン（2006年改訂版）．「循環器病の診断と治療に関するガイドライン」. Circulation Journal, 70（Suppl.IV）:1647-1677, 2006

3) Erbel, R., et al.: Diagnosis and management of aortic dissection. Eur Heart J, 22: 1642-1681, 2001

4) Hagan, P. G., et al.: The International Registry of Acute Aortic Dissection (IRAD): new insights into an old disease. JAMA, 283: 897-903, 2000

5) Mehta, R. H., et al.: Predicting death in patients with acute type a aortic dissection. Circulation, 105: 200-206, 2002

第2章 【ケーススタディ】あらゆる原因を見抜き対処する！

3 胸部大動脈瘤破裂，切迫破裂

今中和人

Point

- 胸部大動脈瘤の診断は，単純Ｘ線写真では破裂例ですら時に難しい
- まず「動脈瘤の可能性を疑うこと」であり，CT（できるだけ造影CT）をとること
- 数日前から痛みを自覚している症例が多く，破裂例ではしばしば激痛を訴える

■はじめに

大動脈瘤破裂というと，「見る見るうちに死の転帰をたどる絶望的状態」と思い込んでいる若手医師もいる．確かにそのような症例，病院到着前に死亡する症例すらあるが，破裂の程度によってはバイタルサインは比較的安定した状態で来院する症例もあり，ましてや切迫破裂で全身状態の悪化は勿論のこと，極度の痛みを訴えないこともしばしばである．そのような症例を確実に診断し適切にdispositionできるか否かは，患者はもちろん医者の命運をも左右する．

問題解決型ケーススタディ

典型的な症状や所見を呈する破裂例，例えば，強度の背部痛とともにショック状態に陥り，胸部Ｘ線写真で明らかな縦隔陰影の異常や大量の胸水を認める，といった症例の診断は容易である（救命は必ずしも容易ではない）．問題は**切迫破裂**と**非典型例**である．

◆症例１：弓部大動脈の真性瘤破裂

症例 来院前の情報（自家用車にて来院）

61歳男性．5年前に腹部大動脈瘤破裂で人工血管置換を受けている．2日前から嚥下困難と胸

痛を自覚し，近医を受診．胸部単純X線写真で異常なしと診断されNSAIDsを処方された．昨日には嗄声も出現し，痛みは軽快せず近医を再診し，麻薬拮抗性鎮痛薬の筋肉内注射を受けた．胸痛はむしろ悪化し，単純CTと紹介状を持参して自家用車で来院した．

経過1 来院時の検査結果

血圧 106/70 mmHg，心拍数 84/分・整．顔貌苦悶状．胸部聴診上，特に異常を認めない．血液検査所見は WBC 10,500/μL，Hb 15.8 g/dL，Hct 45.8％，Plt 20.4/μL，CRP 3.9 mg/dL，BUN 20 mg/dL，Cr 1.16 mg/dL，その他，特記すべき異常を認めない．

胸部単純X線写真を図1に示す．

また，前日の胸部単純CTを図2に示す．

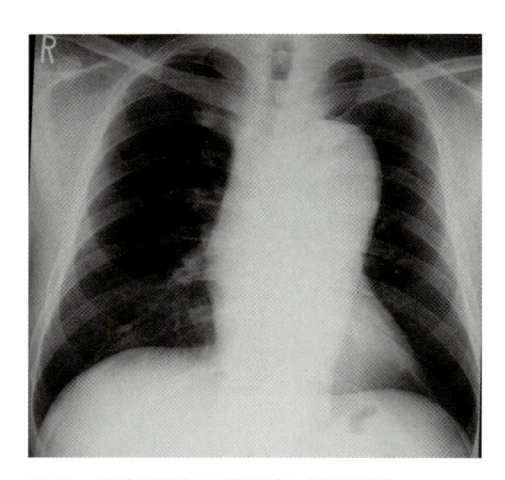

図1　胸部単純X線写真（来院時）

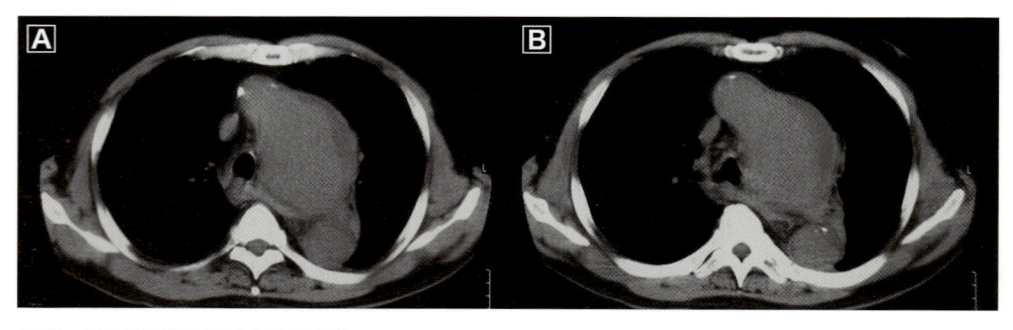

図2　胸部単純CT（来院前日）

最終経過 ## 造影CTの結果と手術の実施

本症例は腫瘍性疾患を疑われていたが，痛みが強いことなどから造影CT（図3）を行った結果，弓部大動脈の真性瘤破裂と診断され，緊急手術となった．

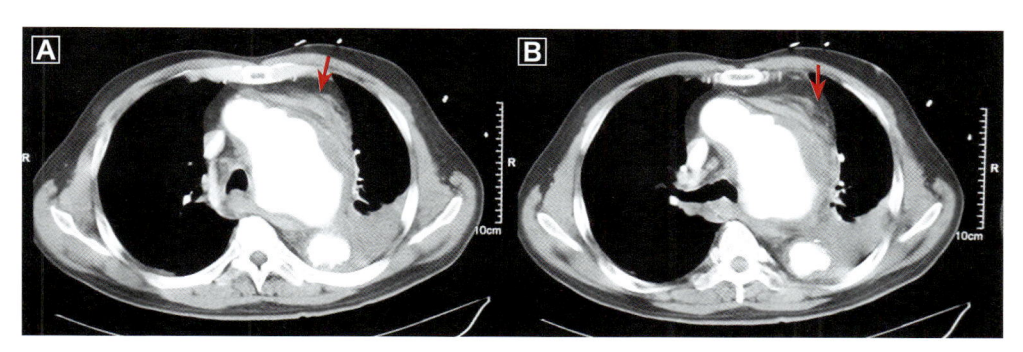

図3　造影CT
→：真性瘤破裂

◆症例2：下行大動脈の仮性瘤破裂

症例2 ### 来院前の情報（救急車にて搬送）

74歳男性．1カ月前から全身倦怠感を自覚していたが，1週間前から38℃前後の発熱と嚥下困難が出現し，近医で加療を受けたが改善なく，上部消化管内視鏡では食道に壁外性の圧迫を認めるが内視鏡は通過する．単純CTと紹介状を持参して，近医から救急車で搬送された．さらに問診すると，不定時より背部痛も自覚していた．

経過2 ### 来院時の検査

体温 38.7℃，血圧 80/40 mmHg，心拍数 120/分・整．顔貌無欲状．胸部聴診上，特に異常を認めない．

血液検査所見はWBC 16,900/μL，Hb 8.7 g/dL，Hct 25.4％，Plt 71.5/μL，CRP 23.1 mg/dL，BUN 32 mg/dL，Cr 0.89 mg/dL，TP 6.1 g/dL，Alb 2.2 g/dL，その他には，特記すべき異常を認めない．

胸部単純X線写真を図4に示す．左胸水貯留が疑われた．

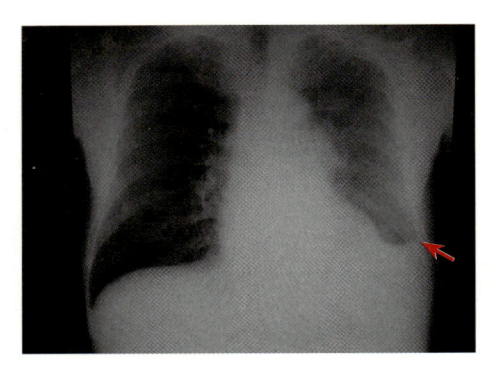

図4 胸部単純X線写真（来院時）
➡：左胸水貯留

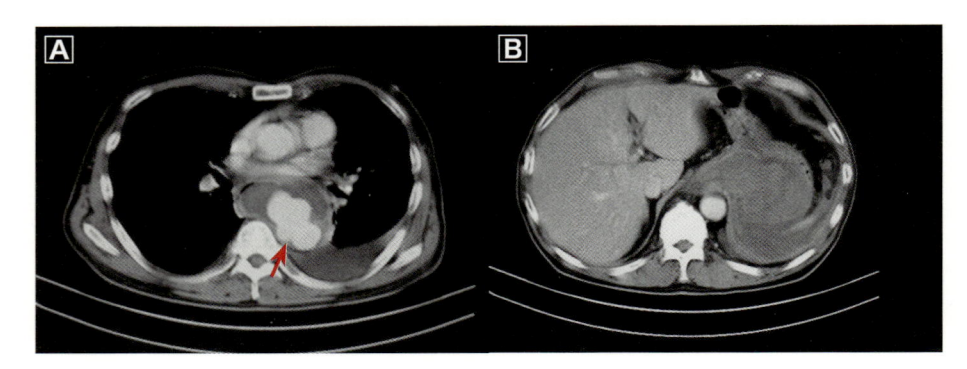

図5 造影CT
➡：仮性瘤破裂

最終経過 CTの結果と手術の実施

胸部単純CTでは，中・下縦隔から胃噴門部にかけて大きな軟部組織濃度のmassがあり，噴門部で最も大きい．本症例も腫瘍性疾患を疑われていたが，造影CT（図5）の結果，下行大動脈の仮性瘤破裂と診断され，緊急手術となった．出血源は中縦隔だったが，血腫は主に抵抗の低い噴門部方向に広がったものと考えられた．

なお，来院時の血液培養からも術中検体からもブドウ球菌が検出された．

解説：胸部大動脈瘤破裂

1 大動脈瘤破裂とは？ 切迫破裂とは？

　大動脈瘤は組織学的には**真性・解離性・仮性**に，形態的には**紡錘状・嚢状**に分類される．症例2のような仮性動脈瘤は換言すれば大動脈破裂であり，早急な外科治療が必要である．真性と解離性の大動脈瘤は，破裂例は早急に外科的治療を行い，非破裂例では径や形状に応じて検討する．なお，画像からは時に仮性と解離性との鑑別は困難である．

　「**破裂**」が胸部大動脈瘤の最大の問題だが，厄介なことに動脈瘤は基本的に無症状で，破裂直前になって出現する症状も，代表的な非特異的症状である痛みぐらいのものである．そのため「**切迫破裂**」は痛みの出現例を指すことが多いが，降圧治療によって少なくとも一時的には痛みが軽快する症例もしばしば経験する．その他の重要な胸部大動脈瘤の症候は，症例1の反回神経麻痺による嗄声や，症例2の嚥下障害といった圧迫症状であるが，これも必ずしも胸部大動脈瘤に特異的な所見ではない．ついに破裂すると，誰でも気付くほどの極度の痛みを訴えることが多いが，勿論，そうなる前に診断したい．

2 いかに的確に診断するか？

　胸部大動脈瘤は特異的症状に乏しいので，診断の第一歩は「**可能性を疑うこと**」である．背部痛を訴える患者では，**胸部X線写真の左第1弓**を注意深く観察するべきである（上行大動脈瘤では前胸部痛のことが多い）．ただし単純X線では，かなり大きな動脈瘤でも他の構造と重なって目立たないことがあり，特に臥位では胸水もわかりにくい．疑わしい症例では積極的にCTを考慮するが，当然，腎機能に配慮しながら，できれば**造影CT**が望ましい．最高水準の読影能力での議論はともかく，大多数の医師にとっては造影CTの方が格段に的確に診断できる．CTでは動脈瘤の形状や径も重要だが，**瘤周囲の軟部組織陰影**に最も注意し，血腫があれば勿論のこと，動脈瘤以外に明らかな痛みの原因がなければ，周囲に血腫がなくても専門医へのコンサルトを考慮する．

　なお，エコーは見える場所しか診断できず，MRIは時間勝負の症例には不向きである．

　血液検査は動脈瘤診断に役立つとは言い難い．症例1のように破裂例でも軽度の炎症所見程度で，早期には貧血もないことも多い．症例2はブドウ球菌感染によるものであったために著明な炎症所見と，ある程度時間が経過していたために貧血を呈したが，むしろ例外的である．

One More Experience

胸部大動脈瘤の診断は容易か？

　典型例はともかく，診断の難しい胸部大動脈瘤症例も少なくないことを知るべきで，特に嚢状動脈瘤のなかには単純X線写真では全く診断不可能な症例もある（図6，7）．疑わしい症例ではうっかり帰宅させないようにしたい．

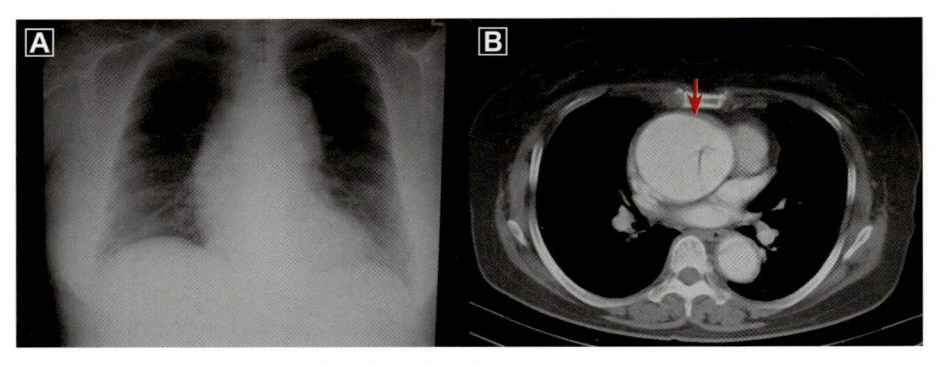

図6　胸部大動脈瘤の症例（解離性大動脈瘤）
A）単純X線写真，B）単純CT．Aの右第1弓は必ずしも異常とは言えないがBのCTで，巨大な解離性大動脈瘤を認める（→）

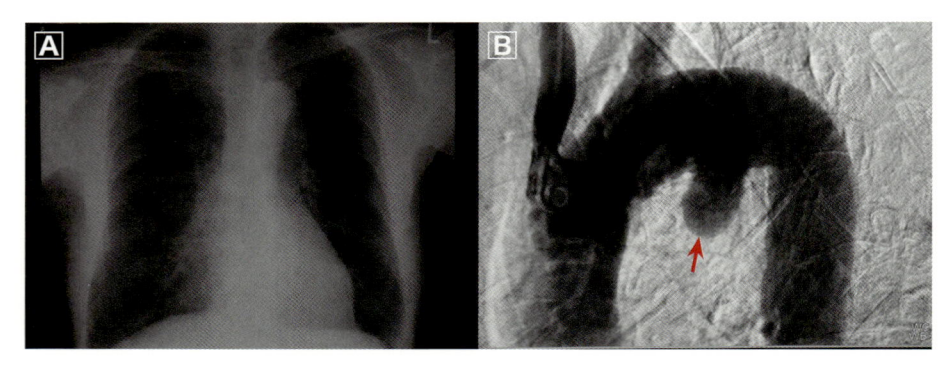

図7　胸部大動脈瘤の症例（嚢状大動脈瘤）
A）単純X線写真，B）Aでは全くわからないが，BのDSAで，大動脈弓部に非常に限局した嚢状瘤を認める（→）

> **One More Experience**
>
> **動脈瘤があるけど血腫はない**
>
> 　「1.5倍以上の大動脈径の拡張」を大動脈瘤と呼ぶが，日本循環器学会のガイドラインでは，胸腹部を含む胸部大動脈瘤は6cm以上でclass Ⅰ，5〜6cmで痛みがあればclass Ⅱaで外科治療が推奨されている．これは近未来的な破裂の確率，手術リスク，内科治療のリスク，などのバランスを総合した数字であり，必ずしも現時点での破裂や緊急手術を意味するものではないが，専門医にコンサルトするうえで参考になる．

3 胸部大動脈瘤破裂の頻度は？ 治療成績は？

　胸部大動脈瘤破裂は，病院到着前死亡をはじめ診断確定に至らなかった症例が少なからず存在するため正確な頻度は不明であるが，日本胸部外科学会の全国集計（回収率は99％とのこと）によれば，2008年の胸部大動脈瘤破裂に対する手術は668例であった．平均すると，日本全国で1日1～2件の手術が行われた計算になる．類似の胸・背部激痛を訴えることの多い急性大動脈解離の手術はStanford A型・B型あわせて3,463例なので，大動脈関連の緊急手術の15～20％が胸部大動脈瘤破裂であったことになる．

　同じく日本胸部外科学会の統計によると，胸部大動脈瘤外科治療の在院死亡率（部位を区別しない）は，破裂前の手術5.0％に対して破裂例の手術は28.1％と著しく高い．これでも10年前の同集計の死亡率40％内外と比較すれば明らかに向上しているが，重度障害となっても生存退院すれば死亡率には含まれないことを考慮すると，**胸部大動脈瘤破裂に対する外科治療はきわめてリスクが高い**のが現状である．患者の術前状態が不良であることに加え，高齢者の比率が高いこと，高度動脈硬化病変による脳梗塞をはじめとする塞栓症や，狭心症の合併を精査する余裕がなくて心筋梗塞を併発するなど周術期合併症が多いことが，この高い危険性の主たる要因である．

Pros & Cons　賛成論　反対論

❖ 動脈瘤のカテーテル治療

　かつては胸部大動脈瘤破裂の治療は開胸手術以外に存在しなかったが，近年ステント内装人工血管のカテーテル治療が行われるようになってきており，2008年には93例に行われた．おそらく外傷性大動脈破裂が高率に含まれ，治療可能部位も限られるため単純な比較はできないが，在院死亡率18.3％は全体死亡率よりはやや低い．

文献・参考図書

1）「大動脈瘤・大動脈解離診療ガイドライン」（2006年改訂版，高本眞一班長）Circ J, 70 Suppl IV：1569-1646, 2006
　↑基礎から治療方針まで網羅した重要な本邦のガイドライン

2）Sakata, R., Fujii, Y., Kuwano, H.,：Thoracic and Cardiovascular surgery in Japan during 2008. Gen Thorac Cardiovasc Surg, 58：356-383, 2010
　↑2008年の胸部外科手術の全国集計で，大変参考になる

第2章【ケーススタディ】あらゆる原因を見抜き対処する！

4 心膜炎，心筋炎

加藤陽子，磯部光章

Point

- 心膜炎・心筋炎は胸痛を呈しうる疾患である
- 臨床所見や検査所見は数時間単位で変動しうるため，経時的な観察が必要となる
- 劇症型心筋炎を発症すると急激に血行動態の破綻をきたし，体外補助循環を必要とすることがある

■ はじめに

心膜炎・心筋炎は胸痛の鑑別とすべき疾患の1つである．心膜炎・心筋炎では**心電図異常**を認めることが多い．心筋炎は時に数時間単位で病態が変動し，特に**劇症型心筋炎**を発症すると急激に血行動態の破綻をきたすこともある．このため，心膜炎・心筋炎を疑った場合は経時的な注意深い観察と，状態変化に適宜対応した診療が必要となる．

問題解決型ケーススタディ

症例 来院前情報提示

【来院するまでの状況】
救急隊からの情報：胸背部痛が主訴の45歳男性．高血圧にて治療中（詳細不明）．通勤中の午前8時ごろより胸背部痛と冷汗が出現し，1時間ほど我慢したが改善がないため，救急要請された．

⇨何を思い浮かべる？ 必要な検査
①来院までに考えておくべき疾患
- 急性冠症候群（急性心筋梗塞，不安定狭心症）・急性大動脈解離・肺血栓塞栓症な

ど，心血管疾患
- 気胸や胸膜炎など，呼吸器疾患
- 急性膵炎など，消化器疾患

②**どんな病歴聴取・診察をすべきか？**
- まずバイタルサインを確認（病歴聴取をする余裕があるかどうかを把握）
- 胸背部痛についての病歴聴取：
  - 「今，痛みはありますか？」
  - 「どこが痛みますか？」「痛みの場所の変化はありますか？」
  - 「どのような痛みですか？（押される感じ，きりきりする感じ）痛みは持続的ですか？良くなったり悪くなったりしますか？」
  - 「いつから痛いですか？痛みはどのように始まりましたか？」
  - 「痛みの他に症状はありますか？（嘔気，冷汗，腹痛など）」
  - 「このような痛みを以前経験したことはありますか？」
  - 「姿勢や呼吸などで痛みが変化しますか？」…など．

③**必要な検査**
- 急性冠症候群　→　心電図，心エコー，採血（心筋逸脱酵素），緊急カテーテル検査
- 急性大動脈解離　→　四肢の血圧差，胸腹部X線写真，CT
- 気胸や胸膜炎，肺血栓塞栓症　→　胸部X線写真，CT
- 急性膵炎　→　採血，CT

● 来院時の症例提示

（来院時バイタル）来院時バイタルは比較的安定しており，意識清明であった．
［意識］清明　［血圧（mmHg）］右上肢 135/84，左上肢 148/97，右下肢 163/82，左下肢 169/75　［脈拍］78/分・整　［体温］36.7℃　［SpO$_2$］100％（O$_2$ 6L/分　リザーバーマスク）

（現病歴）患者は会話が可能であった．以下のような病歴であることが判明した．
2カ月ほど前に感冒様症状を認めたが自然軽快していた．来院5日前に歯科治療を行っている．来院当日の朝，通勤中の電車内で午前8時ごろより徐々に胸部不快感と胸背部の鈍痛，冷汗が出現した．深吸気時に胸痛の増強を認めていた．1時間ほど我慢したが改善がないため，通勤途中の駅より救急要請した．

（診察）胸部の診察で，特徴的な所見をいくつか認めた．
［胸部］心音：S1→S2→S3（－）S4（－），心雑音なし，心膜摩擦音（＋），深吸気時に増悪し，坐位前屈にて軽快する胸痛，正常肺胞呼吸音
［腹部］膨隆・軟，圧痛（－），腫瘤（－），反跳痛（－），腸蠕動音軽度低下，肝・脾：触知せず
［四肢］下腿浮腫（－），足背動脈触知＋/＋

先ほどの鑑別疾患のうち，まず急性冠症候群および大動脈解離を最初に鑑別する必要があると考えた．以下の順序（ⅰ〜ⅵ）で各種検査を進めていった．

ⅰ）来院時の心電図は図1のようであった．
　　→V2-4のST上昇を認めた．（急性冠症候群らしい所見）
ⅱ）H-FABPを簡易キット（ラピチェック®）でチェックした．
　　→H-FABP陰性（急性冠症候群らしくない所見）
ⅲ）胸部X線写真をとり，上縦隔の拡大の有無や気胸の有無を確認した．
　　→上縦隔の拡大なし，心拡大なし，肺うっ血なし，気胸なし
ⅳ）心エコーを行い，心筋壁運動異常の有無を確認した．
　　→壁運動異常なし，収縮良好，心嚢水貯留なし，有意な弁膜症なし，疣贅なし（急性冠症候群らしくない所見）
ⅴ）胸腹部造影CTを撮影し，大動脈解離，気胸や膵炎などの鑑別を行った．
　　→大動脈，肺動脈に明らかな異常なし．肺野に明らかな腫瘤や炎症像や気胸なし，胸水なし．心嚢水の貯留なし．縦隔，肺門リンパ節腫大なし．肝，胆嚢，膵，脾，腎，副腎に異常所見なし．
ⅵ）採血の結果が出揃った．心筋逸脱酵素は陰性であった．
　　→WBC：14,900/μL，CRP：0.1 mg/dL，CK：144 IU/L，CK-MB：1.4 ng/mL，トロポニンⅠ：0.015 ng/mL，AMY：58 U/L，Cre：0.82 mg/dL（急性冠症候群らしくない所見）

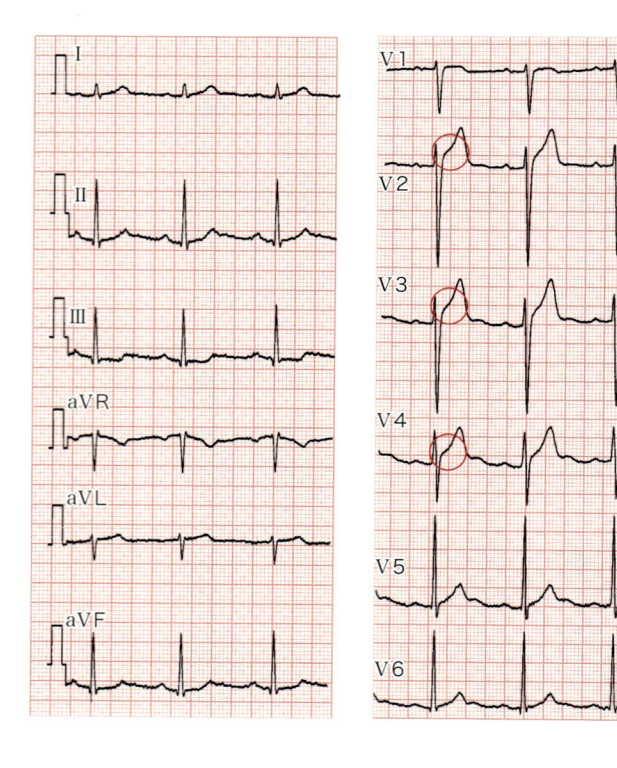

図1　来院時心電図

▶検査結果からどう判断するか？

持続する胸痛と心電図所見から急性冠症候群が疑われたが，心筋逸脱酵素の上昇は認めず，心エコーで壁運動異常は認めなかった．また，身体所見および胸部X線写真より緊張性気胸は否定的であり，胸腹部造影CTより急性大動脈解離も除外された．深吸気時に増悪する胸痛を認め，聴診上心膜摩擦音を聴取したことから急性心膜炎を疑い，入院管理とした．

経過1　症状・心電図・血液検査の結果

来院時 Pain Scale を10/10として，入院6時間後には5/10へと軽減した．入院後は経時的に12誘導心電図と血液検査（CK-MB，トロポニンI，CRP）をフォローした（図2，表1）．心筋逸脱酵素の上昇を認めず，入院後8時間時の心電図ではaVRを除いた全誘導での広範なST上昇とPR segmentの低下を認め（図2），急性心膜炎と矛盾しない所見であった．対症療法としてロキソプロフェン（ロキソニン®）の内服を開始した．入院後より38℃台の発熱を認めたが，第2病日には解熱した．

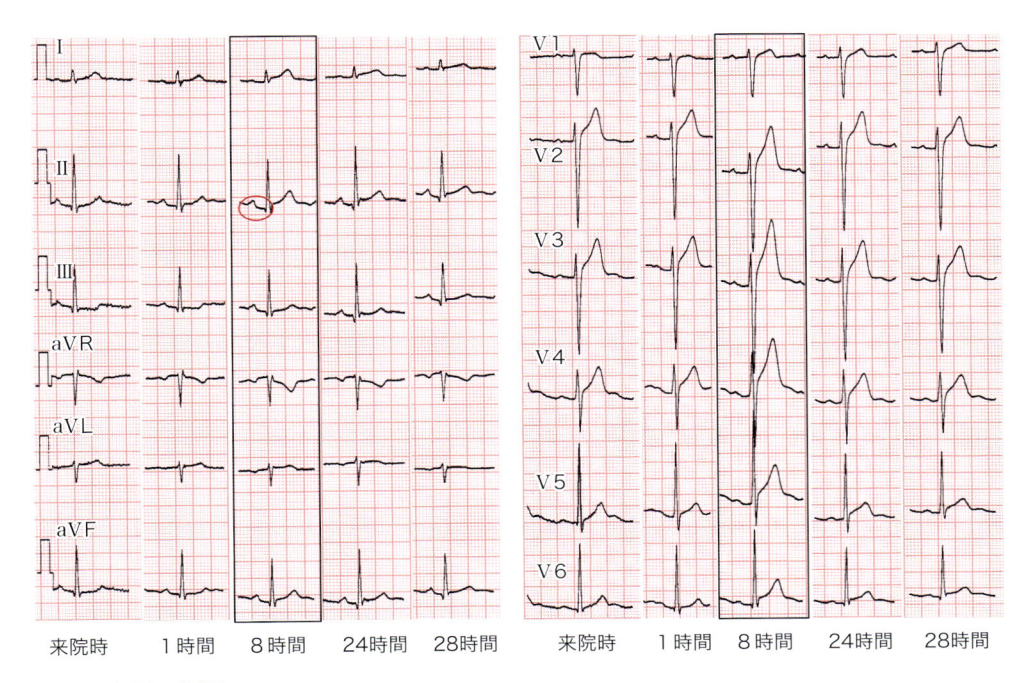

図2　心電図経過

表1 血液検査経過

	来院時	5時間	8時間	11時間	24時間	48時間	第5病日
WBC（/μL）	14,900	—	—	—	11,000	—	5,400
CRP（mg/dL）	0.1	0.7	—	—	7.5	2.7	0.5
CK（IU/L）	144	112	104	121	78	—	—
CK-MB（ng/mL）	1.4	0.6	0.6	<0.5	—	0.7	0.6
トロポニンI（ng/mL）	<0.015	<0.015	<0.015	<0.015	—	0.038	<0.015

▶経過観察時に注意すべきことは？

心膜炎には心筋炎を合併することが多く，心筋炎は心収縮低下や刺激伝導系の異常を急激にきたすことがあるため，注意深い経過観察が必要であった．本症例では幸いにして心筋逸脱酵素の上昇は認めず，心筋炎の合併は否定的であった．心嚢水貯留やそれによる心タンポナーデをきたすこともあるが，今回はいずれもみられなかった．

経過2 その後の経過〜退院まで

臨床症状は経時的に改善を認め，第2病日には心膜摩擦音は消失した．心電図でもST上昇は徐々に基線に復帰し（図2），心エコーでは心嚢水の貯留は認めなかった．第5病日にはWBC 5,400/μL，CRP 0.5 mg/dLと炎症反応の改善を認め，経過良好であり第8病日に退院した．ウイルス抗体価のペア血清を入院時および2週間後に採取したが，有意な上昇を認めず，今回の心膜炎の原因は不明であった．

解説：心膜炎・心筋炎の原因・診断・治療

心膜炎・心筋炎にはさまざまな原因があるが，今回は救急疾患である急性心膜炎・急性心筋炎を中心に述べる．

1 心膜炎の原因・診断・治療について

急性心膜炎の診断は，①胸痛，②心膜摩擦音，③心膜炎を示唆するような心電図変化，④新たな，または増加する心嚢水，のうち2項目を満たすときに診断される．心膜炎に心筋炎を合併した場合を心膜心筋炎といい，心筋逸脱酵素の上昇や左室収縮脳の低下をきたしうる（表2）[1]．その原因はさまざまであるが（表3）[2,3]，急性心膜炎のほとんどは**原因が特定できない特発性**であり，その大半が**ウイルス性**であると考えられている[1]．急性ウイルス性心膜炎は自然軽快しうる疾患であり，抗炎症薬として**NSAIDs**を使用することが多い．

表2　急性心膜炎・急性心膜心筋炎の診断基準

急性心膜炎（4項目中少なくとも2項目を満たす）[a]
①胸痛 ②心膜摩擦音 ③心膜炎を示唆する心電図変化（特徴的には広範囲におよぶST上昇） ④新たな，または増悪する心囊水
心膜心筋炎
①急性心膜炎の確定診断に加えて， ②心膜心筋炎を示唆する症状（呼吸困難，動悸，または胸痛）に加えて新たな心電図異常（ST/T異常，上室性頻拍や心室頻拍，頻回な期外収縮，房室ブロック），または画像検査で示される，いつからあるか不明の局所的あるいは全周性の左心室収縮能の低下がある ③他の原因が否定されていること ④以下のうちの1つを満たすこと：・心筋逸脱酵素の上昇（CK-MBまたはトロポニンIまたはT）・画像検査で示される新たな局所的あるいは全周性の左心室収縮能の低下　・心筋炎の画像所見として矛盾のないもの（ガドリニウム造影MRI，^{67}Ga心筋シンチグラフィー，抗ミオシン抗体スキャン法）
心膜心筋炎の診断として：
▶心膜心筋炎の疑い：　上記の①・②・③を満たすもの ▶心膜心筋炎の可能性が高い：　上記の①・②・③・④を満たすもの ▶心膜心筋炎の確定診断：[b]心筋内膜生検あるいは病理解剖により，病理学的に心筋炎と診断されているもの

a いくつかの報告では心囊液の所見が診断基準に含まれることもある．心囊水の存在は臨床診断を確実なものとするが，心囊水がないことが心膜炎を除外するわけではない．
b 確定診断では心筋内膜生検を必要とするが，心膜炎が主体となった症例で自然軽快したものに関しては必須ではない．
（文献1より引用）

表3　心膜炎・心筋炎の原因

心膜炎の原因	心筋炎の原因
・特発性 ・感染性 　　ウイルス，細菌，Mycobacteria，真菌，原生動物 ・免疫炎症性疾患 ・悪性新生物 ・放射線障害 ・心臓手術後 ・外傷性 ・先天性 ・その他	・ウイルス ・細菌 ・真菌 ・原生動物 ・寄生虫 ・毒物 ・薬剤過敏 ・自己免疫関連

（文献2, 3を参考に作成）

2 心筋炎の原因・診断・治療について

心筋炎の診断は，①各種臨床症状，②心臓の構造的/機能的な異常を認め，虚血が否定される，③心臓MRI所見陽性，④心筋生検あるいは病理解剖で炎症細胞浸潤所見がある/ウイルス遺伝子が陽性，のうち，陽性となる項目数によって判断される（表4）[3]．日本循環器学会のガイドラインにも診断の手引きが掲載されている（表5）[4]．急性心筋炎の原因は**ウイルス性**が最多である（表3）[3]．1〜2週間の急性期を過ぎれば炎症が消退し回復期に入るため，まずは対症療法が中心となる．**劇症型心筋炎**に移行することもあり，適切な時期での補助循環の導入をするためにも**厳重な経過観察が必要**である．

3 劇症型心筋炎について

劇症型心筋炎は，「**血行動態の破綻を急激にきたし，致死的経過をとる急性心筋炎**」と定義され，急性期死亡率は42％といわれる．病状が数時間単位で進行することもあり，軽度の初期症状から急激に血行動態の破綻をきたすこともある．以下に劇症型心筋炎の一例を提示する．

> 『53歳男性．発症3日前より全身倦怠感が出現し，近医で感冒と診断された．発症当日は朝から食思不振を認めていた．同日午後7時頃からの繰り返す失神のために救急搬送され，来院時心電図は完全房室ブロックであった（図3）．一時的ペースメーカーを挿入し，EF＝35％の低心機能に対してドパミン2γ，ドブタミン4γで開始された．第2病日には自己

表4　心筋炎の診断基準

2項目陽性→心筋炎の疑い
3項目陽性→心筋炎に矛盾しない
4項目陽性→心筋炎の可能性が高い

①臨床症状
・心不全，発熱，ウイルス感染の前駆症状，疲労感，労作時息切れ，胸痛，動悸，前失神あるいは失神

②局所的な虚血が存在しないにもかかわらず，心臓の構造的/機能的な異常を認める
・心エコー所見：局所的壁運動低下，心拡大，局所的な心筋肥大
・トロポニンの上昇：高感度トロポニン（＞0.1 ng/mL）
・^{111}In抗ミオシンシンチグラフィー陽性
　かつ　冠動脈正常または心筋シンチグラフィーで治療可能な虚血がない

③心臓MRI所見
・T2強調画像での信号の増強
・遅延造影像陽性所見

④心筋生検あるいは病理解剖所見
・Dallas criteriaが陽性であること
・PCR法あるいは*in situ* hybridizationにおいてウイルスゲノムが陽性であること

（文献3より引用：Expanded Criteria for Diagnosis of Myocarditis）

表5　心筋炎の診断の手引き

①心症状[注1)]に先行して，かぜ様症状[注2)]や消化器症状[注3)]，また皮疹，関節痛，筋肉痛などを発現する．無症状で経過し，突然死にて発見されることもある
②身体所見では，頻脈，徐脈，不整脈，心音微弱，奔馬調律（Ⅲ音やⅣ音），心膜摩擦音，収縮期雑音などがみられる
③通常，心電図は経過中に何らかの異常所見を示す．所見としては，Ⅰ～Ⅲ度の房室ブロック，心室内伝導障害（QRS幅の拡大），R波減高，異常Q波，ST-T波の変化，低電位差，期外収縮の多発，上室頻拍，心房細動，洞停止，心室頻拍，心室細動，心静止など多彩である
④心エコー図では，局所的あるいはびまん性に壁肥厚や壁運動低下がみられ，心腔狭小化や心膜液貯留を認める
⑤血清中に心筋構成蛋白（心筋トロポニンTやCK-MB）を検出できる．CRPの上昇，白血球の増多も認める．特に，全血を用いたトロポニンTの早期検出は有用である
⑥上記の第2～5の4項目所見は数時間単位で変動する．被疑患者では経時的な観察が必要である．また，徐脈の出現，QRS幅の拡大，期外収縮の多発，壁肥厚や壁運動低下の増強，トロポニンTの高値，トロポニンT値が持続亢進する患者は心肺危機の恐れがある
⑦最終的に，急性心筋梗塞との鑑別診断が不可欠である
⑧心内膜心筋生検による組織像[注4)]の検出は診断を確定する．ただし，組織像が検出されなくても本症を除外できない
⑨急性期と寛解期に採取したペア血清におけるウイルス抗体価の4倍以上の変動は病因検索にときに有用である．ウイルス感染との証明にはpolymerase chain reaction（PCR）法を用いた心筋からのウイルスゲノム検出が用いられる．加えて，咽頭スワブ，尿，糞便，血液，とりわけ心膜液や心筋組織からのウイルス分離またはウイルス抗原同定は直接的根拠となる

注1）心症状：胸痛，失神，呼吸困難，動悸，ショック，けいれん，チアノーゼ
2）かぜ様症状：発熱，頭痛，咳嗽，咽頭痛など
3）消化器症状：悪心，嘔吐，腹痛，下痢など
4）右表参照

（文献4より転載）

表　心内膜心筋生検による急性心筋炎の診断基準

①多数の大小単核細胞の浸潤[注1)]（ときに少数の多核白血球，多核巨細胞の出現）
②心筋細胞の断裂，融解，消失
③間質の浮腫（ときに線維化）

注1）浸潤細胞と心筋細胞の接近がしばしばみられる．

（付）より確実な診断のための条件
1．ウイルス性感染を思わせる症状発現後早期に心筋生検を行う．
2．生検による経時的観察は病態や治療効果の判定に有用である．
3．生検標本は3個以上が好ましい．標本を多数の割面で観察する．
4．電子顕微鏡，免疫組織学的手法はより詳細な情報を提供し得る．

心拍に戻ったが，心電図上は心房細動調律，左軸偏位，Ⅱ Ⅲ aVfのQS pattern，非特異的な心室伝導障害，Ⅱ Ⅲ aVf V2-4のST上昇を認めた（図4）．冠動脈造影検査では冠動脈に有意狭窄は認めなかった．心筋炎を疑い心筋生検を施行し，心筋組織への白血球・リンパ球の浸潤を確認し，心筋炎と診断した．第3病日にさらなる心収縮の低下を認め，IABPおよび人工呼吸器を導入したが，その後は心収縮力の改善を認め，第7病日にIABPから離脱，第10病日に人工呼吸器からも離脱した．第33病日（退院時）の心機能は，EF＝66％まで回復し，心電図波形にも改善がみられた（図4）．』

本症例では良好な経過をたどったが，IABP・PCPS・LVASといった補助循環から離脱できずに心臓移植を目指さざるを得なくなり，その経過中に死亡してしまう症例もある．

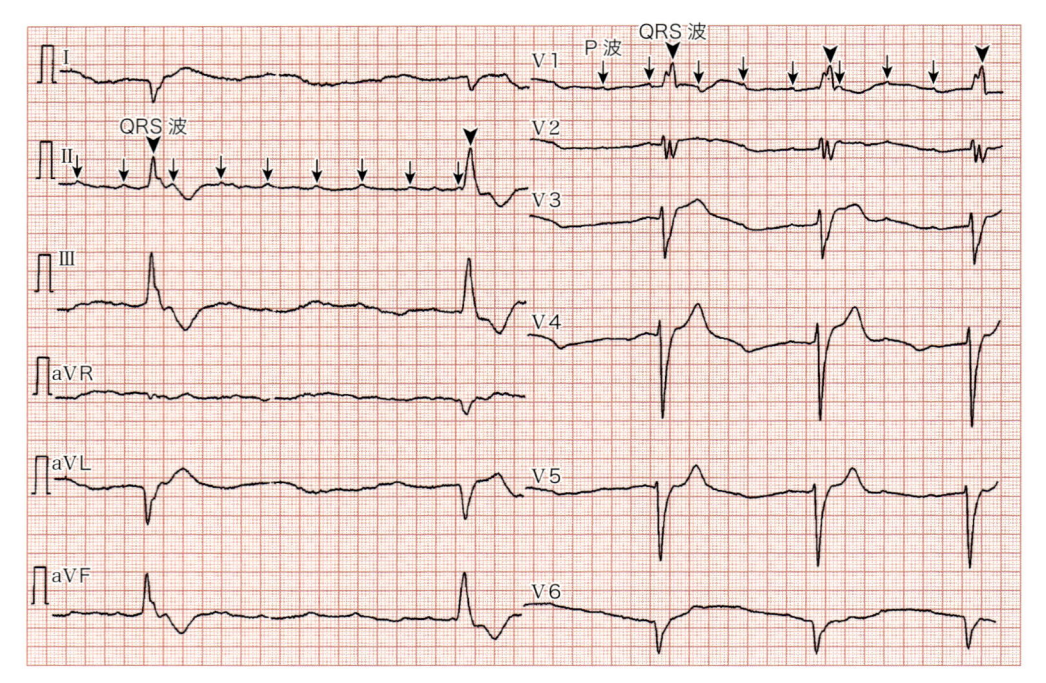

図3　来院時心電図（劇症型心筋炎の一例）

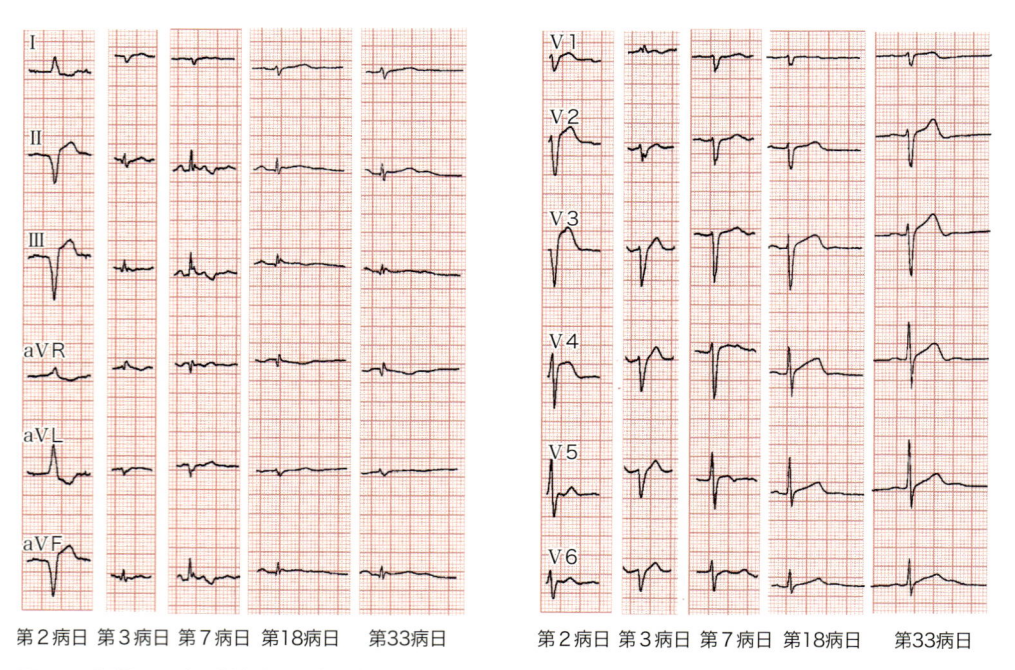

図4　心電図の経時的変化（劇症型心筋炎の一例）
第2病日　第3病日　第7病日　第18病日　第33病日

One More Experience

心膜炎・心筋炎の心電図の特徴は？

　心膜炎のST上昇は，aVR以外の全誘導における下方に凸のST上昇を認める点で急性心筋梗塞と異なる．PR segmentの低下は急性心膜炎に特異的である．

　心筋炎は，特異性は低いがほとんどの例で心電図異常を認める．ST-T異常や，心伝導障害，低電位差，不整脈（房室ブロック，心室頻拍や心室細動など）等を認めることもある．

Pros & Cons 賛成論 反対論

❖ 心筋炎から拡張型心筋症を発症することがある

　ウイルス性心筋炎による直接的な心筋障害あるいは免疫応答のために拡張型心筋症に移行することがある．また，慢性心筋炎も拡張型心筋症類似の病態を呈する．

❖ ウイルス抗体価は測定するべき？

　心膜炎，心筋炎において血清ウイルス抗体価の測定は推奨されてはいない．その理由は，陽性率が低いこと（心筋炎で約10％）と，治療方針に変化をきたさないためである．とはいえ，日常診療でウイルス抗体価を測定することはあり，表6に示すような項目を提出する．ウイルス抗体価は2週間以上の間隔で採取された急性期と寛解期のペア血清を用い，ウイルス抗体価の4倍以上の変動をもって陽性と判断する．心筋生検サンプルを使ったPCR法でもウイルスゲノムが証明される頻度は低い．

表6　ペア血清の測定項目

- コクサッキーウイルスB群1-6型，A群4・9・16型
- アデノウイルス
- サイトメガロウイルス
- エコーウイルス9・11・14・16・22型
- パルボウイルスB19
- ヒトヘルペスウイルス6型
- A型・B型インフルエンザウイルス
- C型肝炎ウイルス
- 帯状疱疹ウイルス
- EBウイルス

（文献3，4を参考に作成）

One More Experience

心膜摩擦音とは？

　英語ではfriction rubと言われる．臓側および壁側心膜が摩擦しあうことで生じる，ひっかくような，擦るような高調の音である．胸骨左縁下部において，坐位でやや前屈した状態にすると聴取しやすい．

文献・参考図書

1) Imazio, M. & Trinchero, R.：Triage and management of acute pericarditis. Int J Cardiol, 118：286-294, 2007
　↑心膜炎の診断基準が掲載されています．

2) LeWinter, M. M.：Braunwald's Heart Disease; A textbook of Cardiovascular Medicine, 8th ed, Elsevier Saunders, Philadelphia, p1829-1853, 2007
　↑心膜炎について網羅されています．

3) Liu, P. P., et al.（ed）：Braunwald's Heart Disease; A textbook of Cardiovascular Medicine, 8th ed, Elsevier Saunders, Philadelphia, p1775-1792, 2007
　↑心筋炎の診断基準が掲載されています．

4) 急性および慢性心筋炎の診断・治療に関するガイドライン（2009年改訂版）．「循環器病の診断と治療に関するガイドライン」
http://j-circ.or.jp/guideline/pdf/JCS2009_izumi_h.pdf（2011年8月閲覧）
　↑日本循環器学会のHPで閲覧できます．一読されることをお勧めします．

第2章 【ケーススタディ】あらゆる原因を見抜き対処する！

5 弁膜症（僧帽弁逸脱症・大動脈弁狭窄症）

林　敏雅，森田　大

Point

・超音波検査に頼るのではなく，まずは身体所見を
・胸痛の伴う危険な弁膜症を知る
・循環器内科へコンサルトのタイミングを見逃さない

■ はじめに

　胸痛と聞けばまず思い浮かぶものとしては急性冠症候群であろう．しかし，胸痛のなかにも弁膜症を伴う場合もある．見逃すと予後にも影響しかねない弁膜症もあるため，チェックを忘れてはいけない．弁膜症は内科的加療だけでなく，場合によっては外科的加療を要する疾患であり，外科にコンサルトするタイミングは重要である．胸痛を伴う弁膜症には僧帽弁逸脱症，大動脈弁狭窄症などがあげられるが本項では，僧帽弁逸脱症による僧帽弁逆流を症例で，大動脈弁狭窄症はポイントに絞って考えてみたい．

問題解決型ケーススタディ

症例　来院前情報提示

18：23　救急隊より搬送依頼の電話が鳴った．
「48歳，男性です．安静時のちくちくとした胸痛と軽度の呼吸困難感の訴えです．心電図では明らかなST変化は認めません．冷汗やショック徴候もなく，バイタルは安定していますが，胸痛は持続しています．5分で到着できます．受け入れお願いできますか．」

⇨ **何を思い浮かべる？ 必要な検査は？**

①来院までに考えておく疾患	②必要な検査
・急性心筋梗塞	・心電図
・心膜心筋炎	・胸部X線
・心臓弁膜症	・胸腹部CT
・急性大動脈解離	・採血
・肺血栓塞栓症	・血液ガス
・急性肺炎	・経胸壁心臓超音波
・気胸	・食道造影
・特発性食道破裂	・経食道心臓超音波（専門医コンサルト後）
・逆流性食道炎	・上部消化管内視鏡検査（専門医コンサルト後）
・帯状疱疹	

来院時の症例提示

搬送されてきたストレッチャーの上で患者は過呼吸，落ち着かない様子で，不安そうにしている．
病院到着直後のバイタルサインは呼吸は速く34回/分，努力呼吸なし，気道開通，SpO$_2$：99％（room air），心拍数 108/分，血圧 134/86 mmHg（左上肢），128/76 mmHg（右上肢），JCS-0．ちくちくとした胸痛は残存・継続している．

➡ **胸痛の訴えは致命的な疾患が隠れている可能性が高い！?**

来院時から診察，処置までを短時間で行う必要があるかを素早く判断する必要がある．来院から自院のストレッチャーに移るまでに初期評価としてABCDEアプローチで評価を行う．

診断過程1

ABCDEアプローチで簡単な重症度と緊急性を確認．秒単位の緊急性がないことを確認した後に，現病歴を聴取，OPQRSTAに基づいて痛みの状態を確認する．並行して，12誘導心電図と身体診察を施行した．さらに結果が出るのに時間がかかる採血（血算，生化学，D-dimer）を指示，同時に末梢ルートも確保とした．この時点では心臓疾患，大動脈疾患，肺疾患，上部消化管疾患を十分に診断できる所見はみられなかった．胸部疾患では致命的な疾患である可能性があるため，診断につなげるための診察・検査優先となった．

経過1 現病歴を聴取

項目		聴取内容
Onset	発症様式	安静時に発症，今までにも繰り返している
Provocation/**P**alliative factor	増悪/寛解因子	特記できる要素なし，立位臥位での変化なし
Quality	性状	ちくちくした感じ
Region/**R**adiation/**R**elated symptoms	部位/放散/関連症状	左胸（乳頭下付近）の痛み，痛みの移動はなく，放散痛も認めず．今まで食事による影響なし
Severity	強さ	激痛ではないが，同じ強さで始まってそれが続いている
Time course	経時的変化	30分以上継続，今までにも5分程度のことは何回かあったが，今日は30分経っても治まらない
Accompaniment	随伴症状	なんとなく呼吸困難感

今回は今までに比べて，経過時間が長いこともあり，不安になって救急要請したとのことであった．AMPLE（アレルギー歴，内服歴，既往歴，食事摂取）に特記事項なし．12誘導心電図では正常洞調律，ST-T変化，房室ブロック，QT延長，右脚ブロック，SIQⅢTⅢなど有意所見は得られなかった．

身体診察では胸部の外観上は皮疹などは認めず，呼吸音に左右差やラ音なし，収縮期後期にクリック音に続く雑音あり．収縮期雑音はLevine 2/VI，心尖部に最強点．腹部には有意な異常所見認めず．

この時点では12誘導心電図では有意な所見もなく，胸痛は絞扼感や冷汗を伴うものではなかった．症状からはACSや肺血栓塞栓症，大動脈疾患は考えにくく，また経過からは食道疾患ではなさそうな気配であった．

診断過程2

採血結果が出るまでに胸部X線（ポータブル）をオーダーし，放射線技師が訪床するまでの間に心臓超音波検査を行うこととした．心臓超音波検査でも明らかな左室の壁運動の低下は認めず，心嚢液の貯留もなく，やはり急性冠症候群を疑う要素は少なかった．放射線技師が到着したため，超音波検査を中断してX線検査施行となった．心臓超音波検査を再開したところ，左房の拡大と図1のような画像が得られ，僧帽弁逸脱症が考えられた．

経過2　検査結果とその後の経過

採血結果でもD-dimer，心筋逸脱酵素の上昇もなく，有意な所見は得られなかった．来院時の頻呼吸は時間経過とともに改善．急性の弁膜症ではなく，慢性の弁膜症が考えられた．経過からも心筋梗塞などの急性の変化によるものではないと考えられた．胸部X線では軽度の肺うっ血がみられたこと，夜間での救急搬送であることから救急外来から循環器内科コンサルトならびに外科的治療も含めた精査目的に入院の運びとなった．

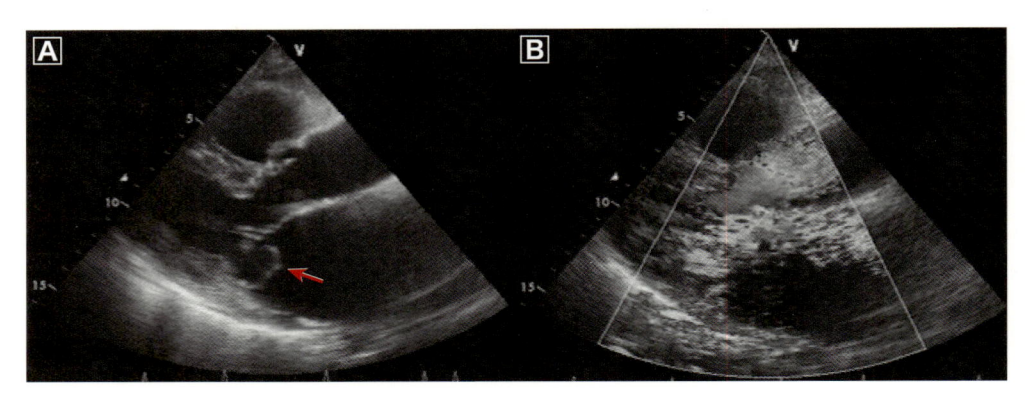

図1　心臓超音波検査（巻頭カラーアトラス●2参照）
A）僧帽弁後尖の左房内への逸脱（→）とB）逆流に伴う前方へのモザイク

解説：僧帽弁逸脱症とその他の弁膜症

1　僧帽弁逸脱症（mitral valve prolapse：MVP）

MVPは種々の発症機序から生じる，比較的よくみられる非常に多様な臨床症候群である．解剖学的には弁尖，弁輪，腱索，乳頭筋に異常をきたした場合に起こる．15〜30歳の間で多く，女性に多いという報告もある．**収縮期中期のクリック音とそれに引き続いた収縮期雑音**を認める．多くは無症状で経過するが，疲労感，動悸，不安，胸痛，自律神経機能障害のようなさまざまな症状を示すため，診断に苦慮することがある．不定愁訴，パニック障害などとされていることもある．内胸部の骨格変形を伴うことがあるため，**漏斗胸，鳩胸，ストレートバック症候群**などがある場合にもMVPの存在を疑うとよい．

> **MEMO ①　外科的加療が必要となる場合**
>
> 　循環器内科コンサルトにより僧帽弁逸脱の原因，重症度を評価したうえで逆流が高度な場合には外科的加療を要することもある．日本循環器学会の「弁膜疾患の非薬物治療に関するガイドライン」を参考にするとよい．

> **One More Experience**
> **クリック音と逆流性雑音の確認**
>
> 　MVPではしゃがんだ状態では左室充満あるいは容量増加するためクリック音の遅れと収縮期雑音の減弱を認め，立位に戻ると左室充満あるいは容量減少によりクリック音の早期性と逆流性雑音はより大きくなる．救急外来で救急搬送の場合にはストレッチャーで仰臥位で寝ていること，超音波検査などベッドサイドでの検査が可能となったことより施行されることは少なくなったが，通常外来であれば行ってみる価値はある．

2　大動脈弁狭窄症（aortic stenosis：AS）

　大動脈弁狭窄による症状と生命予後に関しては，無治療の場合，一般的には，狭心痛が現れると5年，失神が現れると3年，心不全が現れると最も悪く，2年といわれている．また，何らかの症状のある大動脈弁狭窄症では突然死の危険性があり，大動脈弁狭窄症を見逃してはならない．

> **MEMO ②　有症状のASを発見したときには**
>
> ・めまい，立ちくらみ，失神を伴う場合は重症例であり，外科的治療（弁置換術）も考慮
> ・胸痛，失神，心不全症状があれば，循環器専門医のコンサルトは必須（夜間などでできないときは帰宅させずに入院）
> ・狭心症および心不全の治療は冠血流の低下を起こさないように低血圧にしすぎない

❶臨床症状

　労作性呼吸困難，狭心症，失神が三主徴であるが，無症状に経過することが多い．進行すると疲労と呼吸困難が知らない間に進み，活動性が制限されていく．左室は慢性的な圧負荷を受け求心性肥大となるため，相対的冠血流不足が起こるが，心筋虚血による狭心症症状などの胸痛は遅れて出現する．症例によっては冠動脈狭窄症の合併による場合もある．心拍出量が固定

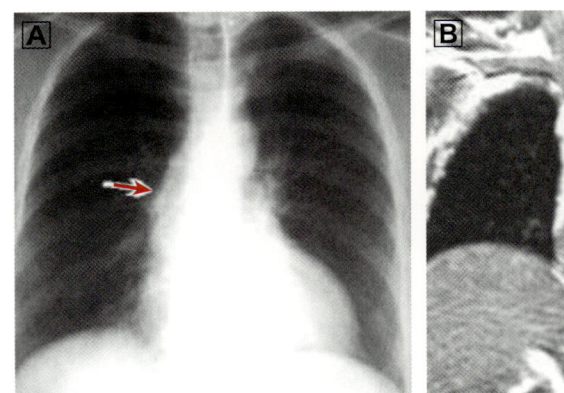

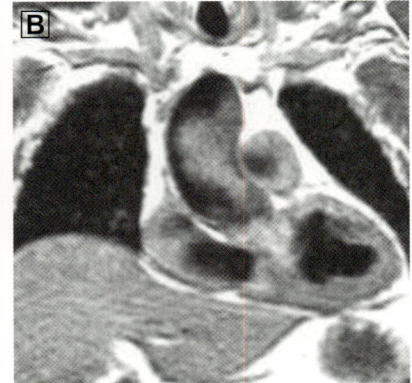

図2　胸部X線（A）・胸部MRI（B）画像例
右第1弓：正常は上大静脈であるが，本症では上行大動脈からなり，大動脈狭窄後拡張のため突出する（A）
左第4弓：左室は求心性肥大を呈し，初期は拡大していないため丸みをおびて突出する（A，B）

されていることや，不整脈により心拍出が急に低下すると失神を起こすことがある．高齢者は退行変性，若年層では二尖弁が多い．リウマチ性は少ない．

❷診察所見と診断

小脈（脈圧が小さい），遅脈（駆出に時間がかかる）を認める．聴診で胸骨右縁（第2－3肋間）または左縁での収縮期駆出性雑音を見逃してはならない．収縮期雑音は右頸部への放散が特徴的である．胸部X線写真では右第1弓または左第4弓の突出（図2），心電図では著明な左室肥大，左室負過所見を認めるが，心エコー検査が決め手となる．

❸治療

救急外来では決定的治療は困難である．有症状の場合には循環器医へのコンサルトが必要である．循環器医にコンサルトできないときには安易に帰宅させずに入院させ，早期に循環器医にコンサルトする．狭心症および心不全の治療は冠血流の低下を防ぐために，低血圧にしすぎないことが重要である．重症例では弁置換手術の適応となる．

3　胸痛をきたす他の弁膜症例

❶大動脈弁逆流

上行大動脈解離などに合併することもある．現病歴と症状でわかる可能性もあるが，発見した場合には注意が必要となる．同時に右冠動脈をまきこむことがあり，ACSの症状として現れることがある．

❷僧帽弁逆流

急性発症の場合には急性心筋梗塞発症後や腱索断裂などに合併することもある．当日だけでなく以前の病歴聴取も忘れずに．

文献・参考図書

1) 弁膜疾患の非薬物治療に関するガイドライン（2007年改訂版）．「循環器病の診断と治療に関するガイドライン」http://www.j-circ.or.jp/guideline/pdf/JCS2007_matsuda_h.pdf（2012年1月閲覧）

2) 循環器超音波検査の適応と判読ガイドライン（2010年改訂版）．「循環器病の診断と治療に関するガイドライン」http://www.j-circ.or.jp/guideline/pdf/JCS2010yoshida.h.pdf（2012年1月閲覧）
↑循環器学会推奨のガイドライン．日本での診療であれば一度は目を通すべき．

3)「ハリソン内科学，第3版（原著17版）」，1530-1545，メディカルサイエンスインターナショナル，2009
↑内科学書の代表作．英語が苦手なら日本語訳版で．

4) Mitral valve prolapse. UpToDate, http://www.uptodate.com/
↑世界の最新情報を入手しよう．

5) Freed, L. A., et al. : Prevalence and clinical outcome of mitral-valve prolapse. N Engl J Med, 341 : 1-7, 1999

6) Alpert, M. A. : Mitral valve prolapse. BMJ, 306 : 943-944, 1993
↑世界の報告にも目を向けて．

7) Mitral valve prolapse. Primary Care Medicine, FIFTH EDITION, 127, 2000
↑初期診療時の参考に．

8) 弁膜症，「循環器診療シークレット」，メディカルサイエンスインターナショナル，2003
↑簡潔にまとまっています．

9) Ross, J. Jr, Braunwald, E. : Aortic stenosis. Circulation, 38（suppl V）: V61-67, 1968

第2章【ケーススタディ】あらゆる原因を見抜き対処する！

6 不整脈
難治性持続性心室頻拍に対する対処法

西崎光弘

Point

・基礎心疾患を伴った持続性心室頻拍（VT）の停止法は血行動態の状態で方針が決定される
・電気的除細動困難なインセサント型VTに対しては陰性変力作用の少ない抗不整脈薬を選択投与すべきである
・薬物抵抗性の難治性VTの停止には緊急カテーテルアブレーション治療を考慮する必要がある
・基礎心疾患を有する持続性VTの再発予防にはICD治療が必須である

■ はじめに

　救急診療において致死的不整脈を認めた場合，基礎心疾患を有する例では，しばしば心不全症状を伴い，血行動態の悪化をきたすことも少なくない．また，頻拍発作時，自覚症状として動悸に加え，胸部不快感，時には胸痛を訴える場合もある．特に，心筋梗塞既往例において重症心室性不整脈の発症時には，随伴症状として胸背部痛を認めることがあるため，鑑別に注意する必要がある．

問題解決型ケーススタディ

症例　来院前情報呈示

　40歳代の男性．職場の階段を昇った際に胸痛，息切れを自覚．某病院を受診し，心電図上持続性心室頻拍（VT）を示し，電気的除細動による停止が困難なため，加療目的にて当院紹介緊急搬送となった．2週間前に数時間持続する胸部圧迫感を自覚し，その後数分続く同様の症状が数回出現したが放置していた．既往歴として，35歳より高血圧，脂質異常症，39歳時に糖尿

病を指摘され，喫煙歴あり．

⇨ **どのような疾患を想定するか？**

既往歴に冠動脈疾患の危険因子を複数有しており，2週間前に胸部圧迫感を自覚していることより，狭心症および心筋梗塞を発症した可能性が高い．今回来院前の労作時の症状はそれに加え，心不全症状を併発していると思われる．よって，心筋梗塞後に発症した除細動困難な持続性VTが最も考えられる．

来院時の症例呈示

来院時，意識は清明で，胸部痛，呼吸困難を認め，血圧は104/92 mmHgであり，血行動態は保たれていた．心雑音および肺野ラ音は聴取せず，下腿浮腫も認めなかった．
頻拍のQRS波形は変化し，異なった右脚ブロック型のQRS波形を示し，2種類の持続性VTを認めた．それぞれの心拍数は214/分，174/分と違いを認めた（図1）．一時的に洞調律が得られた心電図では，V1～V6誘導において，QSパターンおよびR波減高を示し，陳旧性前壁中隔心筋梗塞の所見を呈していた（図2）．
血液生化学検査ではCPK上昇（138 U/L），トロポニンT陽性（0.85 ng/mL），CRP軽度上昇（1.90 mg/dL）を認めた．心エコー図では左室前壁中隔～心尖部にかけて収縮能低下を示し，左室拡大（LVDd/Ds=61/51 mm）および軽度僧帽弁逆流を認め，左室駆出率は23％と著明な左心機能低下を示していた．

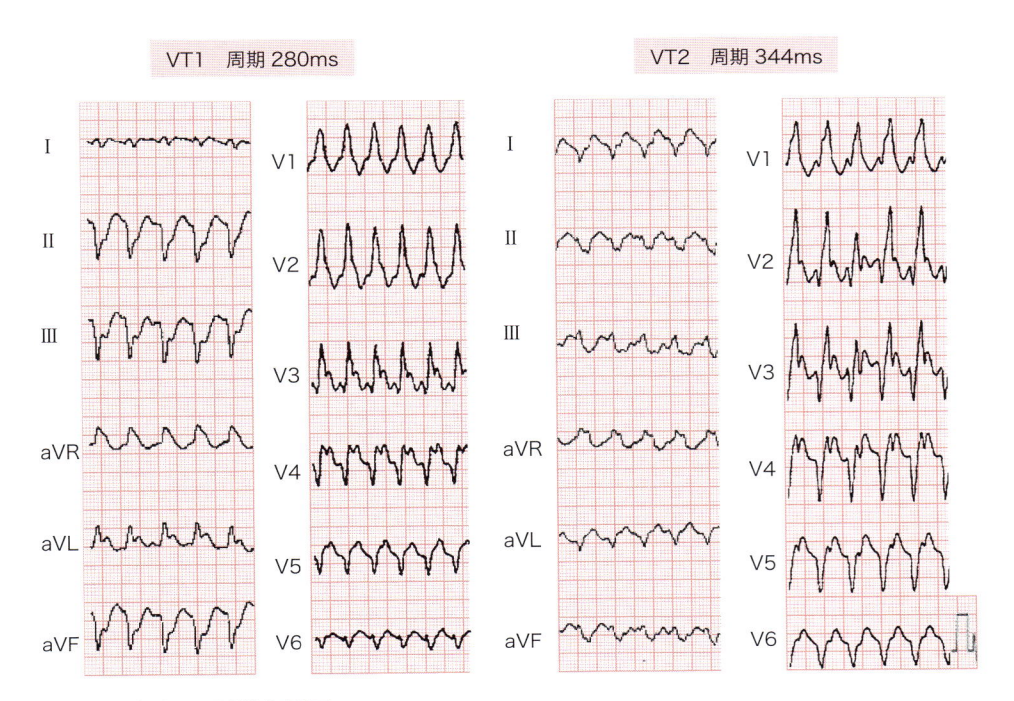

図1 来院時12誘導心電図
頻拍周期が異なる2種類の単形性持続性VT（VT1，VT2）を認め，両者とも右脚ブロック，上方軸を呈していた

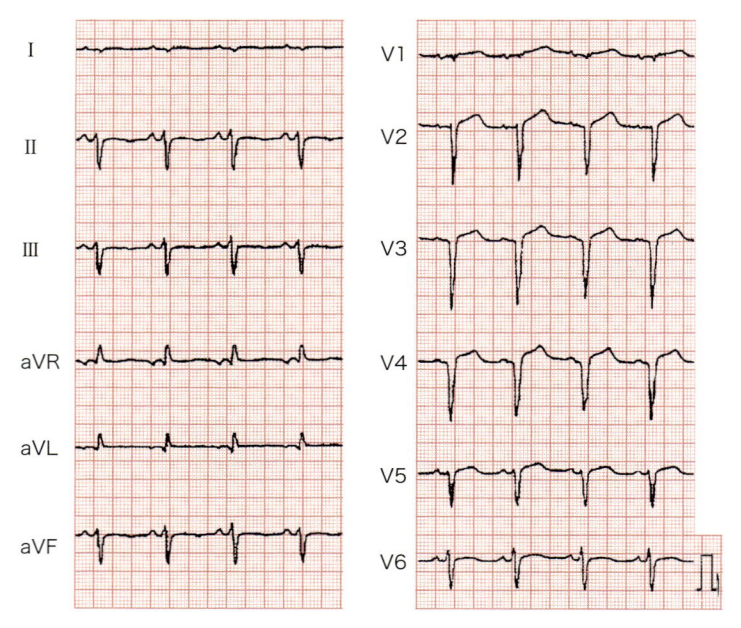

図2　VT停止後の洞調律心電図
胸部誘導において，QSパターンおよびR波減高を示し，陳旧性前壁中隔心筋梗塞の所見を呈していた

⇨ どのような治療を行っていくべきか？

本例は上記の諸検査より，心筋梗塞発症2週間後の持続性VTであり，左心機能低下例である．器質的心疾患に合併する持続性VTに対する処置や治療において，まず優先されるのは頻拍の停止である．その際，頻拍時の血行動態の状態および心機能の程度が問題となる．つまり，頻拍時血行動態が保たれていれば，電気的除細動を緊急的に行う必要性はない．本例の場合，持続性VTが前医にて電気的除細動無効例であることより，除細動閾値が高いか，除細動後直後に頻拍が開始してしまうインセサント型（頻発型）を示している可能性が高い．よって，薬物静注投与によりこれらの条件を軽減させ，それでも停止困難な際は投与後に電気的除細動を行うことが望ましい[1]．

さらに①急性心筋梗塞や不安定狭心症発症に伴う急性心筋虚血，および②心不全の有無によって治療方針が決定される．虚血の程度によっては早期に経皮的冠動脈形成術やステント留置術などの冠動脈再灌流（再開通）が必要になる．一方，心不全に伴う心原性ショックに対して，IABP（大動脈内バルーンパンピング）やPCPS（経皮的心肺補助装置）が必要になる場合もある．

経過1　VTの停止と循環管理を行う

除細動困難な心筋梗塞後の持続性VTに対して，血行動態が保たれていたことより，図3の経

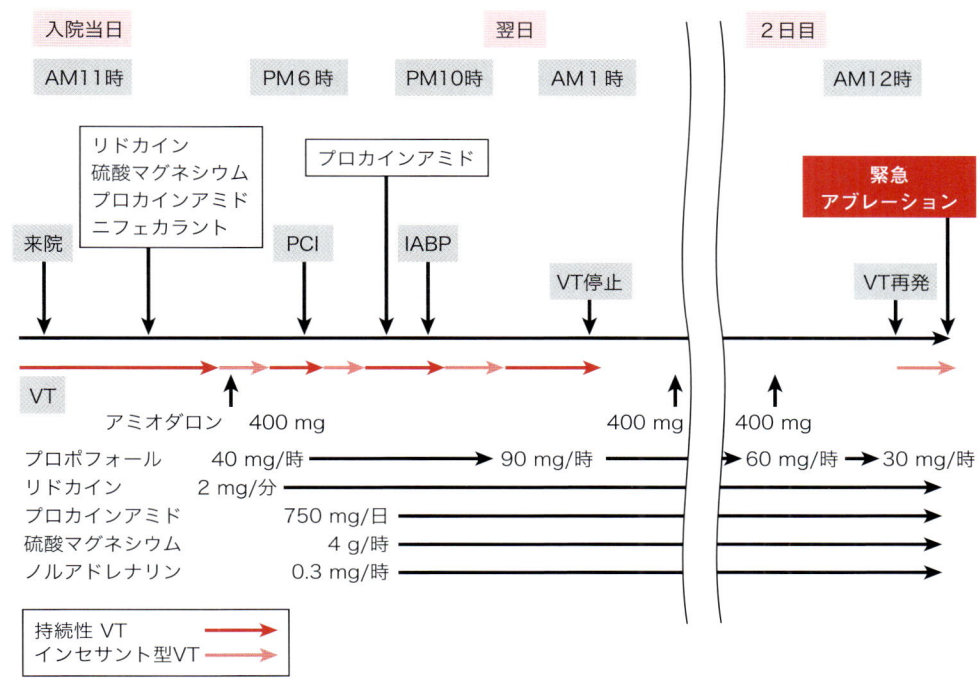

図3　入院後経過
PCI：経皮的冠動脈インターベンション
IABP：大動脈内バルーンパンピング

過図に示すごとく抗不整脈薬による頻拍の停止を試みた．リドカイン，ニフェカラント静注投与は無効であり，プロカインアミド投与にて頻拍の徐拍化と一過性の停止を認めたが，インセサント型となりVTは持続した．また，アミオダロン内服投与も行ったが頻拍は停止しなかった．そこで，心筋梗塞発症後の心筋虚血を軽減するために冠動脈造影を行い，責任病変である左前下行枝#6に対し経皮的冠動脈インターベンションを行い，TIMI 3 flowを得て終了した．さらにIABPを挿入し，循環動態は安定し，その後VTは一時停止したが，翌日VTの再発を認め，きわめて難治性に至った（図4）．

⇨ **VT停止しない．他にどのような治療法が考えられるか？**

抗不整脈薬による薬物抵抗性を示し，心筋虚血を改善させ，血行動態を安定させても停止せず，コントロールがきわめて困難と考えられるVTである．病歴より，心筋梗塞発症2週間後のVTであり，VTの発生基質は形成され，心筋梗塞急性期に発症するVTとは機序が異なると考えられる．この場合，早期に植込み型除細動器（ICD）治療を行う方法も1つの選択肢であるが，頻回にVTを認めており，インセサント型を示していることから，ICDは頻回作動する可能性が高い．また，患者への侵襲性が高いばかりでなく，ICD本体の電池消耗も著しい．また，ICD治療はVTの停止には有効であるが，本例のようなインセサント型VTの場合では根治に至らず，最終的には

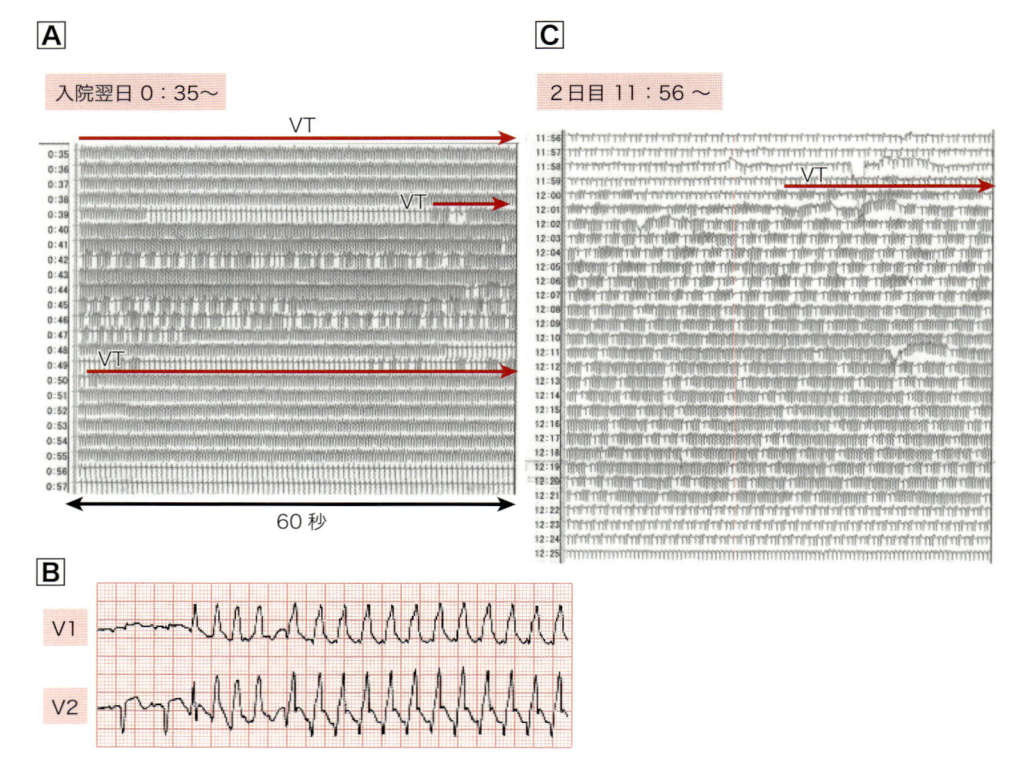

図4
A：入院後ベットサイドモニター
インセサント型の単形性持続性VTは頻回に認められ，入院翌日午前1時頃よりVTは停止した
B：単形性持続性VT出現時の心電図
C：入院2日目に薬剤減量中にVTの再発を認めた

予後改善につながらない．
　そこで，難治性VTに対し，緊急カテーテルアブレーションに踏み切った．電気生理学的検査時，病歴と同様の2種類のVTを認め，三次元マッピング（CARTO®システム）下にてアブレーションを行った．図5は一方のVTのアクチベーションマップを示しているが，VT1の最早期興奮部位は矢印で示した左室下位中隔側であり，同部位にて良好なペースマップが得られ，アブレーションにてVTは停止した（図6）．その後，もう一方のVTに対してもアブレーションを行い，洞調律が維持されるようになった．しかし，アブレーション施行2週間後に，数分持続するVTが再発したため，前回のアブレーション部位を参考にして，2回目のアブレーションを行った．最終的には2種類の持続性VTは消失し，再発なく洞調律が維持されICUは退室され，内服治療のみとなった．

アクチベーションマッピング（VT1）　　　　　　　ペースマッピング

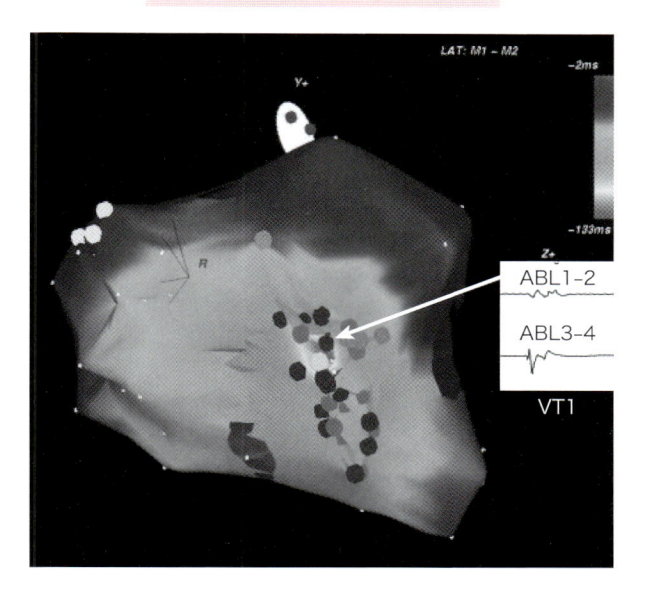

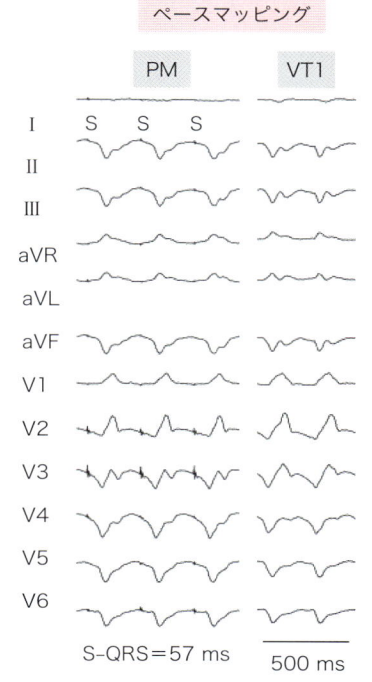

図5　VT1におけるCARTO®システムによるアクチベーションマッピングとペースマッピング（巻頭カラーアトラス●3参照）
マッピング上早期性を示した左室下位中隔において矢印の部位に分裂電位を認め，同部位ではVT1に一致する良好なペースマッピング（PM）が得られ，spike-QRSは57msであった．同部位にてアブレーションを施行した

1st アブレーション

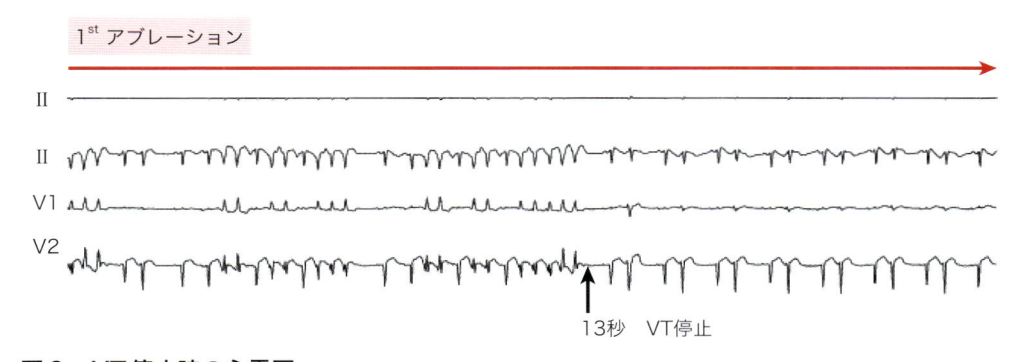

13秒　VT停止

図6　VT停止時の心電図
最初のアブレーションにより，開始後13秒にてVT1の停止を認めた

経過2　慢性期のVTに対する治療を行う

心筋梗塞後早期の難治性VTに対し，緊急アブレーションを行い，治療が奏功し，救命し得た症例である．しかし，本例は左心機能の低下が著しく，今後VTの再発が認められる可能性が

ある．そこで，全身状態が良好となったため，入院1カ月後にICD植込み術が行われた（図7）．退院後，アミオダロンおよびβ遮断薬などの薬物療法にて経過観察しているが，非持続性VTを3年間で数回認めるのみで持続性VTの再発なく，入院加療されていない．

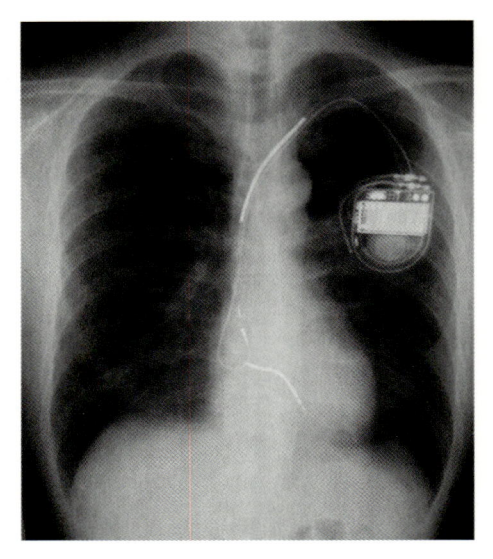

図7　ICD植込み術後の胸部X線写真

解説：心筋梗塞後の持続性VT

1 持続性VTの病態

　持続性VTは急性期の病態にても出現することはあるが，多くは急性心筋梗塞や冠攣縮性狭心症における貫壁性冠閉塞に伴う急性心筋虚血や梗塞が原因となる．特に，心筋梗塞急性期においては，冠動脈閉塞による心筋虚血や再灌流に伴う心筋障害が生じ，さらに血行動態変化，体液性変化（電解質異常），自律神経機能変化（カテコラミン増加）が加わることにより，VTなどの心室性不整脈が出現してくる．その成因として，伝導時間および不応期の不均一に伴う**リエントリーの発生**，異常自動能および早期後脱分極や遅延後脱分極に伴う**撃発活動（triggered activity）**が機序として考えられている．
　一方，心筋梗塞後では発症2週間目にて，VT，特に単形性VTの発生基質が形成されてくる．つまり，梗塞後の瘢痕線維組織内の正常心筋組織が存在する残存障害心筋組織において伝導遅延や一方向性ブロックが生じ，緩徐伝導部位を有するマクロリエントリー回路が形成される．緩徐伝導部位はリエントリー回路の共通路となり，そこを伝導した興奮伝播は出口より2方向に分かれ，周囲の正常心筋部にひろがる外側回路を伝導する，いわゆる8字型リエントリー回路となる[2)3)]．本例においても，単形性持続性VTが心筋梗塞発症2週間後に発症しており，心筋虚血や心不全の病態の改善にもかかわらず消失しなかったことから，VTの発生基盤となるリエントリー回路が形成されていると考えられる．

2 持続性VTの停止

心筋梗塞後に合併する持続性VTは早急に停止する必要がある．図8に停止法を示すが，意識障害のある例や血行動態不安定の例では頻拍停止に**直流通電（DCショック）**を要する．直流通電後も持続性VTが再発する場合はアミオダロン，ニフェカラントなどの**陰性変力作用の少ない薬剤**が選択され，投与後再度DCショックを行う．一方，血行動態が安定している場合では薬物療法が優先され，特に心機能低下を伴っている場合は，上記と同様の薬剤が投与される[1]．さらに，薬物抵抗性で頻発する単形性持続性VTでは，**緊急アブレーション治療**の適応となる場合があり，心筋梗塞後早期の症例においてもしばしば有効性を示す[1)4)5]．特に，アブレーション治療は近年心臓マッピング法の進歩に伴い，器質的心疾患を伴う心室頻拍に対しても有効な治療法となっている．

3 持続性VTの再発予防

図9に示すごとく，基礎心疾患を認める例では持続性VTに対して**ICD**が選択される．血行動態が安定したVTであっても，長期予後が不良であることよりICD治療が推奨される．特に左室駆出率が35％以下の左心機能低下例では，生存率改善においてICD治療の有効性は高い[6]．一方，ICD植込みができない症例やICD植込み後の再発を減少させる目的のために薬物治療が行われる[6]．薬物としてアミオダロン，ソタロールおよびβ遮断薬が選択され，それらの併用によりICD作動回数を減少させることができる．特に，アミオダロンは，左心機能の中等度低下例において，左室駆出率が35％以上を示す場合に，治療効果が認められる[6)7]．さらに，ア

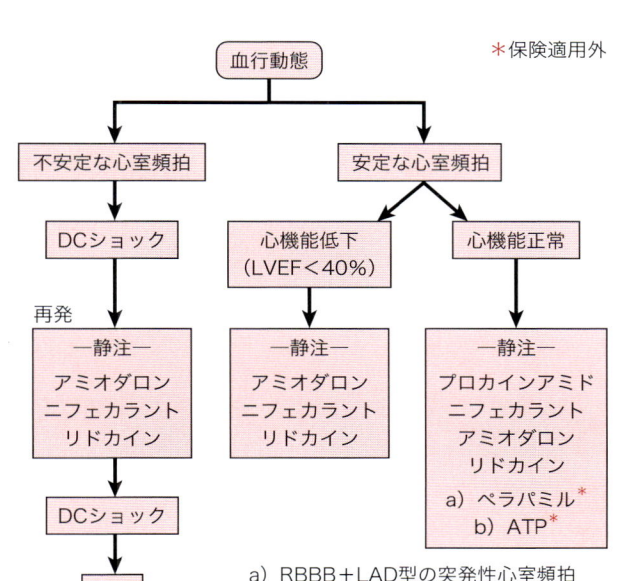

図8 持続性VTの停止法
RBBB：right bundle branch block（右脚ブロック）
LBBB：left bundle branch block（左脚ブロック）
LAD：left axis deviation（左軸偏位）
RAD：right axis deviation（右軸偏位）
（文献1より転載）

a) RBBB＋LAD型の突発性心室頻拍
b) LBBB＋RAD型の突発性心室頻拍

＊保険適用外

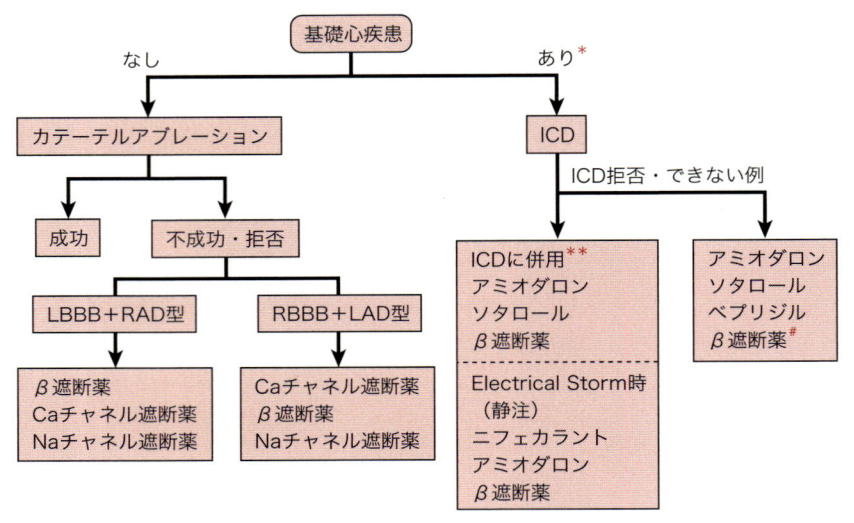

```
                              基礎心疾患
                    なし ┌──────┴──────┐ あり*
                         ↓                    ↓
                  カテーテルアブレーション         ICD
                    ┌────┴────┐                 │ ICD拒否・できない例
                    ↓          ↓         ┌──────┴──────┐
                   成功      不成功・拒否   ↓              ↓
                         ┌────┴────┐   ICDに併用**    アミオダロン
                         ↓          ↓   アミオダロン     ソタロール
                    LBBB+RAD型  RBBB+LAD型 ソタロール    ベプリジル
                         ↓          ↓    β遮断薬       β遮断薬#
                    β遮断薬      Caチャネル遮断薬 ─────────
                    Caチャネル遮断薬 β遮断薬    Electrical Storm時
                    Naチャネル遮断薬 Naチャネル遮断薬 （静注）
                                              ニフェカラント
                                              アミオダロン
                                              β遮断薬
```

＊：基礎疾患がある例でもカテーテルアブレーションの有効例がある．
＊＊：ソタロールまたはアミオダロン＋β遮断薬で作動の減少が図れる．
＃：心不全例で有用．

図9 持続性VTの再発予防
（文献1より転載）

表1 持続性VT・心室細動に対するICDの適応（クラス分類）

Class I
1. 心室細動が臨床的に確認されている場合
2. 器質的心疾患に伴う持続性心室頻拍を有し，以下の条件を満たすもの
   ①心室頻拍中に失神を伴う場合
   ②頻拍中の血圧が80 mmHg以下，あるいは脳虚血症状や胸痛を訴える場合
   ③多形性心室頻拍
   ④血行動態的に安定している単形性心室頻拍であっても薬物治療が無効または副作用のため使用できない場合や薬効評価が不可能な場合，あるいはカテーテルアブレーションが無効な場合

Class IIa
1. 器質的心疾患に伴う持続性心室頻拍がカテーテルアブレーションにより誘発されなくなった場合
2. 器質的心疾患に伴う持続性心室頻拍を有し，薬効評価にて有効な薬剤が見つかっている場合

Class III
1. 急性の原因（急性虚血，電解質異常，薬剤など）による頻拍で，その原因を除去することで心室頻拍・心室細動の再発が抑制できる場合
2. 抗不整脈薬やカテーテルアブレーションでコントロールできない頻回に繰り返す心室頻拍あるいは心室細動
3. カテーテルアブレーションや外科的手術により根治可能な原因に起因する心室細動・心室頻拍：例えばWPW症候群に関連した心房性不整脈や特発性持続性心室頻拍
4. 6カ月以上の余命が期待できない場合
5. 精神障害などで治療法に患者の同意や協力が得られない場合
6. 心移植の適応とならないNYHAクラスIVの薬剤抵抗性の重度うっ血性心不全患者

（文献6より転載）

ブレーションや薬物治療により持続性VTが抑制された例においても，VT再発のリスクがあるためClass IIaとしてクラス分類され，ICDの適応とされている[6]（表1）．

> **One More Experience**
> **持続性VTの治療の注意点**
> ・ERにおいて基礎心疾患を伴う持続性VTは通常薬物療法および電気的除細動によりコントロール可能な症例が多い．
> ・心筋梗塞早期のインセサント型を示すVTあるいはICD植込み後慢性期においてelectrical stormを示すVTはしばしば難治性となる．
> ・薬物抵抗性難治性VTの治療にはカテーテルアブレーション治療を考慮すべきである．

MEMO ① VTアブレーションとは？

心臓マッピングシステムの技術進歩により，VT起源となるリエントリー回路の三次元的同定が可能となり，アブレーション治療の成功率の向上が得られている．VTの停止によって症状の改善を目的とするICD治療と異なり，カテーテルアブレーション治療は直接VT起源のリエントリー回路内の緩徐伝導路に対し高周波通電を加え，根治をはかる方法である．さらに，心内膜ばかりでなく心外膜においても，電気生理学的検査上，低電位を示しかつ高閾値を要する心筋部位を，電気的瘢痕部位として三次元マッピングから検出し，緩徐伝導部位となる解剖学的峡部を明らかとしてアブレーションすることもできる．

補足解説：不整脈と胸痛

■ポイント

・心臓の拍動を不快感や不安感として自覚する状態を動悸と定義するが，その心臓の拍動を胸痛として自覚することもある（動悸的胸痛と仮に呼ぶ）
・著しい頻脈性不整脈（心拍数＞150/分）や徐脈性不整脈（心拍数＜40/分）では，動悸的胸痛をきたしやすい
・動悸的胸痛とそれ以外の胸痛を区別する

■解説

心臓の拍動を不快感や不安感として自覚する状態を動悸と定義するが，その心臓の拍動を胸

痛として自覚する人もいる．したがって動悸をきたすような病態すべてにおいて，動悸ではなく胸痛として自覚することがあることを銘記する（このような胸痛を動悸的胸痛と仮に呼ぶ）．

動悸（動悸的胸痛）の病態生理学的な発生機序として，以下の３つに分類される．ただし単一の機序によってではなく，複数の機序が関与することも多い．

① 心拍数の増加
② 心拍動の変動
③ 心収縮力や１回心拍出量の増加

発作性上室性頻拍や心室頻拍などが①による動悸（動悸的胸痛）である．心拍動に不整がある場合は，拍動間隔が長くなると，その直後の心拍動の１回心拍出量が増加し，その拍動を動悸（動悸的胸痛）として感じる．これは期外収縮や心房細動における動悸（動悸的胸痛）であり，②，③の機序が働いて起こると考えられる．なお，心房細動では心拍数が増加する傾向にあり，①の機序も動悸（動悸的胸痛）の原因となる．

原因としては，著しい頻脈性不整脈（心拍数＞150/分）や徐脈性不整脈（心拍数＜40/分）では，動悸的胸痛をきたしやすいが，これに加えて虚血性心疾患様の胸痛を合併している場合は，①心筋の酸素需要が増加することによって胸痛が出現した場合，②もともと存在する虚血性心疾患に合併した不整脈の場合が存在する．これら不安定なものは，電気的カルディオバージョンや一時的ペーシングを考慮する．

文献・参考図書

1) 不整脈薬物治療に関するガイドライン．「循環器病の診断と治療に関するガイドライン」（2008年度合同研究班報告）2009年改訂版，日本循環器学会
http://www.j-circ.or.jp/guideline/pdf/JCS2009_kodama_h.pdf（2011年12月閲覧）
↑freeでdownload可能．

2) Stevenson, W. G., Khan, H., Sager, P., Saxon, L. A., Middlekauff, H. R., Natterson, P. D., et al. : Identification of reentry circuit sites during catheter mapping and radiofrequency ablation of ventricular tachycardia late after myocardial infarction. Circulation, 88 : 1647-1670, 1993
↑心筋梗塞後VTのアブレーションの論文であり一読の価値あり．Freeにdownload可能．

3) Soejima, K., et al. : Catheter ablation in patients with multiple and unstable ventricular tachycardia after myocardial infarction. Circulation, 104 : 664-669, 2001
↑freeにdownload可能．

4) Bänsch, D., et al. : Successful Catheter Ablation of Electrical Storm after Myocardial Infarction. Circulation, 108 : 3011-3016, 2003
↑freeにdownload可能．

5) Hayashi, M., et al. : Novel mechanism of postinfarction ventricular tachycardia originating in surviving left posterior purkinje fibers. Heart Rhythm, 3 : 908-918, 2006
↑freeにdownloadできません．

6) 不整脈の非薬物治療ガイドライン．「循環器病の診断と治療に関するガイドライン」（2005年度合同研究班報告）2006年改訂版，日本循環器学会
http://www.j-circ.or.jp/guideline/pdf/JCS2006_kasanuki_h.pdf（2011年12月閲覧）
↑freeでdownload可能

7) The Antisarrhythmic versus implantable defibrillators (AVID) investigator: A comparison of antiarrhythmic-drug therapy with implantable defibrillators patients resuscitated from near-fetal ventricular arrhythmias. N Engl J Med, 337 : 1576-1583, 1997
↑アミオダロンとICDの比較成績であり一読の価値あり．freeにdownload可能．

第2章 【ケーススタディ】あらゆる原因を見抜き対処する！

急性肺血栓塞栓症

丹羽明博

Point

- 診断するには本症を念頭に置くことが第一歩である
- 治療方針を立てるには重症度の把握が大切である
- 治療の基本は抗凝固療法である
- 病状の変化を見るには心電図や心エコーが役に立つ
- 急性期管理には再発予防と早期離床を忘れてはならない

■ はじめに

　　急性肺血栓塞栓症（APTE）は無症状から突然死まで幅広い病態を呈し，しかもAPTEに多く認める呼吸困難，失神，胸痛などの症状は本症に特徴的なものではない．APTEは疑わなければ診断治療できず，早期診断ができなければ重症例は救命不可能となる．どのようなときに疑うか，疑ったらどのような所見に注目するか，そしてどのように管理するかという点について解説する．

問題解決型ケーススタディ

症例　救急隊連絡から来院まで

朝7時10分救急隊からの電話．80代の女性で自宅で一人暮らし．起床してトイレに行った後，6時頃から前胸部痛が出現，改善しないため本人から救急要請が入った，とのこと．受入を承諾した．
救急隊からの第一報は不安神経症で近医通院中．意識清明で胸痛は持続している．血圧156/94 mmHg，脈拍78/分・整，経皮的酸素飽和度（SpO_2）76％．

⇨ **この状況で考えておくべき疾患，検査は何か**

　　胸痛が約1時間続いているが，ショックには陥っていない．原因としては，○急性冠症候群，○急性心膜心筋炎，○急性大動脈解離，○急性心不全，○自然気胸，○APTE，○肋間神経痛，○心臓神経症などが考えられる．著しい低酸素血症があり，心臓神経症は否定的だろう．

　　来院時の処置は何を行うか，身体所見は何を重視するか，緊急検査は何を行うか，を考えてみよう．処置としてはSpO_2が低いため，酸素投与を行い，血行動態の急な変化に備えて来院時に静脈路確保しよう．身体所見としては，○浮腫，○圧痛，○呼吸音，○心音・心雑音，○血圧の左右差などに注意し，緊急検査として，○心電図，○血液ガス，○ポータブル胸部X線，○心筋逸脱酵素・血算，炎症反応などを行う準備をしておこう．

● 来院時症例提示

14分後に救急車が到着．84歳の女性，来院時には前胸部痛は消失していたが，軽度の息苦しさと動悸を訴えていた．心疾患や呼吸器疾患の既往はなく，不安神経症に加えて耐糖能異常と脂質異常症で近医通院していた．元気で自立した日常生活を行っていた．感冒様症状はなかったが，数日前から坂道を登ると息切れを感じるようになっていた．
来院時の身体所見は身長約150 cmで小太り．血圧134/78 mmHgで橈骨動脈や頸動脈拍動の強さには触診上左右差なし．脈拍105/分・整，体温37.1℃，呼吸数24/分，SpO_2は85%（5L酸素マスク下）．貧血・黄疸なし．頸静脈怒張なし．左下腿浮腫あり．肋骨下縁に沿った圧痛はなし．呼吸音正常で左右差なし．肺ラ音なし．心膜摩擦音なし．II音軽度亢進，心雑音なし．腹部所見正常．

⇨ **初診時の処置，および，病歴・身体所見から考えることは何か**

　　来院時初期研修医と手分けして，病歴を本人から聴取するとともに，身体所見を把握して，静脈確保を行い，マスクにて酸素5L投与を継続した．高血圧の既往はなく，来院時には胸痛は消失している．急性大動脈解離の可能性は低いだろう．胸部に圧痛はないため，肋間神経痛は否定される．肺尖部の聴診を注意して行ったが，呼吸音の左右差は認めなかった．とすると自然気胸も考えにくい．肺ラ音は聴取しないし，血圧も拡張期心不全をきたす高血圧ではない．患者は症状も改善し，明日どうしても行かなくてはならないところがあるので，入院できないという．しかし，酸素飽和度がきわめて低かった．帰すわけにはいかないだろう，どう説得するか．

経過1 12誘導心電図を記録し，検査結果も戻ってきた．ポータブル胸部X線もできあがった．データはどうか

　　心電図（図1）では全誘導のST上昇は認めないが，V1-2のSTが上昇しているように見える．その他に100/分の頻脈，S I Q III T III，aVRのR'波，V6のS波が気に

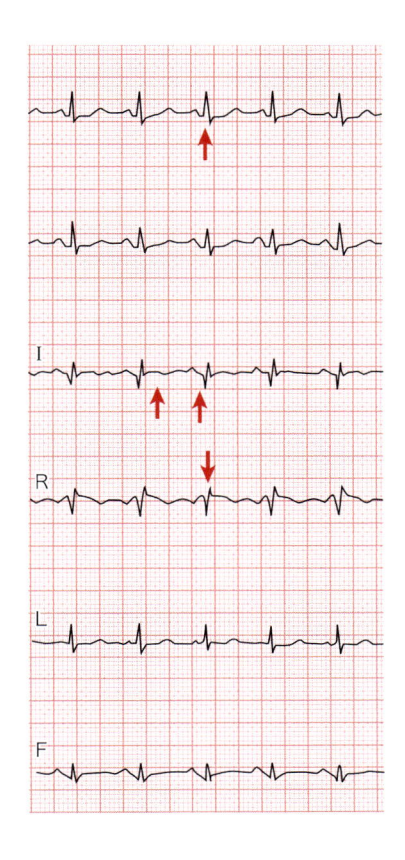

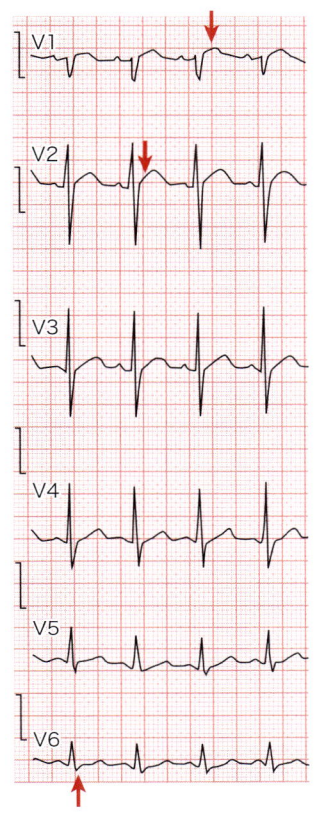

図1　84歳女性　7:43AM救急外来
頻脈，ＳⅠQⅢTⅢ，aVRのR'波，V6のs波，V1-2のST上昇を認める

なる．全誘導のSTが上昇する典型的な心膜心筋炎とは言えないし，急性前壁心筋梗塞に特徴的な心電図とは言い難い．むしろ急性右心負荷と考えた方がよさそうだ．採血時にD-dimerを加えておいてよかった，鑑別に役立ちそうだ．胸部X線では心胸郭比58％で，肺血管陰影増強は明らかでなく，肺野に炎症像を認めない．血液ガス（表1）では著明な低酸素血症と低炭酸ガス血症がみられる，ということは，低酸素血症による過換気状態か．そういえば頻呼吸だったな．慢性呼吸器疾患の急性増悪ならPaCO$_2$が上昇することが多く，心不全でもPaCO$_2$が低下することは少ない．APTEないし高齢者の急性症候群ならこの病態が起こる可能性は考えられる．しかし，血液検査では心筋逸脱酵素の上昇はなく，D-dimerが高値となっている．

➜次に行う検査・治療はどうするか

まず行うべきは心エコーだ．心膜心筋炎なら心膜液貯留や心筋壁の肥厚がみられやすい，急性冠症候群なら壁運動異常を認めることが多いし，APTEなら右心系が拡大

表1　来院時検査所見

血算	生化学
WBC 6,400/μL	TP 7.2 g/dL
RBC 385万/μL	Alb 3.9 g/dL
Hb 12.4 g/dL	LDH 284 IU/L
Ht 36.7％	AST 25 IU/L
Plt 26.2万/μL	ALT 14 IU/L
血液ガス（酸素マスク5L）	T-Bil 0.4 mg/dL
	ALP 241 IU/L
pH 7.48	BUN 26.4 mg/dL
$PaCO_2$ 34.9 Torr	Cre 0.70 mg/dL
PaO_2 48.3 Torr	Na 143 mEq/L
HCO_3 22.6	K 4.9 mEq/L
BE －0.3	Cl 108 mEq/L
凝固	CPK 92 IU/L
	BS 106 mg/dL
D-dimer 8.7 μg/mL	トロポニンT　陰性

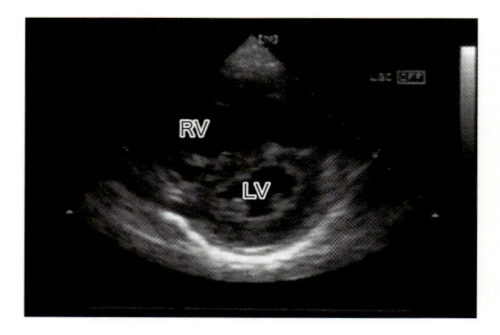

図2　来院時心エコー図
拡大した右室（RV），狭小化した左室（LV），心室中隔の平坦化を認める

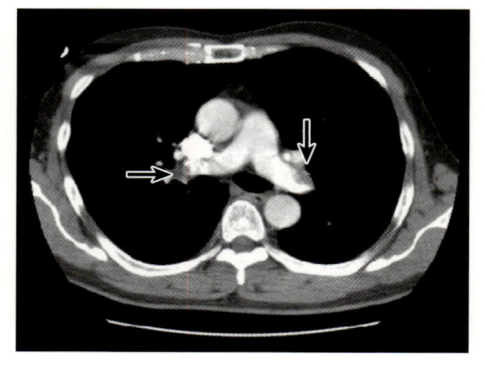

図3　入院時の造影MDCT
矢印が肺動脈血栓を示す

　することが多いといわれている．急いで記録した心エコー（図2）では，著しい右室の拡大と左室の狭小化，そして，心室中隔の平坦化がみられる．三尖弁逆流も認め，予測右室収縮期圧は62 mmHgであった．急性右心負荷を示す疾患，すなわち，APTEの可能性が高くなった．そうだ，ヘパリンを5,000単位静注しておこう．この病気は再発したら致命的になるため，予防措置や急性期の治療を行う必要がある．是非とも入院治療を納得してもらわなくてはならない．確定診断としてMDCTを行うことにしよう．MDCT（図3）では左右肺動脈近位部に血栓像を認めた．また，右大腿静脈にも深部静脈血栓（DVT）を認めた．

経過2 確定診断はなされた．初期治療および今後の治療方針は？

　APTEの再発予防として，非永久留置型下大静脈フィルターを腎静脈下に留置した．ショックにはなっていないが，心エコー所見から考えると，右心負荷は高度である．ヘパリン2万単位/日を初期投与量として，APTTを指標にヘパリン量の調整を行い，加えて，tPAを80万単位使用した方が病態の改善は早いだろう．これで再発予防と初期治療の一連の処置はできた．経口摂取も可能なので，ワーファリン3 mgをヘパリンと併用して開始しよう．また，症状も改善し，血行動態も安定しているので，本日中に立位，室内歩行とADLを上げていこう．フィルターを使用しているので，大きなDVTが肺動脈に飛び致命的になる可能性は少ないだろう．
　最初の1週間の管理の中心は，治療が奏功しているのか否かを早期に把握することが必要だ．再発を疑わす症状に加えて，心電図と心エコーで急性期所見の変化を頻繁にチェックしておく必要がある．ヘパリンはワーファリンの効果が安定してくる1週間位をめどに中止し，フィルターは2週間を目安に抜去を考えたい．

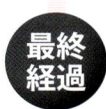

最終経過 治療経過はどうだったか

　入院翌日の心電図（図4）ではSⅠとV6のS波およびV1-2のST上昇はほぼ消失し，V1-2のT波が陰性化してきた．SⅢとaVRのR'波は明らかに減高してきた．心電図上の右心負荷は改善してきているようだ．3病日には心エコーも正常化してきた．ADLも病棟内フリーとなっており，再発を疑わせる症状もないし順調に経過している．ヘパリンは4病日から減量し，7病日に中止できた．PT-INRは1.5〜2.5を目安にワーファリンを調整し，14病日には4.5mgでコントロールできてきた．D-dimerは3病日の12.6 μg/mLがピークで，その後は順調に低下してきたため，14病日にフィルターを抜去し，19病日に自宅退院となった．

解説：急性肺血栓塞栓症の重症度と治療

1 APTEの重症度分類（表2）

　APTEの臨床像には無症状例からショック突然死をきたし剖検で初めて診断される例までさまざまである．診断された例では，心停止を含む**循環虚脱型（collapse type）**，ショックないし低血圧を呈し血行動態が不安定で右心不全を示す**広範型（massive type）**，血行動態は安定しているが右心不全を示す**亜広範型（submassive type）**，右心不全のない**非広範型（non massive type）**に重症度分類[1]される．各病型の急性期生存率はそれぞれ52.4％，15.6％，2.7％，0.8％といわれており[2]，重症例であるほど確定診断前の段階，すなわち，APTEを疑った段階で治療が行われないと，救命できない例に遭遇することが多い．また急性期の管理中に再発した場合は，非広範型でも急速に病態が悪化しやすい．

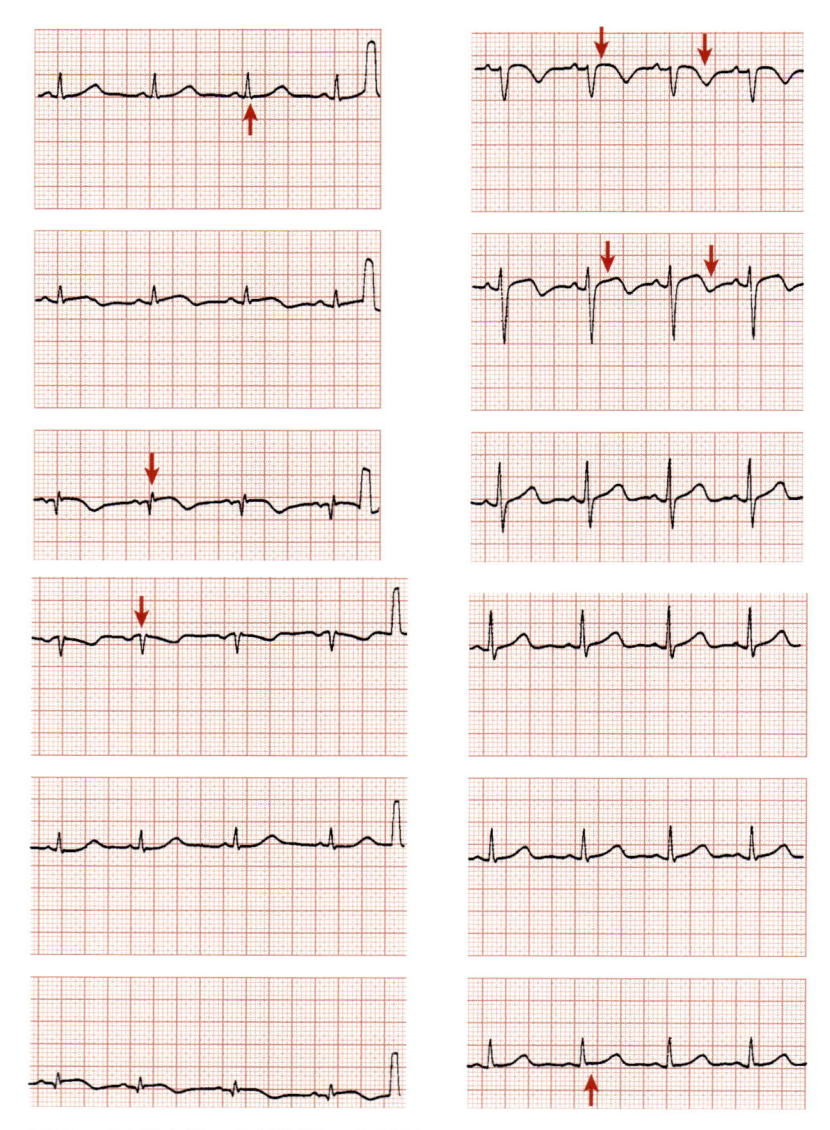

図4　84歳女性　入院翌日の心電図
V1-2のST上昇，SⅠおよびV6のs波は消失し，V1-2に陰性T波が出現してきた．
SⅢおよびaVRのR'波は減高してきた

表2　急性肺血栓塞栓症の重症度分類と治療方針（文献1を参考に作成）

	血行動態	右心不全	抗凝固療法以外の追加治療
循環虚脱型	心停止or循環虚脱	あり	線溶療法/カテーテル治療/緊急肺血栓摘除術
広範型	不安定orショック	あり	線溶療法/カテーテル治療
亜広範型	安定	あり	（線溶療法/カテーテル治療）
非広範型	安定	なし	なし

（　）：抗凝固療法単独が多いが，症例の状況により各施設での判断で追加治療が行われる．

2 重症度に合わせた治療方針（表2）

　循環虚脱型から非広範型に至るAPTE全例で，**抗凝固薬は必須である**．抗凝固薬に関する臨床研究[3]では非使用群の死亡率はきわめて高かったため，この試験は倫理的観点から途中で中止された．その後は類似の研究は行われていない．

　循環虚脱型では抗凝固薬に加えて，線溶療法，肺動脈内血栓の吸引・破砕などのカテーテル治療，緊急肺動脈血栓摘除術など，各施設で早期施行可能な追加治療が行われなければ救命できないことが多い．広範型では線溶療法やカテーテル治療が追加されることが一般的である．亜広範型では早期回復や急性期管理を容易にする[4]ことを考えて線溶療法を加える場合もある．非広範型は基本的に抗凝固薬のみで管理される．

　急性期治療としては肺動脈血栓に対する治療に加えて再発予防処置が重要である．APTE発症後ではDVTが高率に残存している[5]．DVTの予防の原則は**早期離床と抗凝固薬**であるが，静脈エコーやMDCTで下肢静脈に血栓が検出された場合は**下大静脈フィルター**が使用されることが多い．フィルター使用後は比較的安全に早期離床が可能である．

3 APTE発症例に対する下大静脈フィルターの適応

　フィルター適応は残存DVTを有するAPTEに使用するのが基本である．永久留置型では長期で見るとDVTを高率に発現する[6]ことが知られており，使用するフィルターは非永久留置型が勧められる[1]．

Pros & Cons 賛成論 反対論

❖ 急性期フィルター使用の考え方

　初診時のDVT検索は不十分となりやすく，かつ，入院初期のADL低下などによるDVT出現状況や，入院後のDVTの増大縮小状況が不明であるため，APTE急性期には原則としてフィルターを使用するとの考え方もある．APTE発症時，DVTが検出できなかったからといって，急性期管理中もDVTが発現しないという保証はないため，疑わしきは繰り返し静脈エコーを用いて確認していくことが望まれる．

MEMO ❶ 非永久留置型下大静脈フィルターの使い分け

　非永久留置型にはシャフトを有する一時留置型と，抜去用フックの付いた回収可能型の2種類があり，後者が多く使用されている．明確な使い分けは確立されていない．回収可能型は永久留置も可能であるが，医療者には極力抜去する姿勢[8]が求められている．巨大腹部腫瘍などのため，下大静脈が変形している症例や，100％抜去が求められる症例に対しては一時留置型が勧められる．

SIQⅢ n=13　　　　　　　　　　　　　　　　平均 4.4±3.2日

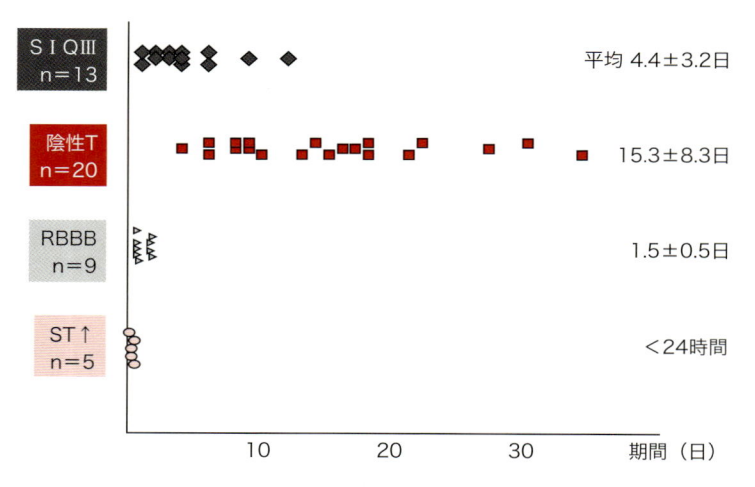

陰性T n=20　　　　　　　　　　　　　　　　15.3±8.3日

RBBB n=9　　　　　　　　　　　　　　　　 1.5±0.5日

ST↑ n=5　　　　　　　　　　　　　　　　 ＜24時間

図5　治療開始後から心電図所見消失までの期間
V1-2のST上昇は24時間以内に消失し，右脚ブロックは1.5日，SIQⅢは4.4日，V1-3の陰性T波は15.3日で消失する

One More Experience

心電図変化

小菅ら[7]はⅢとV1両誘導の陰性T波はAPTEの診断に有用と指摘している．急性右心不全による心電図所見は，短時間で変化する．古典的なSIQⅢTⅢに加えて，頻脈，aVRのR'波，右脚ブロック，V6のS波は病態改善により，時間や日の単位で変化する（図5）．超急性期で重症であればV1-2のST上昇を認めることがある．高頻度に認めるV1-3の陰性T波は数時間後から約2週間にわたりみられる．

心エコー所見

右心不全の診断には心エコーが用いられる．右心拡大と右室圧上昇を認め，下大静脈の呼吸性変動が消失していれば，右心不全と診断される．また，心室中隔が左室側に圧排され平坦化して，左室が狭小化する所見や三尖弁逆流などもみられる．特異的な所見としては右室自由壁の奇異性運動が知られている．これらの所見も病態の改善とともに早期に回復していく．

文献・参考図書

1) 2008年度合同研究班報告：肺血栓塞栓症および深部静脈血栓症の診断，治療，予防に関するガイドライン（2009年改訂版）．http://www.j-circ.or.jp/guideline/pdf/JCS2009_andoh_h.pdf
   ↑静脈血栓症の現時点における本邦の基本ガイドライン

2) Sakuma, M., et al.：Inferior vena cava filter is a new additional therapeutic option to reduce mortality from acute pulmonary embolism. Circ J, 68：816-821, 2004
   ↑臨床診断し得た456例における肺塞栓症研究会のアンケート調査.

3) Barritt, D. W., et al.：Anticoagulant drugs in the treatment of pulmonary embolism：a controlled trial. Lancet, 1：1309-1312, 1960
   ↑未分画ヘパリンでの唯一の無作為試験35例（倫理的見地から中止）

4) Konstantinides, S., et al.：Heparin plus alteplase compared with heparin alone in patients with submassive pulmonary embolism. NEJM, 347：1142-1150, 2002
   ↑亜広範型肺塞栓256例の無作為試験（ヘパリンにtPA追加群vs非追加群）

5) Girard, P., et al.：High Prevalence of detectable deep venous thrombosis in patients with acute pulmonary embolism. Chest, 116：903-908, 1999
   ↑急性肺塞栓連続症例で静脈造影施行した213例中81.7％に残存DVT

6) The PREPIC Study Group：Eight-year follow-up of patients with permanent vena cava filters in the prevention of pulmonary embolism：The PREPIC (Prévention du Risque d'Embolie Pulmonaire par Interruption Cave) Randomized Study. Circulation, 112：416-422, 2005
   ↑DVT400例を無作為にIVCF使用群と非使用群に割り付けた試験.

7) Kosuge, M., et al.：Electrocardiographic differentiation between acute pulmonary embolism and acute coronary syndromes on the basis of negative T waves. Am J cardiol, 99：817-821, 2007
   ↑PE40例とACS87例の連続症例における心電図上の鑑別に関する検討

8) 厚生労働省医薬食品局　医薬品・医療機器等安全性情報No.278，2011　http://www.info.pmda.go.jp/iyaku_anzen/file/PMDSI278.pdf　2011：3-4
   ↑永久留置型下大静脈フィルターに関する安全性情報

第2章 【ケーススタディ】あらゆる原因を見抜き対処する！

8 気胸，胸膜炎

三宅修司

Point

- 特発性自然気胸の胸痛は安静時に突然生じることが多く[1]，乾性咳嗽を合併する場合も多い
- 痩せ型の20代男性に多い．特発性自然気胸で重症化は稀だが，緊張性気胸に注意する
- 続発性自然気胸では突然重篤な低酸素血症をきたすこともあり，速やかな対応が必要になる
- 細菌性胸膜炎では発熱，咳嗽，喀痰に加えて，呼吸で増悪する胸膜痛の"引きつれるような痛み"が特徴である

■はじめに

　気胸や胸膜炎は，胸背部痛をきたす患者のなかで一刻を争うような重症ではない場合が多いが，遭遇する機会は多い疾患である．病歴聴取が重要であり，患者の症状から両疾患を疑い，聴診・打診を加えることにより，X線写真のみで診断が可能である．
　細菌性胸膜炎は，細菌性の肺炎が胸膜に波及することで胸膜痛が出現する．肺炎による発熱，咳嗽，喀痰が先行し，その後胸痛を自覚する．患側肺の聴診でラ音を聴取するだけでなく，打診にて患側で濁音を呈する場合は胸膜炎を疑う．

問題解決型ケーススタディ

◆症例1：若年男性の自然気胸

症例 症例呈示1

　26歳男性．朝，突然上背部痛が出現．乾性咳嗽も出現し，歩行時に息切れを感じたため受診．

心音純，肺音清．右肺でやや減弱．深呼吸で引きつれるような痛みがある．酸素飽和度95％とやや低下あり．

↪若年成人の突然の胸背部痛では何を考えるか？

　30歳以上の患者の突然の胸背部痛に対しては，常に急性冠症候群と急性大動脈解離といった重篤な疾患の除外が必要であるが，20代ではほぼ除外できる．若年成人の胸背部痛の原因として，筋筋膜痛，肋軟骨部の疼痛，肋間神経痛，帯状疱疹，僧帽弁逸脱症候群があげられるが，突然に胸痛もしくは背部痛が出現した場合，最も頻度が高いのは自然気胸である．

　痩せ型の若年男性が突然の胸痛を訴えて受診した場合，まず自然気胸の可能性を考える．下記の特徴があれば，さらに可能性が高くなる．
・時間を覚えているほど，突然に出現する痛み
・虚血性心疾患の際の締め付けられるような痛みではなく，引きつれるような痛み（胸痛ではなく，本例のように肩こりのような背部痛を自覚することもある）
・酸素飽和度が低下することもあるが，若年男性では比較的軽度である場合が多い
・痛みは安静で軽快せず，体動で増悪する傾向もない

臨床経過

既往歴：高校3年に右気胸で入院し，脱気治療を受けている．今年の5月に軽度の痛みがあり健診でⅠ度（解説参照）の右気胸を指摘されたが自然治癒したエピソードあり．
胸部X線写真（図1）にて，右肺尖部の囊胞性変化部分が癒着しているが，それ以外の部分では虚脱が強く，肺は50％弱まで虚脱していた．
トロッカー挿入とハイムリッヒ弁により脱気を開始するとともに再発の可能性が高いことを説

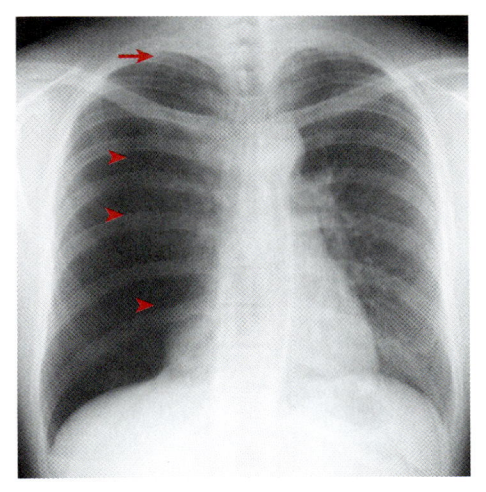

図1　来院時の胸部X線写真
右肺尖部に囊胞性変化があり，胸膜の癒着を認める（→）．縦方向に臓側胸膜の境界線を認める（➤）

明して外科的治療を勧めた．エアリークは2日でおさまり，仕事の都合から後日胸腔鏡下手術を受けることになった．

↳自然気胸診断後の対応は？

程度が軽度であれば，無治療にて経過観察も可能であるが，Ⅱ度以上の肺虚脱（解説参照）では，脱気，排気の治療が必要である．

気胸は再発しやすく，初発例が再発する頻度は約50％であり[2]，再発例の再発の頻度は約75％にまで上昇するといわれている．再発例の場合は，原則として外科的治療を考慮する．

◆症例2：続発性自然気胸

症例 75歳男性．慢性閉塞性肺疾患（COPD）にて外来通院治療中．ある日外出した直後に突然呼吸困難を自覚．安静でも改善しないため，その夜（午前3時）救急外来受診．右自然気胸を認めた．血液ガス（室内気）が$PaCO_2$ 53.4 Torr，PaO_2 47 Torrであり，トロッカーを挿入するとともに緊急入院となった．嚢胞性変化が強いCOPD患者であり，持続吸引を行うもエアリークが数日で止まらないため，気管支鏡にてスポンゼルを詰めるなどの措置を行い，複数の気管支が関与していることが示唆された．高齢であり，肺機能低下が著しいため，胸膜癒着術や外科的治療を行わず治癒．気胸の治癒後は$PaCO_2$ 45.5 Torr，PaO_2 67 Torrまで改善した．

↳COPDに合併した気胸への対応は？

続発性自然気胸の症例である．COPDなどで肺に基礎疾患がある患者では，気胸の出現により，胸痛よりも突然の息苦しさや呼吸不全をきたす場合がある．

COPD患者が突然の呼吸困難で受診した場合は，気胸の合併も鑑別に加えておく必要がある．胸痛と換気量の低下により，高二酸化炭素血症を呈することも多く，肺の予備能力の低下によっては，軽度の気胸であっても処置が必要な場合がある．

エアリークが続く場合（3日以上），外科的治療も考慮すべきであるが，全身状態や肺機能の予備能なども合わせて総合的に判断する．胸膜癒着術の実施は，その後の肺機能を低下させる危険性があることも考慮する必要がある．

解説：気胸・胸膜炎の治療法

1 気胸

多くは胸膜直下のブレブが破裂した結果，気胸が生じる．
気胸の虚脱度によってⅠ，Ⅱ，Ⅲ度に分類される．

- Ⅰ度：虚脱肺の上部が鎖骨を越えている．
- Ⅱ度：虚脱肺の上部が鎖骨以下であり，虚脱率が50％未満．
- Ⅲ度：虚脱肺の上部が鎖骨以下であり，虚脱率が50％以上．

治療方針
- Ⅰ度：安静のみで経過観察．
- Ⅱ度：処置が必要．外来での脱気療法を試みてもよい．
- Ⅲ度：入院適応であり，胸腔内にチューブ挿入が必要である．

$$虚脱率：\frac{虚脱肺の最大縦径×最大横径}{胸郭の最大縦径×最大横径}×100（％）$$

ただし，**続発性自然気胸**の場合は，基礎疾患の程度によっては虚脱度が軽度であっても入院経過観察が必要であり，チューブ挿入などの対応が必要となる場合も多い．

●治療

1）酸素吸入

酸素を吸入すると胸腔内に漏れ出した空気の吸収を促進する効果が報告されている．

2）脱気療法

エラスター針などを用いて，エラスター針外筒を胸腔内に挿入して空気を脱気する方法である．肺のエアリークが軽度もしくはすでにふさがっているような場合にはこれで十分であり，外来通院で経過をみる．

3）チューブ挿入療法

胸腔内にチューブを挿入し，持続脱気することで虚脱肺を改善させる．ウォーターシール法で，胸腔内圧を大気圧に維持させる方法と，陰圧排気や一方向弁（ハイムリッヒ弁）で肺を膨らませる方法とがある．

著しい虚脱肺（**緊張性気胸**）や長期間経過した気胸の場合は，急激な再膨張によって**再膨張性肺水腫**（Memo参照）をきたすことがあるので注意が必要である．危険性がある場合は，チューブ挿入後，大気圧でしばらく経過をみた後，持続脱気を開始する．

MEMO ❶ 再膨張性肺水腫とは

虚脱した肺が陰圧により急激に再膨張した際に生じるもので，肺が拡張後24時間以内に咳嗽，胸痛，息苦しさなどを自覚したり，酸素飽和度の低下を認める．画像所見は肺うっ血に類似した陰影を認める．軽症であれば自然に軽快するが，一時的に酸素吸入や利尿薬，少量のステロイド投与などを行う場合もある．

> **MEMO ❷ 緊張性気胸とは**
> 呼気時に患側の胸腔内圧が大気圧を超え，縦隔が健側に移動する状況になった気胸をいう．自然気胸の1〜2％に認める．呼吸困難，頻脈に低酸素血症，低血圧を呈している場合は緊張性気胸の可能性も考慮する必要がある．緊急処置の必要がある．

4) **胸腔鏡下手術（video-assisted thoracic surgery：VATS）**

　　胸腔鏡下手術で，ブレブのある部分を切除する方法である．これにより，気胸の再発率は数％まで低下する[1]．〔1）2）3）では再発率は初回で約50％，再発例では約75％の再発率であるため，気胸の再発例では原則として外科的治療を行う〕

5) **胸膜癒着術**

　　肺機能低下などでVATSが実施できない場合に，胸腔内に胸膜刺激物質（ミノマイシン®，OK-432など）を注入し，胸膜を癒着させる方法である．

2 胸膜炎

　細菌性肺炎の炎症が胸膜に及ぶと，胸痛（胸膜痛）が出現する．呼吸によって引きつれるような痛みを自覚する．**胸水**は進行度で下記の3つに分類されるが，臨床像は，いずれも発熱，咳嗽，喀痰，胸膜痛が主体（すべてが出現するとは限らない）である．臨床像でのこの3つの病態の鑑別は困難である．

❶ 肺炎随伴胸水（uncomplicated parapneumonic effusion）

　初期は，滲出液で好中球の遊走を認めるが，胸水中に細菌の移行はなく，反応性の少量の胸水貯留のみで，肺炎の治療によって胸水は消失する．

❷ 膿胸性肺炎随伴胸水（complicated parapneumonic effusion）

　経過とともに，胸腔内に細菌が侵襲し，好中球の遊走や好中球の破壊に伴うLDH上昇や，胸水のpH低下（＜7.3）を認める．細菌は速やかに胸腔内から除去されるため胸水の培養では陰性になる．

❸ 膿胸（thoracic empyema）

　さらに経過とともに，胸腔内に多量の細菌が侵襲し，膿が胸腔内から排液される状態となる．胸水の培養が陽性になる場合が多いが，検出されない場合もある．

❹ 治療（図2）

- **膿胸性肺炎随伴胸水**：チューブの胸腔内挿入により胸水の排液を行う．大量胸水の場合は，一度に大量の排液を行うと再膨張性肺水腫を合併することがあるため注意が必要である．
- **膿胸**：胸腔内にトロッカー挿入し，膿の排液を行うとともに，膿の粘稠度によっては，トロッ

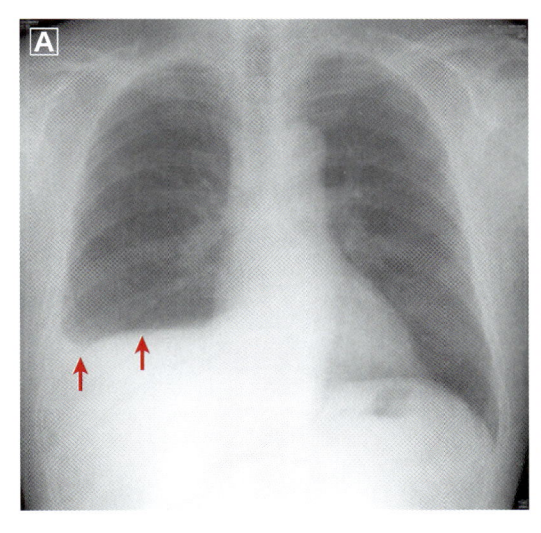

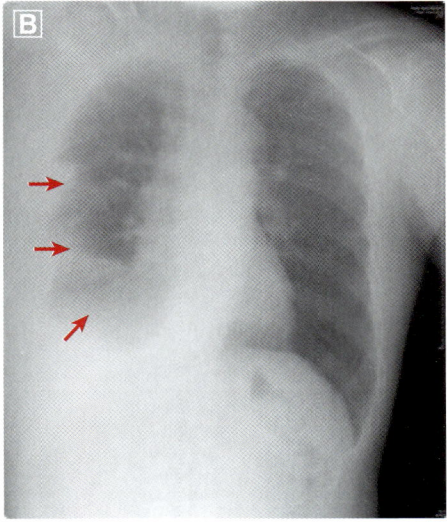

図2　肺下型胸水
稀だが，胸水が横隔膜の上，肺の下に存在しているタイプがあるので注意する．立位（A）では右胸水がそれほど目立たないが，右側臥位正面像（right lateral decubitus view）（B）を撮影すると胸水の存在が明らかになる

　カーを利用して胸腔内洗浄も実施する．
・治療の選択に関して，American college of chest physicians（ACCP）でガイドラインが出されている[3]．

One More Experience

気胸・胸膜炎の診療のコツと注意点

・気胸の診断能は吸気時と呼気時のX線写真で差がない．通常の吸気時撮影のみで十分である[2]．
・気胸の診断法では打診で鼓音となることが特徴であるが，声音振盪の左右差を比較して声音振盪の減弱の方がわかりやすいことが多い．
・続発性自然気胸が疑われる症例では，胸膜癒着により肺尖部以外の思わぬ部位で肺虚脱を認めることがある．胸部X線写真は正面像と側面像をとることが必要である．
・大量胸水の排液に際しては，一度に急速かつ大量に排液を行うと再膨張性肺水腫をきたす危険性が高いことを忘れてはならない．1日に1L未満，排液の速度を調節するか，何度かに分けて排液することが望ましい．

文献・参考図書

1) Steven, A. S., John, E. H.：Spontaneous Pneumothorax. New Engl J Med, 342：868-874, 2000
   ↑自然気胸の発症機序や臨床症状，診断，治療など全般的についてまとめられた文献.

2) Sadikot, R. T., Greene, T., Meadows, K., Arnold, A. G.：Recurrence of primary spontaneous pneumothorax. Thorax, 52：805-809, 1997
   ↑自然気胸の再発率の頻度や再発に関与する要因について記載された論文.

3) ACCP consensus statement. Medical and Surgical Treatment of Parapneumonic Effusions/ An Evidence-Based Guideline. Chest, 18：1158-1171, 2000
   ↑肺炎随伴胸水や膿胸の治療のガイドライン.

第2章 【ケーススタディ】あらゆる原因を見抜き対処する！

消化器疾患における胸背部痛

舩越 拓, 生坂政臣

Point

- 胸背部痛を主訴にして受診する患者でも消化器疾患を忘れない
- 痛みの病態生理から消化器疾患の痛みの特徴を理解する
- 消化器疾患の関連痛が胸背部痛をきたすことがあることを知る

■ はじめに

　救急外来では，緊急性の高いまたは致死的な疾患の除外が目的とされることが多く，胸背部痛を主訴に来院した患者の診察は，まず心血管系や呼吸器系の疾患を念頭に進めることになる．しかしながら消化器疾患でも胸背部痛をきたす疾患は多く，なかには早急な介入が必要となるものも存在する．

　そこで本項では胸背部痛を主訴として来院する消化器疾患に焦点をあて，解説する．

問題解決型ケーススタディ

症例　診察前情報提示

46歳女性．前日夜から右上背部痛と嘔気が出現し様子を見ていたが，改善せず未明に時間外来院となった．

⇨ 何を思い浮かべる？

　救急外来において胸痛を訴える患者を診るときは急性大動脈解離，急性心筋梗塞，緊張性気胸，肺塞栓，特発性食道破裂などのいわゆる killer chest pain と呼ばれる致死的な疾患を見逃さないことが重要となる．心血管系，呼吸器系の疾患の考え方の詳細は他項にゆずるとして，特発性食道破裂は消化器系の救急疾患としては見逃しては

ならない疾患の1つである．

特発性食道破裂は処置が遅れると二次感染から高率に縦隔炎を合併し，死亡率が高いため早期の処置が必要になる．破裂の原因としては急性の食道内圧の上昇が考えられており，なかでも嘔吐は約80％の患者で認められる高頻度の症状である．その他，食道潰瘍やBarrett食道などを背景に破裂に至ることもある．痛みの性質は呼吸性変動を伴うため気胸や心膜炎などとの判断が難しいことがある．そうしたときは嚥下時痛の有無が鑑別に有用である．心膜炎では嚥下時痛もきたすことがあるが，臥位で悪化し，坐位，特に前傾姿勢で軽快するという体位での変化が心膜炎ではみられることが鑑別の手がかりとなる．身体所見では頸部皮下気腫を呈する．また，検査上は大部分の患者で縦隔気腫や腹腔内遊離ガスを認めるため，まず単純X線写真で確認するのがよい．

来院時の症例提示

独歩入室，表情はやや苦悶様であるが受け答えはしっかりしていた．ベッドに入った後から右の肩甲骨下端の痛みと心窩部不快感が出現し，嘔気を伴い増悪傾向にあるため来院した．肩甲骨下端の痛みに関しては肩の可動時痛や圧痛はなく，呼吸や歩行でも悪化しない．心窩部は持続的な不快感を自覚している．
意識は清明，バイタルサインは体温37.4℃，血圧135/82 mmHg，脈拍数85/分，呼吸数18回/分，SpO_2 99％であった．

▶病歴からどのように考えるか？

食道破裂としては食道内圧の上昇のきっかけとなる嘔吐がなく，安静時に出現していることや痛みが右背部に局在していることから可能性は低いと思われた．

主訴が胸痛，背部痛のように限局した痛みであるときはそこにある解剖学的な構造物を想起してどの臓器からの痛みかを考えると漏れが少ない．急性の右肩甲骨下端の痛みでは臓器別に考えると，

> 皮膚・神経：帯状疱疹，頸椎症
> 筋骨格：肋骨骨折，Bornholm病
> 胸膜：胸膜炎，気胸，悪性腫瘍
> 心血管：急性大動脈解離，肺血栓塞栓症

などが代表的である．しかしながら本症例では肩の可動時や呼吸，圧迫などでの増悪がなく，心血管系疾患としても突発でない点など，臓器特異的な情報に乏しい．

ここで痛みの病態生理を考えて分類すると，体性痛，内臓痛，関連痛に分けられる（表1）．通常内臓痛は，正中に自覚する鈍痛を特徴とするため本患者とは合致しない．体性痛であれば痛みは局在し鋭いものとなるが，圧痛や動作時痛を伴うものがほとんどである．

そうしたときに考えなければならないのは関連痛の可能性である．関連痛の機序は

表1　消化器由来の痛みの分類と特徴

	体性痛	内臓痛	関連痛
痛みの部位	局在が明確	正中で局在が不明瞭	内臓知覚神経と同レベルの脊髄知覚　場所はそれほど明らかではない
痛みの性状	鋭い	鈍い，消化管であれば波がある	多様
痛みを感じる部位	壁側腹膜	粘膜や腸間膜など	脊髄後根体性知覚神経

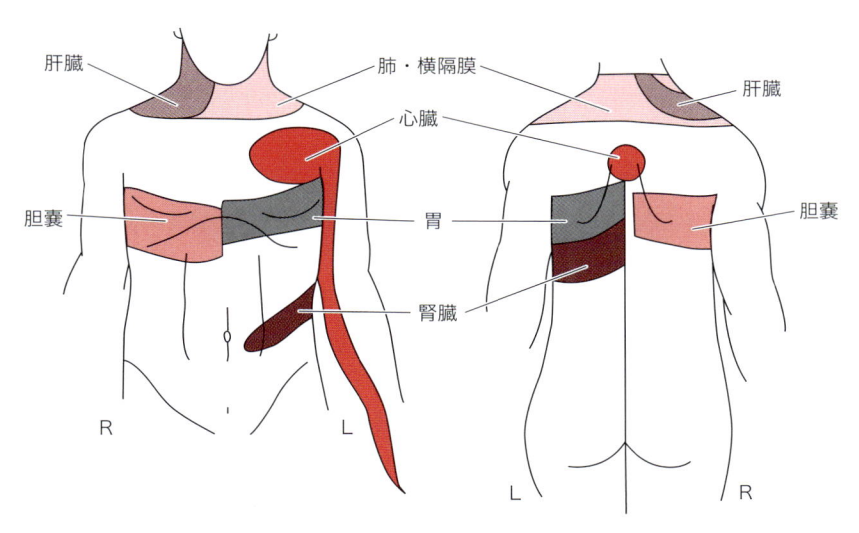

図1　関連痛の主な場所

　はっきりしていないものの，内臓求心性線維が後根神経節に入り，脊髄内を上行する過程で体性痛の経路と近接するために，内臓知覚が同レベルの体性知覚に影響を及ぼし引き起こされるとされている．そのため胃や胆嚢，十二指腸，小腸などの関連痛は横隔膜を超え，胸背部の痛みとして知覚されることとなる．

　本症例では痛みの部位と心窩部違和感・嘔気を伴っていることから胆嚢からの関連痛であることが示唆された（図1）．

　右肩甲骨下端の痛みは胆嚢炎に特異的とされ，Boas' sign としても知られている．

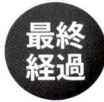

経過提示（最終経過）

身体所見上，右季肋部にて Murphy 徴候陽性であり，腹部エコーでは腫大した胆嚢と，胆嚢頸部に音響陰影を伴った高エコー域を認めた．血液検査でも ALP，γ-GTP の上昇を認め急性胆嚢炎と診断された．

解説：胸背部痛をきたす消化器疾患の鑑別

　米国では，胸痛を訴える患者は救急外来に受診する患者の約10％と言われておりその比率はほぼ横ばいで推移している[1]．胸背部痛の患者を救急外来で診察する際は緊急性の高い疾患として急性心筋梗塞，急性大動脈解離や肺血栓塞栓症などの心血管系の疾患を見逃さないことが重要となる．しかし，**急性の胸部不快感で心筋梗塞でなかった入院患者の診断は胃食道疾患が42％と最も高く**[2]，消化器疾患を適切に評価することが，見逃しの少ない適切な診療の提供をするうえで欠かせない．

　胸痛をきたす消化器疾患を解剖学的に考えるとまずあげられるのが**食道疾患**であり，前述した**特発性食道破裂**の他，食道痙攣に代表される**食道の運動性障害**，**逆流性食道炎**などがあげられる．他にも横隔膜に近接した胃，**肝臓**，**脾臓**などの疾患では胸痛をきたすことがあり，特に下部胸痛を訴える場合は**腹腔内臓器**由来の痛みを忘れず検討するようにする．なかでもクラミジアや淋菌による**肝周囲炎（Fitz-Hugh-Curtis症候群）**は急性発症の右季肋部痛をきたし胆嚢炎と診断されたり，また横隔膜の動きにより痛みが増悪するため呼吸性変動をきたし，関連痛による肩痛なども呈するため，胸膜炎などと診断されたりして鑑別が難しいことがある．胆道系疾患でも胸背部痛を呈するのは症例呈示で述べた通りである．

　背部痛をきたす消化器疾患の考え方も基本的な姿勢は胸痛と変わらない．ただ，背部と一言で言っても範囲が広いのでまず**患者の訴える背部がどの範囲なのか**を確認することが重要である．

　関連痛を除けば背部痛をきたす消化器疾患は**後腹膜臓器**からの痛みであることが多い．**膵臓**は後腹膜に位置し，神経叢に近接していることから激しい痛みを自覚し，背部痛もしくは腰痛を訴える．また，椎体の前面に位置するために**背中を反らす（後屈）と痛みが増強する**のが特徴となる．

　他の後腹膜臓器としては**上行，下行結腸や十二指腸**があり憩室炎や十二指腸潰瘍で背部痛をきたすことがある[3]．

　その他胸背部のさまざまな部位に消化器由来の関連痛が出現することが知られており，解剖学的に一致しない病歴や身体所見があるときは消化器からの関連痛の可能性を検討するのを忘れない．

One More Experience

関連痛を考えることで診断に至った一例

　一般外来での患者．47歳女性が1カ月前からの胸背部痛を主訴に紹介受診となった．左右の肩甲部から側胸部にかけての痛みがあり近医を受診したところ肋間神経痛の診断でNSAIDsを処方されたが増悪傾向とのことである．食事での増悪は軽度にあり，食欲低下などはなかった．肋間神経痛としては両側であり，鉄欠乏パターンの貧血を認めたため上部消化管内視鏡を施行したところ巨大胃潰瘍を認めた．プロトンポンプインヒビターの内服で症状は軽快した．

　本症例においても臓器特異的な情報に乏しく，関連痛を考慮した結果，胃潰瘍の診断に至ることができた．

文献・参考図書

1) Bhuiya, F. A., Pitts, S. R., McCaig, L. F. : Emergency department visits for chest pain and abdominal pain: United States, 1999-2008. NCHS Data Brief, 43: 1-8, 2010
   ↑救急外来での疾患頻度が把握できる．頻度を知れば鑑別も挙げやすい．

2) Fruergaard, P., Launbjerg, J., Hesse, B., et al. : The diagnoses of patients admitted with acute chest pain but without myocardial infarction. Eur Heart J, 17 : 1028-1034, 1996
   ↑心筋梗塞でない患者の胸痛がどのような診断となったか．緊急性の有無の判断以上の参考になる．

3) Weiss, D. J., Conliffe, T., Tata, N. : Low back pain caused by a duodenal ulcer. Arch Phys Med Rehabil, 79 : 1137-1139, 1998
   ↑内容は症例報告だが，関連痛の機序がわかりやすくまとめられている．

第2章 【ケーススタディ】あらゆる原因を見抜き対処する！

10 筋骨格系疾患
外傷，腫瘍，炎症性・変性疾患など

山崎隆志

Point

- 背部痛を呈する運動器疾患の診察では下肢麻痺の徴候を見逃さないこと
- 胸椎での圧迫性脊髄障害の初発症状は体幹や下肢のしびれが多い
- 突発する背部痛と下肢麻痺は脊髄血管性病変を考える，硬膜外膿瘍では下肢麻痺は亜急性に進行するので早期対応が必要，変性疾患では慢性的に進行する

■はじめに

背部痛を主訴とする運動器疾患では，背部のみを診察するのではなく，下肢筋力，知覚，反射などの神経学的診察が重要である．進行性の下肢麻痺や膀胱直腸障害があれば，緊急に脊髄の除圧が必要である．

問題解決型ケーススタディ

症例　52歳男性，DMを合併しており，不明熱の精査のため内科に入院となった．背部痛があったが，単純X線写真では異常なかった．体温38.0℃，白血球20,000/μL，CRP 11.6 mg/dLと感染症が疑われた．入院当日の夕方に体幹から下肢へのしびれが出現し，尿閉となったが，担当の内科医は泌尿器科医にコンサルトした結果，導尿し経過を見ることとした．

経過　翌日，完全両下肢麻痺となり整形外科へ依頼された．MRIの結果（図1），硬膜外膿瘍と診断し，椎弓切除を行い，膿瘍を洗浄，掻破した．起因菌はMSSAであった．抗菌薬の点滴治療を4週間行い，3カ月両方に杖を突いて歩行できる程度に改善した．

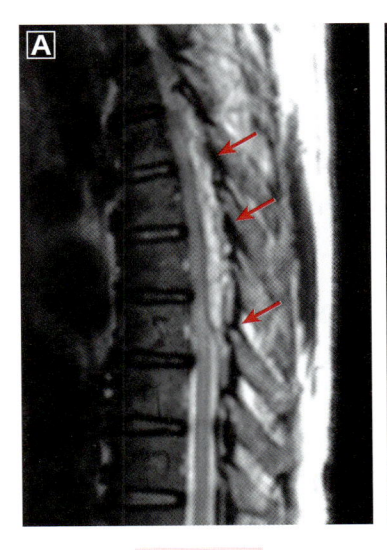

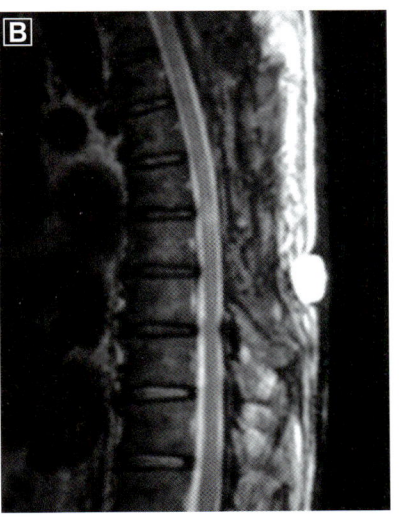

図1　症例のMRI画像（T2強調像）
A）脊髄後方の硬膜外にT2高信号の病変がある．B）術後1カ月では脊髄の除圧は良好だが髄内にT2高信号領域があり，脊髄障害の残存を示している

➡ どのように対応すべきであったか？

　DM，背部痛，発熱，白血球やCRPの高値より脊椎の感染症を疑い，体幹から下肢のしびれを訴えた時点でMRIを撮影すべきであった．硬膜外膿瘍による麻痺は亜急性に進行するからである．また，膀胱直腸障害の出現は緊急で脊髄や馬尾の除圧を行うべき病態であるので，導尿しただけで原因追究を怠ってはならない．もう1日早く除圧できていれば，通常に歩行できる程度に麻痺は改善したと予想される．

解説：背部痛を主訴とする運動器疾患の診療

　背部痛を呈する運動器の疾患では脊髄血管性病変，感染症，腫瘍，変性疾患，外傷などを考える．背部で最も重要な臓器は脊髄であるので，病変が脊髄に及んでいるかどうかを検討することを優先する．

1 血管性病変

　脊髄梗塞，脊髄出血，脊髄硬膜外血腫などがある．脊髄梗塞は麻痺で発症し，背部痛は少ない．脊髄梗塞は前脊髄動脈に多いので，運動麻痺とともに解離性知覚障害を呈することが多い．

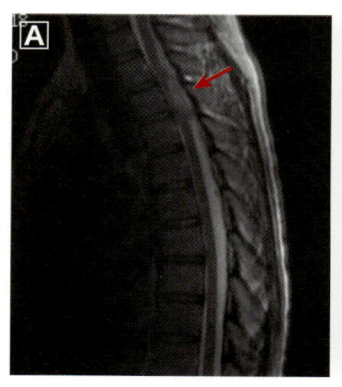

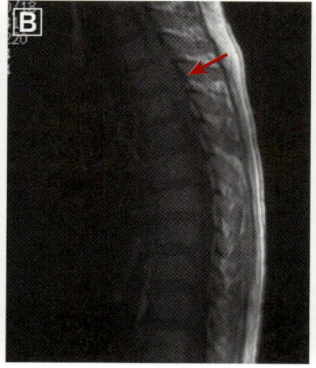

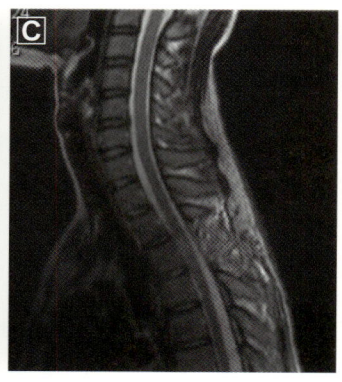

| 術前T2強調像 | 術前T1強調像 | 術後T2強調像 |

図2 硬膜外血腫のMRI画像
41歳女性．突然の背部痛と引き続き発生した両下肢麻痺を主訴に来院した．改善傾向がみられないため，緊急手術を行った．硬膜外血腫を除去した

初期はMRIでの異常所見も乏しい．疑った場合は神経内科医に直ちにコンサルトする．脊髄出血は背部痛と麻痺を呈するが緊急除圧手術の適応は低い．**背部痛と麻痺で急性発症し緊急除圧手術の適応があるのは脊髄硬膜外血腫**である．脊髄硬膜外血腫を疑った場合は緊急MRIを撮影する．硬膜外に長軸方向に広がる病変が多い．脊髄血管性病変では麻痺は経時的に改善することが多いので，発症後の経過を診ることが重要である．脊髄硬膜外血腫では数時間以内に改善傾向が認められない場合には血腫除去を行う．24時間以内に除圧したほうが機能的予後はよい（図2）．

2 感染症

感染性脊椎炎（化膿性，結核性，真菌性）と硬膜外膿瘍がある．稀な疾患として，化膿性椎間関節炎，背筋膿瘍などがある．感染性脊椎炎はX線写真で椎間板の狭小化，椎体終板の破壊などの異常所見が知られているが，その出現は発症後2週間以降である．硬膜外膿瘍の多くは感染性脊椎炎から波及するが脊椎炎の合併がないものも存在し，単純X線写真では異常所見は出ない．背部痛，発熱，白血球やCRPの高値があった場合はMRIを早期に撮影するのがよい．化膿性脊椎炎では最低6週間の点滴抗菌薬治療が必要であるので専門医に紹介する．**化膿性脊椎炎のMRI像は椎間板から上下に波及するT1低信号，椎間板のT2高信号が特徴的**である（図3）．

3 腫瘍

頻度は転移性脊椎腫瘍が多い．癌の既往があれば容易に疑うが，当科例では約4分の1で脊

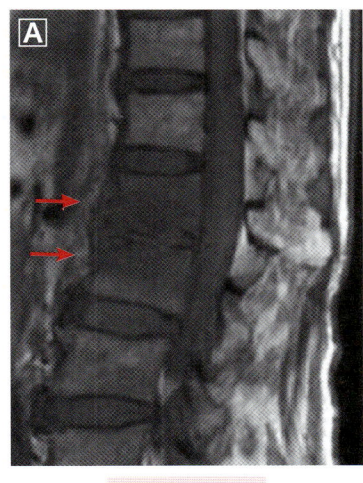

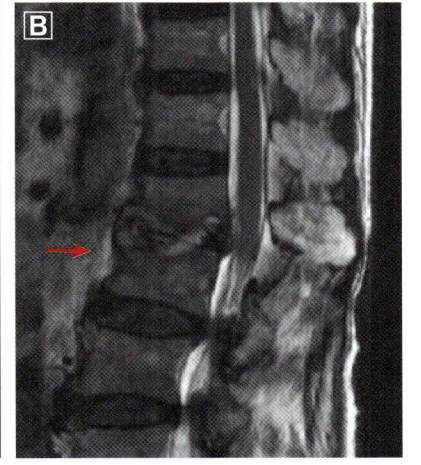

図3　化膿性脊椎炎のMRI画像
椎間板から上下に広がるT1低信号領域は椎体の浮腫を示し椎間板内のT2高信号領域は椎間板内の膿瘍を示す

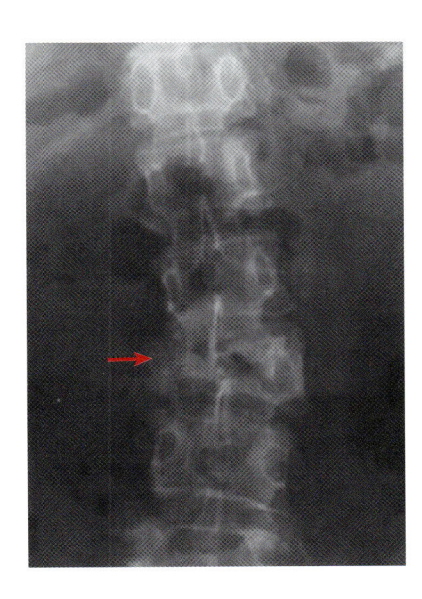

図4　椎弓根陰影の消失（ペディクルサイン陽性）
椎体の非対称な圧迫骨折像が転移性脊椎腫瘍の単純X線正面像での特徴である

椎転移が初発症状であった．単純X線写真での**非対称の圧迫骨折像，ペディクルサインは転移性脊椎腫瘍に特徴的**な所見である（図4）．これらの異常がなくとも改善傾向がない背部痛には腫瘍を疑いMRIやCTなど精査する．

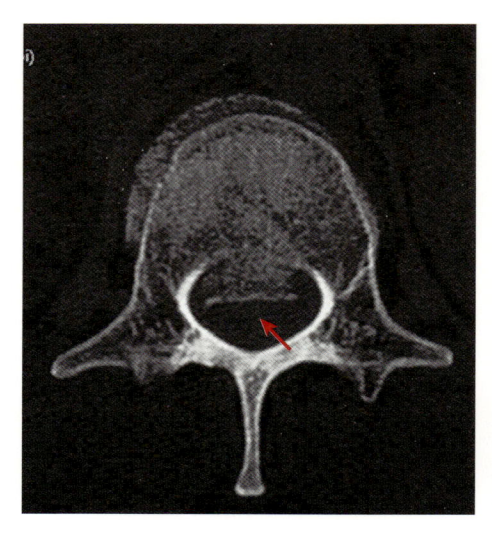

図5 破裂骨折のCT画像
椎体後壁の破壊がある場合は破裂骨折である．診断にはCTが有用である．破裂骨折は手術適応となる場合が多い

4 変性疾患

　胸椎椎間板ヘルニア，変形性脊椎症，靭帯骨化症（厳密には代謝性疾患という考え方もある）などがある．胸椎は肋骨があるため，腰椎や頸椎と比べて安定性が高く，疼痛を起こす頻度は低く，麻痺が初発症状であることが多い．肋間神経の圧迫により背部から前胸部，腹部への広がる疼痛，いわゆる**肋間神経痛**を呈することがある．椎間板ヘルニアや靭帯骨化により無症候性に脊髄圧迫状態がある場合，軽微な外傷による脊髄損傷により発症する場合もある．

5 外傷

　椎体の後壁が破壊されているときには破裂骨折，後壁が保たれている場合を圧迫骨折という．**鑑別にはCTが必要となる**（図5）．破裂骨折は強い外力により発生し，手術や適切な固定が必要である．圧迫骨折は骨粗鬆症が基盤にある場合は非常に軽微な外傷や全く外傷歴がないにもかかわらず起こりうる．また，受傷直後はX線写真で異常所見がなく，徐々に圧迫が進行し1〜2週後に圧迫骨折が判明することがあるので，安易に"骨折なし"と判断せず，必ず再診する．圧迫骨折の第一選択は安静やコルセットによる保存療法である．通常は2カ月程度で骨癒合するが，時に偽関節なり疼痛が残存し，麻痺になることがあり手術適応となる場合がある．

第2章 【ケーススタディ】あらゆる原因を見抜き対処する！

11 心因性胸痛（パニック障害）

南場陽一，朝田　隆

Point

- パニック障害を鑑別する第1ステップは，器質的・機能的な身体疾患の除外である
- パニック障害は神経系の機能異常であり，薬物療法が有効である[1]．
- 併発症や難治化を防ぐためにプライマリ・ケアで正しい診断と適切な治療の開始が重要

■ はじめに

　日本ではパニック障害は1〜2％の有病率がある[1)2)]．突発性のパニック発作で発症し，動悸，息苦しさ，胸痛などの身体症状により救急外来や一般診療科を受診する場合が多い．患者の多くは診断確定までに多くの医療機関を受診する[3)]．パニック障害は，初診時の罹病期間が短いほど転帰がよいとされる[4)]，併発症や難治化を防ぐためにはプライマリ・ケアで正しく診断し適切な治療が開始されることが重要である．

問題解決型ケーススタディ

症例　来院時の情報提示

35歳女性．突然の動悸，胸痛を訴えて救急外来を受診．1カ月前には過換気状態となり救急車で来院している．

▶ **病歴からまず考えるべきことは？**

- 過換気症候群，パニック発作などが考えられるが，まず一般身体疾患を除外する必要がある．

> **重要**
> パニック障害の有病率は女性が男性の約3倍であり，年齢では20〜30代が最も多い．すなわち，20〜30代女性が最も有病率が高い．

MEMO ① パニック障害患者の受診経路
患者は，救急外来，呼吸器科，循環器科を初診となることが多い．内科患者の2〜6％，循環器科クリニックの60％，呼吸器クリニックの10〜30％などという統計がある．

経過1 来院時の検査

強い胸痛や恐怖感があったとのことだが，診察時点では動悸や胸痛は軽減している．血圧144/88 mmHg，脈拍94/分，呼吸数18回/分，SpO_2 99％，心電図では洞性頻脈のみ．聴診上は異常所見なし．

↳ 検査結果からどのように考える？
- バイタルサインは比較的落ち着いており，心電図上は不整脈や虚血性変化の所見はない．動悸や胸痛が出現した際の状況をよく聴取する必要がある．

> **重要**
> プライマリ・ケアの現場においてはまずパニック障害を疑うことが大事である．「死の恐怖」や「頭がおかしくなりそうな不安」といった症状を伴う場合は鑑別診断にあがりやすいが，不安感がさほど強くなくても発作性の自律神経症状がある場合には甲状腺機能亢進症などとともに本障害を疑う必要がある．

経過2 検査後の病歴聴取

聴取の結果，アルコールや薬物の使用は否定．同様の発作はこの1カ月に何度も起きていた．当初はデパートや公園で起きていたが，その場を離れたり休憩したりすることで症状は落ち着いていた．なお，同様の発作が起きるのではないかとたびたび不安が高まっていたという．今日は車の運転中に激しい動悸，胸痛に襲われ，これまでにない恐怖感を感じたため，急いで車を停め，当院に駆け込んだ．

↳ 身体疾患の除外後の対応
- 身体疾患によらないことが確認できたら，改めてパニック発作の診断基準を確認する．

MEMO ❷ パニック発作の確認

パニック発作において表れる症状は多種多様である．共通するのは，突然強い不安や恐怖が身体症状と同時に起こり，短時間でピークに達し，一定の時間が過ぎると鎮まることである（表1）．

MEMO ❸ パニック障害の診断

パニック障害の診断では，予期しないパニック発作の反復がポイントである．

パニック発作自体は非特異的な症状であり，他の精神疾患においても比較的よく見受けられる．発作の起こる状況や場所が特定のものである場合にはパニック障害ではなく恐怖症やPTSDなど他の精神疾患と診断されうる（図1，図2，表2）．本ケースはパニック障害の診断基準を満たす．

表1 パニック発作（DSM-Ⅳ）

・以下の症状のうち4つ以上が突然出現し，強い恐怖または不快を伴い，10分以内にピークに達する
①動悸，心悸亢進，または心拍数の増加 ②発汗 ③身震いまたは震え ④息切れ感または息苦しさ ⑤窒息感 ⑥胸痛または胸部の不快感 ⑦嘔気または腹部の不快感 ⑧めまい感，ふらつく感じ，頭が軽くなる感じ，または気が遠くなる感じ ⑨現実感消失（現実でない感じ）／離人症状（自分自身から離れている） ⑩コントロールを失う／気が狂うことに対する恐怖 ⑪死ぬことに対する恐怖 ⑫異常感覚（感覚麻痺／うずき感） ⑬冷感または熱感

（文献5を参考として作成）

表2 パニック障害の診断基準（DSM-Ⅳ）

以下のすべてを満たす A1．予期しないパニック発作が繰り返し起こる A2．少なくとも1回の発作の後1ヶ月間以上，以下のうち1つ以上が続く 　　（a）もっと発作が起こるのではないかという心配 　　（b）発作またはその結果(例：コントロールを失う，心臓発作を起こす，気が狂う）についての心配 　　（c）発作と関連した行動の大きな変化 B．　広場恐怖が存在しない→広場恐怖を伴わないパニック障害 　　広場恐怖が存在している→広場恐怖を伴うパニック障害 C．　パニック発作は，物質(例：乱用薬物，投薬)または一般身体疾患（例：甲状腺機能亢進症）の直接的な生理学的作用によるものではない D．　パニック発作は，以下のような他の精神疾患ではうまく説明されない 　　例：社会恐怖，特定の恐怖症，強迫性障害，外傷後ストレス障害，分離不安障害

（文献5を参考として作成）

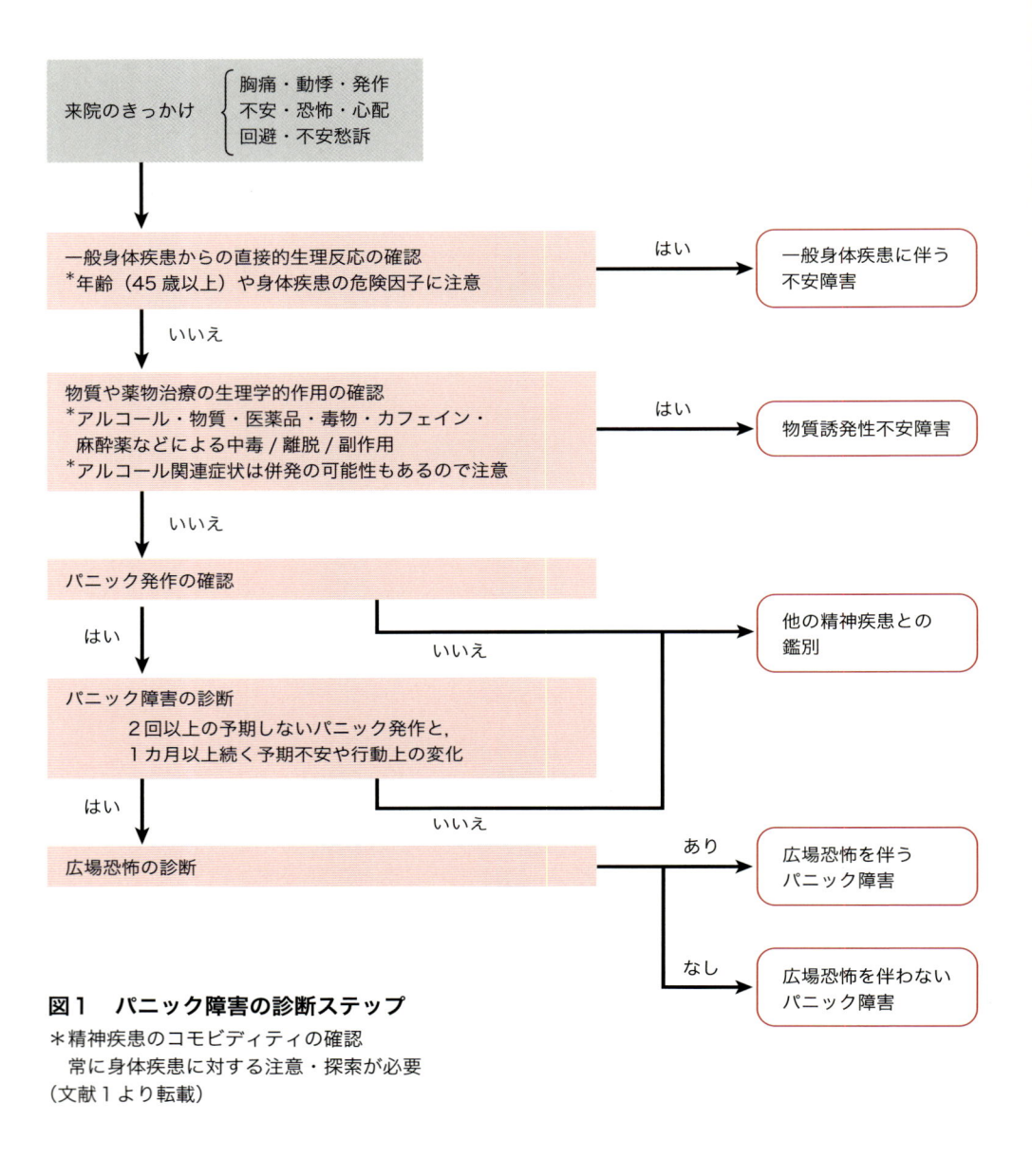

図1　パニック障害の診断ステップ

来院のきっかけ：胸痛・動悸・発作／不安・恐怖・心配／回避・不安愁訴

↓

一般身体疾患からの直接的生理反応の確認
＊年齢（45歳以上）や身体疾患の危険因子に注意
　→ はい → 一般身体疾患に伴う不安障害
　↓ いいえ

物質や薬物治療の生理学的作用の確認
＊アルコール・物質・医薬品・毒物・カフェイン・麻酔薬などによる中毒／離脱／副作用
＊アルコール関連症状は併発の可能性もあるので注意
　→ はい → 物質誘発性不安障害
　↓ いいえ

パニック発作の確認
　→ いいえ → 他の精神疾患との鑑別
　↓ はい

パニック障害の診断
2回以上の予期しないパニック発作と，1カ月以上続く予期不安や行動上の変化
　→ いいえ → 他の精神疾患との鑑別
　↓ はい

広場恐怖の診断
　→ あり → 広場恐怖を伴うパニック障害
　→ なし → 広場恐怖を伴わないパニック障害

＊精神疾患のコモビディティの確認
　常に身体疾患に対する注意・探索が必要
（文献1より転載）

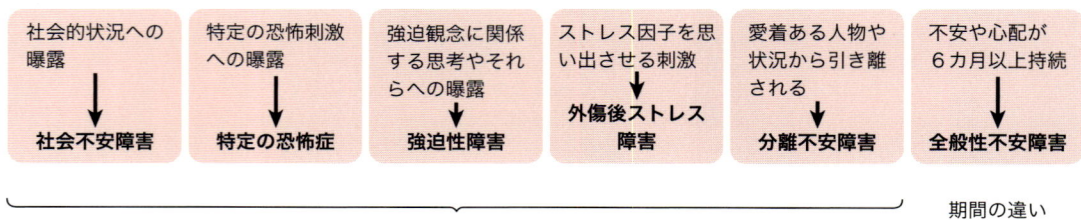

図2　他の精神疾患との鑑別

- 社会的状況への曝露 → 社会不安障害
- 特定の恐怖刺激への曝露 → 特定の恐怖症
- 強迫観念に関係する思考やそれらへの曝露 → 強迫性障害
- ストレス因子を思い出させる刺激 → 外傷後ストレス障害
- 愛着ある人物や状況から引き離される → 分離不安障害
- 不安や心配が6カ月以上持続 → 全般性不安障害

発作の起こり方の違い：状況依存性発作　｜　期間の違い

（文献1より転載）

MEMO ❹ 広場恐怖の診断

「パニック時に逃げ出せない，恥をかく，助けが得られない」ようなさまざまな場所・状況に対して恐れを抱いたり，避けたりする病態が広場恐怖である．例えば，屋外に一人でいること，混雑の中，橋の上，バス・電車・自動車に乗車中，などが典型的である．このケースでは現時点では広場恐怖には至っていないが，今後車の運転を避けるようになる可能性も考えられる．

解説：プライマリ・ケアにおけるパニック障害の治療

1 パニック障害の治療

パニック障害は治療可能な疾患であり，早期に治療を開始することが望ましい．パニック障害の主要な症状は**パニック発作**，**予期不安**，**広場恐怖**，**うつ状態**という4段階で考えることができる．このうち，パニック発作については薬物療法の効果がある．一方，予期不安や広場恐怖には認知行動療法が効果を示す．うつ状態を合併している場合には，まず休養やうつに対する薬物療法が必要となる．

2 薬物療法

パニック障害に有効なことが確認されている治療法には，**認知行動療法**と**薬物療法**がある．薬物療法として用いられるものには，**SSRI**，**三環系抗うつ薬**，**ベンゾジアゼピン系抗不安薬**がある[1)5)]．プライマリ・ケアの現場では，SSRIおよびベンゾジアゼピン系抗不安薬を導入し，症状が改善すれば半年程度は維持療法を継続する．

> **処方例）**
> 下記の薬剤を病態に応じて適宜単独または組み合わせて用いる．
> ・ベンゾジアゼピン系抗不安薬
> 　　アルプラゾラム（ソラナックス®）錠　0.4 mg　1回1錠　1日3回　朝昼夕食後
> 　　ロフラゼプ酸エチル（メイラックス®）錠　1 mg　1回1〜2錠　1日1回　夕食後
> ・SSRI
> 　　セルトラリン（ジェイゾロフト®）錠　25 mg　1回1〜4錠　1日1回　夕食後
> 　　パロキセチン（パキシル®）錠　10 mg　1回1〜4錠　1日1回　夕食後

3 専門医への紹介

速やかな改善が得られないときは専門医への紹介が必要である．また，認知行動療法を考えた場合にも専門医への紹介が必要であろう．

One More Experience

心理教育について

プライマリ・ケアの現場でまずできることとして，心理教育がある．以下のことを患者に理解してもらうことだけでも治療効果が期待できるため，ぜひ実行していただきたい．

- パニック発作，予期不安，広場恐怖，うつ症状の合併などの症状がありうる．
- パニック発作は，心臓病など生死に関わるものではなく，時間とともに必ず落ち着くものである．
- パニック障害は精神神経系の機能異常であり，薬物療法で必ず症状が軽減する．
- 水を飲む，人と話す，外の空気を吸う，リラックスするイメージを思い浮かべるなどの自分にあった対処法が有効である．
- 予期不安や広場恐怖は薬物療法だけでは改善しない場合には，専門医での治療が有用である．

Pros & Cons 賛成論 反対論

❖ SSRIと抗不安薬

ベンゾジアゼピン系抗不安薬は，欧米ではその乱用や依存の弊害が強調され，使用が忌避される傾向がある．反対に，わが国ではその即効性からベンゾジアゼピン系抗不安薬が多用されている．最初からSSRIと併用し，SSRIの効果が明らかになったところでベンゾジアゼピン系抗不安薬を中止する方法の有効性を支持する報告もある[6]，現実的な戦術かもしれない．

❖ 投与期間

パニック障害は慢性の疾患であり，長期の治療が必要である．8カ月～1年の維持療法の有用性が示唆されている[7]．一方で十分に治療した後でも服薬を中止すると，再発に対しての保護的作用はない[8]．

補足解説：過換気症候群

■ポイント

- 過換気症候群では，呼吸困難に伴って胸痛，動悸，手足のしびれ・テタニーなどをきたす
- 低酸素症や代謝性アシドーシスなどで，代償性に過換気になっている病態を決して見逃してはならない
- 紙袋による再呼吸法は基本的には行わない
- 急性期治療は，致死的な病態ではないことをよく説明したうえで，横隔膜を用いたゆっくりした腹式呼吸を指導するが，鎮静薬を必要とすることもある
- 繰り返す症例では，発作間欠期の治療も重要である

■解説

　過換気症候群（hyperventilation syndrome）は，急激に発症する呼吸困難とともに，胸痛，動悸，手足のしびれ・テタニー，意識障害などをきたすものである．通常は30～60分程度で自然に軽快するが，「死ぬのではないか」という強い不安感を伴う場合は数時間続くこともある．不安，恐怖，疼痛などがきっかけとなって一次性に過換気をきたし，呼吸性アルカローシスを呈する．空気飢餓感を伴うことが多い．若年女性に多く，パニック障害などにも合併することも多い．

　まず同様の症状を示す他の疾患を除外することが重要である．すなわち，低酸素をきたす病態，代謝性アシドーシスをきたす病態，脳神経疾患，中毒・薬物，などを除外する．胸痛をきたす病態としては，急性肺血栓塞栓症，気胸などが特に重要な除外項目である．

　過換気症候群の治療として，紙袋による再呼吸法が伝統的に行われていたが，①著明な低酸素や死亡の報告がある，②低酸素症や代謝性アシドーシスをきたす病態で行うと致死的なことがある，③呼吸困難にある患者に対して行いにくい方法である，などの理由で最近は否定的な意見が強い．

　一般的に，器質的疾患が除外されれば，過換気によって症状が起こっていることをきちんと説明するなどによって病態が落ち着くことが多い．また，過換気症候群の患者では上部胸郭を使って呼吸する傾向があり，肺が過膨張になっており，それよって残気量が増加し，十分に吸気を行えないことによって呼吸困難を感じることが多い．したがって上部胸郭を圧迫することが有用であるが，圧迫することに抵抗感が感じられる患者では，腹式呼吸をゆっくり行うように指示しても呼吸困難は改善し，過換気による症状も消失することが多い．横隔膜呼吸を指導することによって，呼吸数を下げ，発作が起こったときに自分で対処することができるようになる．これらの処置で発作が改善しない場合は，鎮静薬を用いる．

文献・参考図書

1) 「パニック障害ハンドブック 治療ガイドラインと診療の実際」：（熊野宏明 久保木富房/編），医学書院，2008
   ↑専門医以外も対象としてガイドラインの解説がされており，プライマリ・ケアに有用である．

2) Kawakami, N., Takeshima, T., Ono, Y., et al.：Twelve-month prevalence, severity, and treatment of common mental disorders in communities in Japan：preliminary finding from the World Mental Health Japan Survey 2002-2003. Psychiatry Clini Neurosci, 59：441-452, 2005

3) 大野裕，藤沢大介，橋本直樹，他：パニック障害の受診経路に関する研究．パニック障害の治療法の最適化と治療ガイドラインの策定に関する研究．平成17年度総括・分担研究報告書（主任 熊野宏明），2006

4) Faravelli, C., Paterniti, S., Scarpato, A.：5-year prospective, naturalistic follow-up study of panic disorder. Compr Psychiatry, 36：271-277, 1995

5) 「DSM-IV-TR 精神疾患の分類と診断の手引き新訂版」，（高橋三郎，大野裕，染矢俊幸訳），医学書院，2003

6) 「米国精神医学会治療ガイドライン クイックリファレンス」佐藤光源 監訳，医学書院，2006
   ↑APA（American Psychiatric Association）の治療ガイドラインがコンパクトにまとめられている

7) Goddard, A. W., Brouette, T., Almai, A., et al.：Early coadministration of clonazepam with sertraline for panic disorder. Arch Gen Psychiatry, 58：681-686, 2001

8) Rickels, K., Scweizer, E.：Panic disorder：long-term pharmacotherapy and discontinuation. J Clin Psychopharmacol, 18（6 Suppl 2）：12S-18S, 1998

9) Mavissakalin, M. R., Perel, J. M.：Duration of imipuramine therapy and relapse in panic disorder with agoraphobia. J Clin Psychopharmacol, 22：294-299, 2002

第2章 【ケーススタディ】あらゆる原因を見抜き対処する！

その他の胸痛
―肋間神経痛・帯状疱疹，肋軟骨炎・Tietze症候群・肋骨すべり症候群，乳腺炎・乳腺症・女性化乳房，詐病・Münchausen症候群など

森脇龍太郎

Point

- 胸背部痛のうち，内臓痛や放散痛を発生機序とするものには致死的疾患が多く潜んでいるが，体性痛を発生機序とするものには致死的疾患はほとんどない
- 帯状疱疹は，病初期には水疱の出現する数日前から疼痛があり，肋間神経痛と区別がつかないことがある
- 乳腺炎は，乳房の発赤・腫脹を伴う表在性の痛みで圧痛を伴う．乳腺症，女性化乳房も圧痛を伴うが，乳癌では通常圧痛はない
- 肋軟骨炎は，肋軟骨や肋骨軟骨関節の圧痛があるが，Tietze症候群のように肋骨軟骨関節の腫脹は伴わない
- 詐病の診断は慎重のうえにも慎重に

■ はじめに

　一般に，痛みは体性痛，内臓痛，関連痛の3つに分類されている．内臓痛，関連痛をきたす疾患は致死的な疾患が多いが，ここで取り上げる胸背部痛（肋間神経痛・帯状疱疹，肋軟骨炎・Tietze症候群・肋骨すべり症候群（slipping rib syndrome），乳腺炎・乳腺症・女性化乳房など）は，詐病やMünchausen症候群を除くと体性痛に分類されるもので，致死的な疾患はないといってよい．また，これらは胸郭外の組織に由来する体性痛であり，診断もそれほど難しいものではない．

問題解決型ケーススタディ

症例　来院前の情報呈示

　56歳男性．前夜より左前胸部痛が出現した．痛みは左前胸部のチクチクとする痛みであり，改

善しないためX医院を受診．12誘導心電図上前胸部誘導にてST上昇があり，ACSの診断で救急車搬送されることとなった．

⤷ 何を思い浮かべる？ 必要な検査は？

前胸部誘導でST上昇しているという情報であり，発症から時間は経過しているが，前壁中隔のSTEMIの可能性が高いと考えられる．しかし痛みはチクチクというものであり，STEMIではないかもしれない．12誘導心電図，超音波検査，血算，生化（CK，CK-MB，TnTなどを含む），凝固などの血液検査を行い，急性大動脈解離を疑う所見があれば造影CTを行うかもしれないことを看護師に伝えた．またCAGやPCIのスタンバイも指示して，救急車の到着を待った．

● 来院時の症例呈示

患者の表情はやや苦悶様であるが，受け答えはしっかりしていた．バイタルサインは，呼吸数20回/分，脈拍数80回/分，血圧135/82 mmHg，体温36.4℃，SpO₂ 100％（2 L鼻カニューレ）と正常であった．病歴聴取を行うと，痛みは5/10程度で，吸気によって増強する左前側胸部のチクチクとするものであり，また第8肋骨に沿って左側胸部から背部にかけての圧痛が認められたが，皮膚所見は正常であった．来院時の12誘導心電図を示す（図1，前医の12誘導

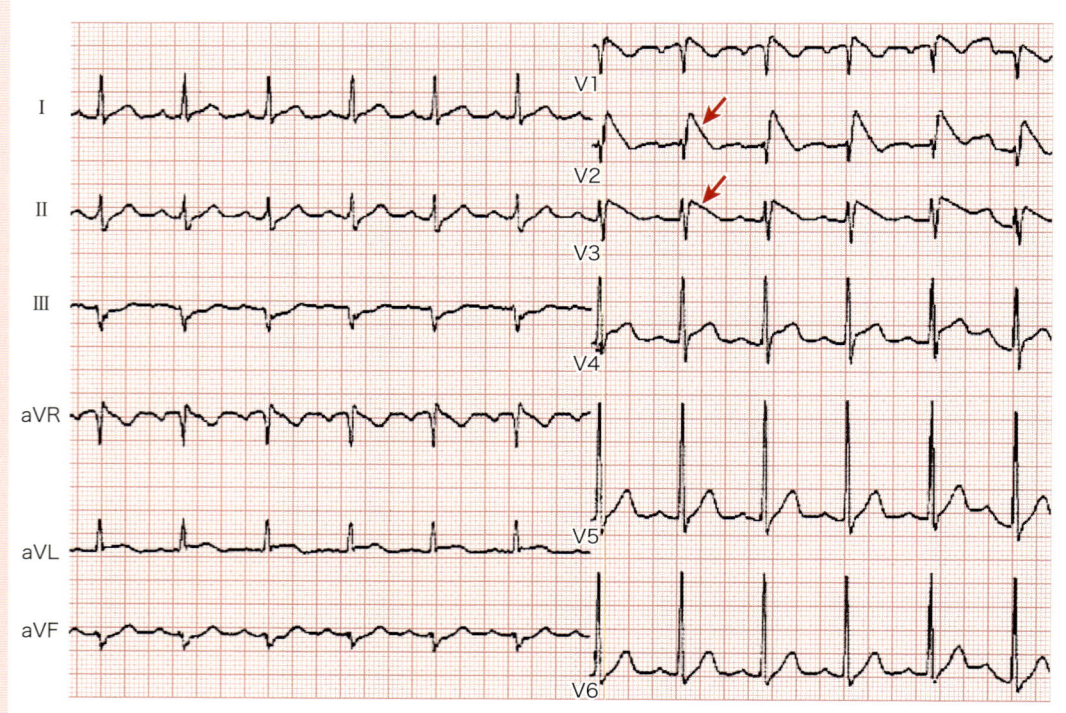

図1　来院時の12誘導心電図
1 mV = 1 mm．　➡：coved型

心電図もほぼ同様所見であった）．その後心臓超音波検査を行うと，左室壁運動は正常で，採血上もWBC 7,600/μL，CK 74 IU/L，CK-MB 20 IU/L，TnT：0.02 ng/mLといずれも正常範囲内にあった．

➡ 解説①

本症例は，心臓超音波検査所見や採血結果からSTEMIは否定的であった．12誘導心電図（図1）ではV1～V4でSTが上昇しているが，心筋虚血によるものではなく，特にV2のST上昇はいわゆるcoved型のBrugada型心電図と考えられた．Brugada型心電図を示す症例のうち一部が失神や突然死を起こし，Brugada症候群と呼ばれる．多くの場合その原因は心室細動で，家族性・孤発性に認められる．本症例は今までに失神したことはないし，突然死の家族歴もなかった．すなわち，本症例はこの時点ではBrugada型心電図を呈しているが，Brugada症候群であるとの診断はできなかった．一方，本症例の胸背部痛は肋間神経痛に特徴的なものであり，ACSに伴うものではないと考えられた．

経過1 経過提示

本症例の胸背部痛は，肋間神経痛やいまだ水疱が出現していない帯状疱疹の可能性が考えられた．この点では入院の必要性はなかったが，それとは別にBrugada症候群の可能性があることから，精査のため入院とした．その後，電気生理学的検査にて心室細動が誘発され，電気的除細動が有効であったため，本症例はBrugada症候群であり，植込み型除細動器（implantable cardioverter defibrillator：ICD）の適応と考えられた．一方の胸背部痛の方であるが，入院第3病日に第8肋間に水疱を伴う皮膚病変が出現し，帯状疱疹と診断され，バラシクロビルを投与した．その後，帯状疱疹は4週間かけて軽度の皮膚変化を残して治癒し，後遺症としての肋間神経痛も認められていない．

➡ 解説②

本症例ではST上昇という前医からの情報に惑わされたが，これはBrugada症候群に伴うcoved型のST上昇を虚血性変化と見誤ったことによる．図2は入院後のある日の12誘導心電図であるが，V2-V3でSTが上昇してはいるが，図1とは異なっていわゆるsaddleback型となっており，ST上昇としては可愛くなっている．このようにBrugada症候群では自律神経の影響などによってST部分が変化しやすいことが特徴である．もしX医院でチェックされた12誘導心電図が図2であったら，ACSという診断には至らなかったかもしれない．

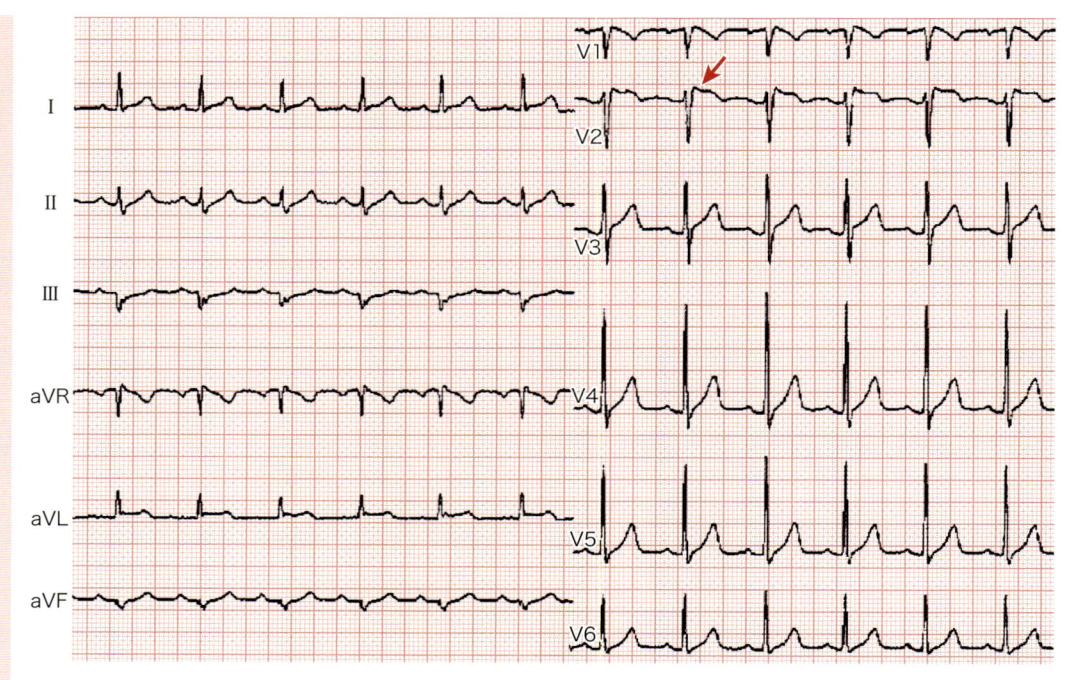

図2 入院後の12誘導心電図
1 mV = 1 mm. ➡ : saddleback型

解説：胸郭外の体性痛

1 肋間神経痛・帯状疱疹

　　不自然な姿勢をとったとき，また運動不足・疲労によって肋間神経が骨や筋肉にはさまれて（絞めつけられて）起こる原発性が多い．また続発性として帯状疱疹などが原因で痛みを生じることもある．帯状疱疹の病初期には，水疱の出現する数日前から肋間神経支配領域に沿って知覚過敏・異常や痛みを覚えることがある．さらに稀ではあるが，全く水疱が現れないこともあり，注意を要する．水痘・帯状疱疹ウイルスの初回感染では水痘となり，長時間脊髄神経根に巣くっていたウイルスが再び活動したときに帯状疱疹として出現するが，免疫機能が低下している場合に起こることが多い．特に高齢者の場合は帯状疱疹後，頑固な肋間神経痛に移行することがあるので，抗ウイルス薬を早期から投与する．

2 肋軟骨炎・Tietze症候群・肋骨すべり症候群

❶ 肋軟骨炎

　　通常は第3-5肋骨，片側に起こる．胸痛の約1割の原因は，胸の筋肉や骨などの胸壁痛で，またそのうち約3割が肋軟骨炎によるものとの報告もある．若年に多く，女性が男性より2倍

多い．原因はウイルス感染症，外傷などで起こることもあるが，原因不明のことも多い．体性痛であり，症状は通常は鋭い痛みであるが，鈍痛や圧迫感だけのこともある．診断は病歴聴取および肋軟骨，肋骨軟骨関節の圧痛の有無で行い，治療はNSAIDsの経口投与や湿布薬などが用いられる．

❷ Tietze症候群

　肋軟骨炎が，腫脹を伴わない肋軟骨や肋骨軟骨関節の痛みであるのに対して，Tietze症候群は，疼痛を伴う肋骨軟骨関節の腫脹によるものであり，やはり若年者に多いが，男女比はほぼ等しい．第2-3肋骨軟骨関節に生じやすい．前胸部痛の発症は突然もあるし，緩徐なものもある．痛みは腕・肩に放散する場合があり，咳・深吸気・胸部を捻る動作で増悪する．関節リウマチ（RA），強直性脊椎炎，Reiter症候群などでも肋骨軟骨関節まで冒されることがあるが，他の臨床状態で鑑別が容易と思われる．ただし，悪性腫瘍の転移によって同様の痛みを呈して，X線や生検が必要となることもあり，安易に肋軟骨炎やTietze症候群と断定すべきではない．治療はNSAIDsの経口投与や湿布薬などが用いられる．

❸ 肋骨すべり症候群

　Tietze症候群は上部肋骨軟骨関節に頻発するが，肋骨すべり症候群は第8-10肋軟骨に症状が出る．胸肋骨関節の靱帯が弱くなって本来ある場所から肋骨がすべり出て肋間神経を圧迫し，鋭く刺すような痛みを生じる．原因はさまざまであり，肋骨を引っ張ると痛みが増強したり，クリック音が認められることもある．治療はNSAIDsの経口投与や湿布薬などが用いられる．

3 乳腺炎・乳腺症・女性化乳房

　乳房に痛みを伴う疾患としては，乳腺炎が代表的で，発赤・腫脹を伴う表在性の痛みで圧痛を伴う．腫瘤ができる主な疾患は，乳腺線維腺腫，乳腺症，乳癌などがあるが，乳腺症にのみ圧痛がある．男性にできる女性化乳房では，乳頭が腫脹して圧痛を伴う自発痛が生じることもある．成人ではある種の薬剤や肝硬変に伴うものもある．

4 詐病・Münchausen症候群

　詐病（malingering）とは，経済的・社会的利益の享受などを目的として病気であるかのように偽る行為である．類義語に仮病があるが，仮病は欠席の理由付けなど，その場しのぎに行うものをいうことが多い．これに対して詐病は，実利を目的とするものを指すことが多く，どちらかというと虚偽性障害に近い．また，類似の疾患としてMünchausen症候群があるが，これは周囲の関心を引くために行われるという点で詐病や仮病とは異なる．

　Münchausen症候群は病気になることや，病気によって同情を引くといった精神的利益を目的としているため手術や検査といったリスクを厭わず，むしろ積極的に協力する．一方，詐病の場合は大きなリスクを避ける傾向にある．詐病では，病気であるかのように振る舞うのは何

らかの目的があってのことであるが，Münchausen症候群ではそれがないことが特徴である．
　救急外来を頻繁に受診する患者さんに対して，詐病の診断をつけてしまうこともあろう．これは実際には「うるさい，やっかいな患者である」という医療者側の決めつけで，なかば懲罰的診断ではないかと感じられることもある．症状を頻繁に訴えるものの有意所見がないので，思わず詐病と考えて痛い目にあった症例を紹介する．

問題解決型ケーススタディ

◆詐病と決めつけてしまった症例

症例 　**来院前の情報呈示**

56歳女性．2〜3日前から労作時の胸痛が1日数回起こるようになり，当日も昇段時に症状が出現して，20分以上改善しないため救急車を要請した．救急隊がチェックしたバイタルサインは異常なく，心電図モニタリングでは擬似Ⅰ，Ⅱ，Ⅲ誘導ではST上昇は認められなかった．

➡ 何を思い浮かべる？ 必要な検査は？

新たに労作時の胸痛が出現しており，UAPやAMIなどのACSを疑って，12誘導心電図，超音波検査，血算，生化（CK，CK-MB，TnTなどを含む），凝固などの血液検査を行い，場合によってはCAGからPCIを行う準備をして救急車到着を待った．

来院時の症例呈示

来院時も8/10程度の胸痛であり，バイタルサインは，呼吸数30回/分，脈拍数82回/分，血圧134/80 mmHg，体温36.4℃，SpO$_2$ 100％（2L鼻カニューレ）と，呼吸が促迫していた．12誘導心電図（図3）ではaVLで陰性T波を認めたが，正常範囲内と考えた．NTGスプレーを投与したところ，5〜6分後に胸痛は緩和するものの，消失はしなかった（3-4/10）．またこの時点で行った心臓超音波検査では，左室壁運動に異常が認められず，その後判明した採血検査でもCK 64 IU/L，CK-MB 12 IU/L，TnT：0.01 ng/mLと心筋逸脱酵素は正常範囲内であった．しかし，Glu 212 mg/dL，LDLコレステロール 187 mg/dLと糖尿病および高コレステロール血症を認めており，複数の冠危険因子があったため，念のため入院治療とした．

経過1 　**経過提示①**

入院後も胸痛が安静・労作時に1日に何回も認められ，その都度12誘導心電図がチェックされていたが，有意な変化を認めていなかった．そのうえ訴えが非常に大袈裟であり，NTGスプレーを投与しても胸痛が消失するまで長時間を要し，NTGの有効性の判定に苦慮した．また心

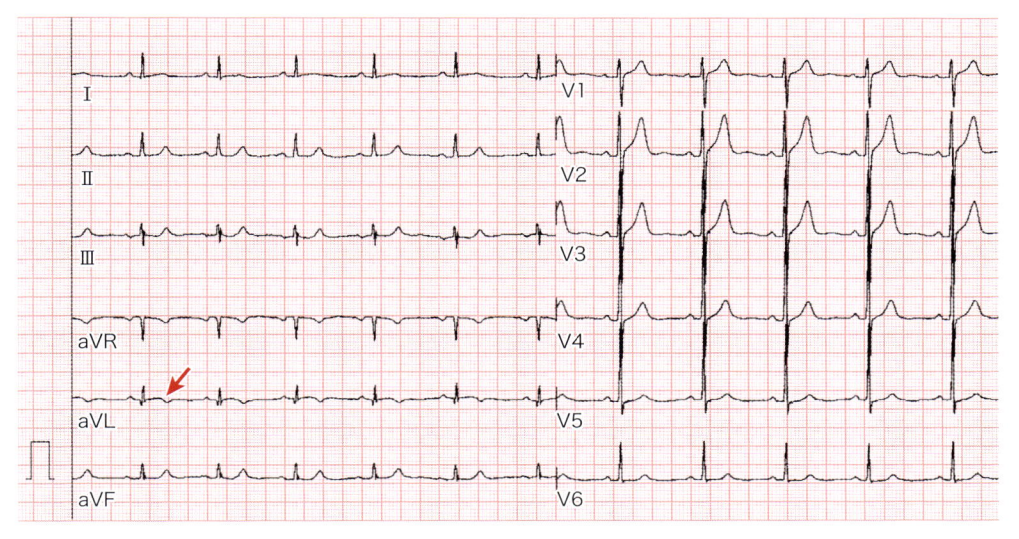

図3　来院時の12誘導心電図
→：aVLの陰性T波

筋逸脱酵素の上昇も認められなかった．自分は病気だから退院は絶対に嫌であると強く主張し，よく聞くと嫁との仲が非常に悪く，戻りたくないということであった．以上からUAPやAMIは否定的との結論を下し，詐病ではないかという医師の意見が大半を占めていた．当直医師に「胸が痛いのは本当なのか，嘘ではないのか」と問い詰められたと，担当看護師に涙ながらに不満をぶちまけることもあった．

↳解説①

①訴えが大袈裟でUAPらしくなく，②退院したくない強い理由があり，③胸痛発作時に有意な心電図変化がなく，④NTGの有効性が不明，などからACSは否定的かもしれないが，冠危険因子が2つ存在しており，やはり虚血性心疾患の精査が必要であるし，場合によってはCAGを行うべきであろうと考えていた．

経過2　経過提示②

しかし，間に合わなかった……．最終胸痛発作があった当日夜10時ごろ，突然激しい胸痛が30分ほど続いたが，当直医師に「胸が痛いのは本当なのか，嘘ではないのか」といわれたことにへそを曲げたのか，それまではすぐにナースコールしていたが，その夜はナースコールせず，我慢していた．ところが翌朝の12誘導心電図（図4）では，V1のR波がわずかながら増高しており，RS比はほぼ1で，V6，Ⅰ，aVLで小さな陰性T波が認められ，高位後壁から側壁にかけての梗塞と考えられた．そしてその後直ちに行ったCAGで，回旋枝 #13の99％狭窄が認められ，ステントを留置したが，残念ながらpeak CKは1,244 IU/Lまで上昇した．

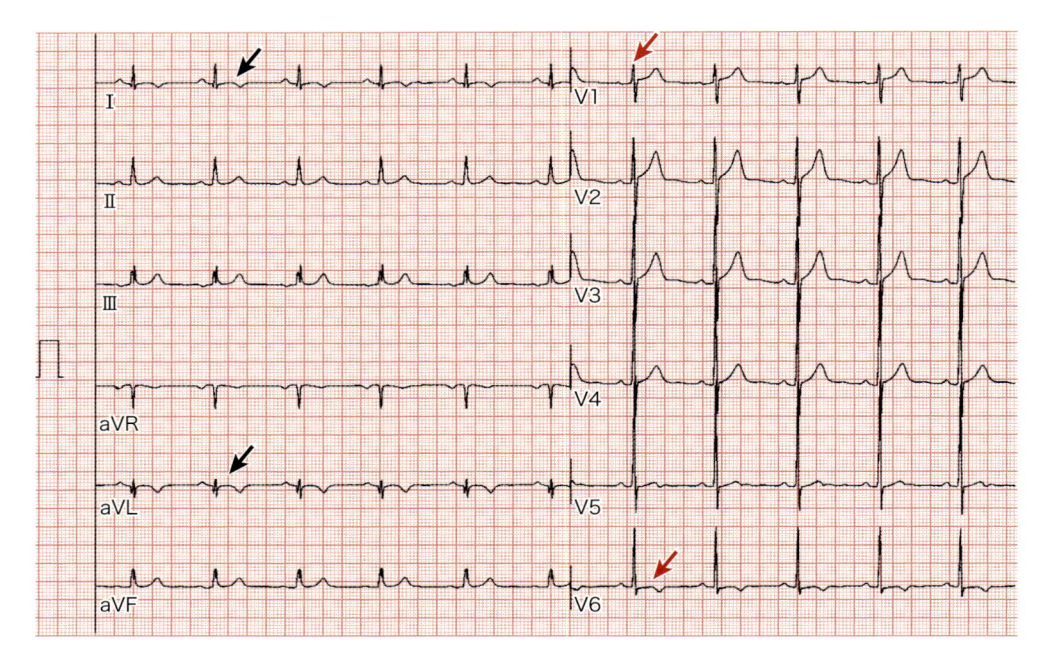

図4 最終胸痛発作翌朝の12誘導心電図
　→：V1のR波のわずかな増高．　→：V6，I，aVLの陰性T波

↳ 解説②

　狼少年の逸話を思い出す読者も多いであろう．詐病を思わせるようなエピソードがあるが，冠動脈危険因子が現実に2つも存在しており，やはりACSは捨てきれない．もっと早くCAGを行うべき症例であったと考えられる．後壁梗塞は見逃しやすいが，胸痛発作時の心電図はわずかながら変化することが多く，その変化を見逃さないようにしたいところである．詐病という先入観によって医療者集団の思考がストップし，そのため不幸な結果を招いたと思われる．詐病を疑ったら精神科医に評価を依頼することが勧められるが，それでも正確に診断することは困難なことが多いようである．

文献・参考図書

1) 木﨑英介：虚偽性障害と詐病．臨床精神医学，38：1565-1571，2009
　　↑虚偽性傷害と詐病について疾患概念，診断，病理，治療について述べた総説．

第3章

【Advanced】
検査で達人は何をみているか？

第3章 【Advanced】検査で達人は何をみているか？

1 初期評価としての超音波検査で何をみるか

森脇龍太郎，大沢秀吉

Point

- 心臓用（セクタ型），腹部用（コンベックス型），頸動脈用（リニア型）の3つのプローブを駆使して観察・評価する
- 超音波検査による初期の必要最小限の観察・評価項目（下記①～③）を，胸背部痛の初期診療における迅速簡易超音波検査法：FASC（focused assessment with sonography for chest/back pain）として提案する
  ①心臓用プローブで，左室壁運動異常，右室負荷・拡張，右房・下大静脈拡張，心タンポナーデ（心膜液），心室中隔穿孔，大動脈弁・僧帽弁逆流，大動脈解離（上行大動脈，弓部，下行大動脈）などの有無をチェックする
  ②頸動脈用プローブで，気胸，両側総頸動脈解離（右総頸動脈～腕頭動脈～大動脈弓部解離，左総頸動脈～大動脈弓部解離）などの有無をチェックする
  ③腹部用プローブで，胸腹水，胆嚢炎，胆石，総胆管拡張・結石，膵炎などの有無をチェックする

■ はじめに

　胸背部痛をきたす患者のなかには，迅速な診断と処置を要する致死的疾患が高い確率で含まれる．したがって，病歴を聴取しながら，意識・バイタルサインや身体所見のチェックを行い，各種モニタリングや必要な緊急処置を同時進行で行わなければならないことが多い．一方で，超音波検査装置の解像度の進歩や小型・軽量化に伴って，ベッドサイドで簡単・迅速に観察することができるようになっており，最近はこのような超音波検査装置がわが国の救急外来の多くに常備されていると思われる．身体所見のチェックを行った後に，必要な超音波検査を追加実施することを推奨することが多いが，より迅速に診断・処置を行うためには，最初から超音波検査のもつ高い診断能を利用すべきである．そこで本項では，視診，触診，聴診などに加えて，超音波検査も身体所見チェックのためのモダリティ（modality）の1つに含め（図1），その際に何を観察・評価すべきかについて，われわれの行っている項目をもとに述べることとす

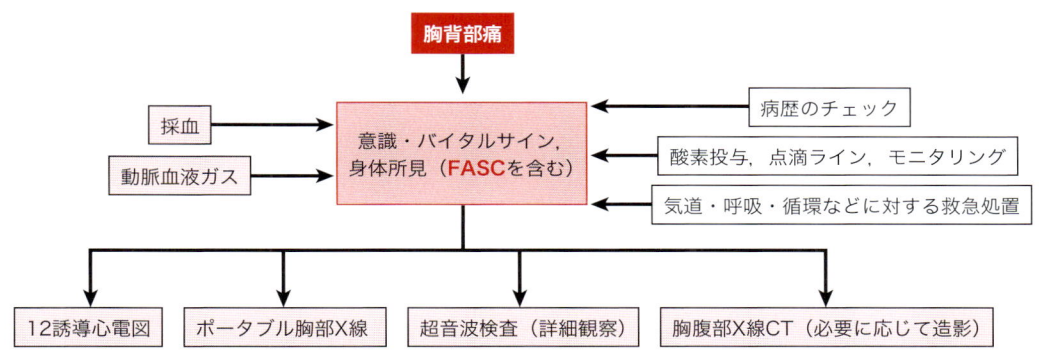

```
                    ┌──────────┐
                    │ 胸背部痛  │
                    └────┬─────┘
                         ↓
  ┌──────┐        ┌──────────────┐      ┌──────────────────┐
  │ 採血 │──────→│ 意識・バイタルサイン,│←─────│ 病歴のチェック │
  └──────┘        │ 身体所見       │      └──────────────────┘
  ┌──────────┐   │（FASCを含む）  │←─────│ 酸素投与，点滴ライン，モニタリング │
  │動脈血液ガス│→ └──────────────┘      ┌──────────────────────────┐
  └──────────┘                          │ 気道・呼吸・循環などに対する救急処置 │
```

図1　胸背部痛に対するFASCを組み込んだ診断・治療のフローチャート

（12誘導心電図／ポータブル胸部X線／超音波検査（詳細観察）／胸腹部X線CT（必要に応じて造影））

る．聴診器を使用した右手をそのまま超音波プローブに持ち替えて，超音波診を行うといったイメージである．

1 救急外来における初期評価としての観察項目

胸背部痛をきたす患者において，決して見逃してはならない代表的な致死的疾患を表1に示すが，救急外来における初期評価では，焦点を絞った必要最小限の観察・評価のみ行うべきである．この観察・評価項目を，FAST（focused assessment with sonography for trauma）にあやかって，本項ではFASC（focused assessment with sonography for chest/back pain）と仮に呼ぶこととする．

2 救急外来におけるFASCの実際

救急外来に常備すべき超音波検査装置には，心臓用（セクタ型），腹部用（コンベックス型），頸動脈用（リニア型）に設定された3つのプローブがあらかじめ取り付けられているべきであり，これらのプローブを観察部位によって使い分ける．迅速に観察・評価するためには，いちいちプローブを付け替えるのではなく，スイッチ1つで簡単に切り替えができることが必要である．

胸背部痛を訴える患者に対しては，おのおののプローブで，**①心臓用**：左室壁運動異常，右室負荷・拡張，右房・下大静脈拡張，心タンポナーデ（心膜液），心室中隔穿孔，大動脈弁・僧帽弁逆流，大動脈解離（上行大動脈，弓部，下行大動脈），**②頸動脈用**：気胸，両側総頸動脈解離（右総頸動脈〜腕頭動脈〜大動脈弓部解離，左総頸動脈〜大動脈弓部解離），**③腹部用**：胸腹水，胆嚢炎，胆石，胆道拡張・結石，膵炎，などの有無をすばやく観察する（表1）．有意所見があったら必要に応じて確定診断のためのさらなる検査を追加することになる（図1，表2）．検査にいたずらに時間をかけているうちに患者の状態が悪化することもよくあり，制限時間内に観察・評価するためには，日頃から何度も手順のシミュレーションを行って，慣れておくこ

表1 胸背部痛をきたす見逃してはならない代表的な致死的疾患：重症度・特徴およびFASCの有用性と観察項目

致死的疾患		特徴	重症度	FASC有用性	FASC 観察項目
急性冠症候群	・急性心筋梗塞	比較的急激に出現 20分以上持続 冷汗・嘔気 不整脈に注意	○	○	左室壁運動異常，心タンポナーデ（心膜液），心室中隔穿孔，大動脈弁・僧帽弁逆流，上行大動脈解離
	・不安定狭心症	安静時や労作時に繰り返し出現 数分以上持続 出現・緩解を繰り返すことあり	○	×	
急性大動脈解離		急激に出現する胸痛・背部痛 痛みの部位が移動することあり 血圧は上昇 左右差・上下肢差を認めることあり 冷汗・嘔気	○	○	心タンポナーデ（心膜液），大動脈弁逆流，上行・弓部・下行大動脈解離，両側総頚動脈解離（右総頚動脈～腕頭動脈～大動脈弓部解離，左総頚動脈～大動脈弓部解離）
大動脈瘤破裂・切迫破裂		大動脈瘤の既往 高齢 急激に発症→ショック	○	△～○	上行大動脈，弓部，下行動脈瘤，両側胸腔内出血
肺血栓塞栓症		急激に発症→ショック 胸痛の訴えは少ない 頚静脈の怒張を伴うことあり	△～○	○	右室負荷・拡張，右房・下大静脈拡張
気胸		若年男性多い 急激に発症 徐々に増悪する呼吸困難 緊張性気胸ではショック→心停止	△～○	○	臓側胸膜（肺胸膜）のスライディングサイン，A line，B line
特発性食道破裂		激しい嘔吐後急激に発症 縦隔気腫 早期手術	○	×	（－）
胆道疾患，膵炎など		右季肋部圧痛，背部痛，発熱，黄疸	△～○	○～△	胸腹水，胆嚢炎，胆石，総胆管拡張・結石，膵炎

とが必要である．FASCは身体所見の1つのモダリティとして捉えており，したがって12誘導心電図に先行して行うことになる（図1）．

3つのプローブのうち，まずどのプローブを用いるかは，疑われる疾患によってケースバイケースではある．例えば気胸が強く疑われる場合は，まず頚部用のプローブを用いて，気胸の観察・評価を真っ先に行うべきであろう．しかし多くの胸背部痛の場合は，まず心臓用，ついで頚部用，最後に腹部用に行うことをお勧めする．当然のことながら，胸背部痛をきたす致死的疾患の情報量は，心臓用プローブで最も多く得られることが最大の理由である．ついで頚部用プローブを用いる理由は，急変の可能性もあり，比較的簡単に有効な治療が可能な気胸を診断するためである．

表2　胸背部痛をきたす疾患の鑑別診断のための検査

一般検査
① FASC
② 12誘導心電図
③ ポータブル胸部X線
④ 採血〔血算，AST・ALT，LDH，CK（CK-MB），CRP，ALP，アミラーゼ（リパーゼ），トロポニンT（トロポニンI），D-ダイマー　など〕
⑤ 動脈血液ガス

鑑別診断にさらに必要な検査
① 急性冠症候群を疑う場合：心臓超音波検査（詳細観察）
② 肺血栓塞栓症を疑う場合：造影胸部CT
③ 急性大動脈解離・大動脈瘤破裂を疑う場合：造影胸部CT，大動脈超音波検査（詳細観察），経食道心エコー（造影胸部CTで診断がつかない場合）
④ 気胸を疑う場合：肺超音波検査（詳細観察），胸部CT
⑤ 消化器疾患（胆嚢・胆道疾患，膵炎など）を疑う場合：腹部超音波検査（詳細観察），造影腹部CT

3　心臓用プローブで何をみるか？

　急性冠症候群（acute coronary syndrome：ACS），急性大動脈解離（acute aortic dissection：AAD），急性肺血栓塞栓症（acute pulmonary thromboembolism：APTE）の3大疾患は急性期の死亡率が高く，これらを見逃さないように，迅速かつ的確な診断を心がける．アプローチポイントであるが，傍胸骨，心尖部，心窩部からまず行う．うまく画像を得るためには，ある程度のトレーニングが必要であることはいうまでもない．

❶左室壁運動異常

　左室壁運動は，局所心筋の壁厚増加度と心内膜の内方運動の程度によって視覚的に判定するが，明らかに低収縮（hypokinesis），無収縮（akinesis），奇異性運動（dyskinesis）があれば異常である．主に傍胸骨アプローチによる長軸像・短軸像で観察するが，うまく描出できない場合は，心窩部アプローチにて観察できることもある．AMIであれば，局所的な左室壁運動異常が認められる．冠動脈の閉塞部位によって左室壁運動異常を認める領域のパターンが存在し，冠動脈の分枝と超音波断層像における灌流領域との関連をあらかじめ理解しておく（図2）．またAADにAMIが合併することもあるので，上行大動脈の観察も重要である．急性心筋炎や拡張型心筋症ではびまん性左室壁運動低下が，またたこつぼ型心筋障害（たこつぼ型心筋症）では心基部の過収縮と心尖部無収縮が特徴である．

❷心タンポナーデ（心膜液），心室中隔穿孔，大動脈弁・僧帽弁逆流

　AMIが疑われる場合は，そのまま合併症のチェックに移行する．左室自由壁破裂に伴う心タンポナーデ，ドップラー法を用いた乳頭筋や腱索断裂に伴う僧帽弁逆流，心室中隔穿孔などの有無をチェックする．また上行大動脈解離に伴って大動脈弁逆流や心タンポナーデをきたすことがある．心タンポナーデが単独所見として認められ，心膜腔に血餅の存在を示唆するhigh-

図2 冠動脈の分枝と超音波短軸断層像における灌流領域

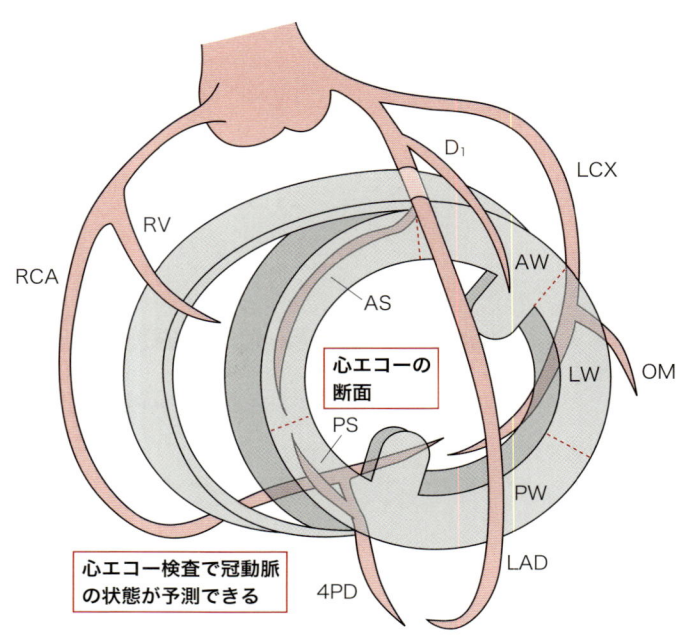

RCA：右冠動脈
RV：右室枝
LAD：前下行枝
LCX：左回旋枝
D_1：第一対角枝
OM：鈍縁枝
PD：後下行枝

AS：前部中隔
AW：前壁
LW：側壁
PW：後壁
PS：後部中隔

心エコーの断面
心エコー検査で冠動脈の状態が予測できる

echoic areaや全体的にiso-echoicであるなどの所見が認められる場合は，心膜腔に血液が貯留している可能性が高く，左室自由壁破裂や上行大動脈解離などを考慮して診療を進める．ショック状態であれば，エコーガイド下心膜穿刺に移行しなければならないこともある．一方，心膜腔にlow-echoicな液体が認められる場合は，貯留しているのは血液ではなく，急性心膜炎なども考慮されよう．この場合は12誘導心電図における広範囲でのST上昇の有無を確認する．超音波検査における心タンポナーデと単なる心膜液貯留の違いは，右室前壁の拡張期の虚脱（collapse）があるか否かで判定する（図3）．

❸右室負荷・拡張，右房・下大静脈拡張

　左室壁運動に明らかな問題がなければ，ついで右室負荷・拡張，右房・下大静脈拡張の有無を観察する．右室負荷は，傍胸骨アプローチによる短軸像で最も明瞭に観察され，右室拡大とともに左室狭小化，心室中隔の平坦化がみられる．高度の右室負荷では左室は半球状の形態となる．ここまでの観察で，右室負荷が明らかな場合は，かなりの確率で広範囲のAPTEがあると考え，直ちに造影胸部CTを行うべきであろう．そうでない場合は，ついで心尖部アプローチの四腔断面像で右室・右房の拡張の有無を観察する．簡単な指標として，左室・左房よりも右室・右房の方が大きければ，拡張ありとする．なお，傍胸骨アプローチの短軸像で肺動脈分岐部に血栓陰影が観察されることもあり，また右室拡大が高度の症例では右室壁運動は低下するが，これらの評価は難しく，深追いして詳細に観察する必要はない．下大静脈は，心窩部アプローチを用いて描出できる．下大静脈径がある程度以上（通常18mm）あって呼吸性変動が

A 収縮期　　　　　　　　　　　　　**B** 拡張期

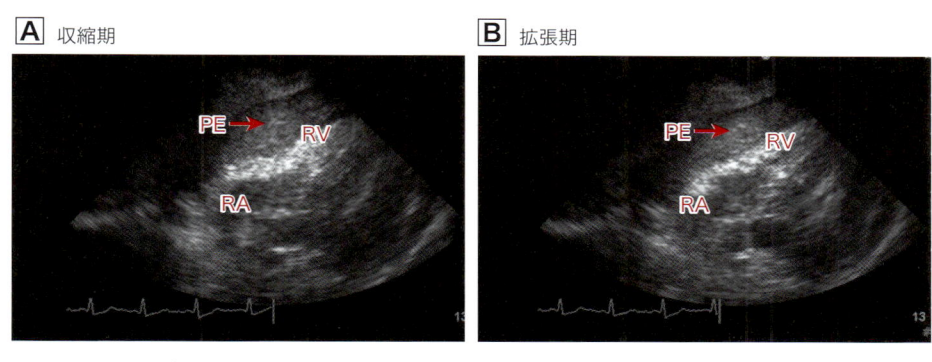

図3　心タンポナーデ
右室前壁側の心膜腔に血餅の存在を示唆するhigh-echoic areaがあり，拡張期に右心室が虚脱（collapse）したままである
PE：pericardial effusion，RV：right ventricle，RA：right atrium

明らかでなければ拡張と考える．

以上はAPTEを念頭に置いた観察結果であるが，三尖弁閉鎖不全症を高頻度に合併するため，肺高血圧症の定量的評価には連続波ドプラ法を用いて三尖弁逆流の最高血流速度を求め，簡易ベルヌーイ式を用いて右室・右房間圧較差を算出し，平均右房圧を10mmHg（静脈拡張がある場合は15〜20mmHg）と仮定することにより，右室収縮期圧すなわち肺動脈収縮期圧を推定することもできる．しかしながら，時間的制約からFASCではそんな寄り道は熟練者でないかぎり行うべきではない．またAPTEが疑われるからといって，超音波検査を用いて下肢静脈血栓の検索をしてはならない．これらAPTEが疑われる所見が得られたら，速やかに造影胸部CTにて血栓（陰影欠損）の存在を確認すべきである．

❹大動脈解離

　AADを念頭に置いた観察である．上述したように心臓用プローブで，上行大動脈の観察を行って解離の有無を確認する．その際に肋間を1〜2つあげると，上行大動脈中間部まで観察されやすい．また長軸像で下行大動脈は僧帽弁の後方に輪切りの形で観察され，明らかな内膜剥離（intimal flap）なら検出可能である．

　さらに胸骨上窩アプローチで上行大動脈，下行大動脈，大動脈弓部と弓部からの3分枝を観察する．やや右鎖骨上窩側に動かすと弓部近位側や腕頭動脈，左鎖骨上窩側に動かすと弓部遠位側や下行大動脈や左鎖骨下静脈が観察できることが多い（図4）．ただし，動脈の同定のためにドップラー法が必要であり，しっかり評価するためには時間がかかることが多い．また人によっては描出が困難なこともある．そのような場合，臨床的にAADが強く疑われたら，それ以上の観察は中止して，直ちに造影胸部CTを行うべきである．経食道エコーも解離腔の同定に有用であるが，FASCで行うべきものではない．

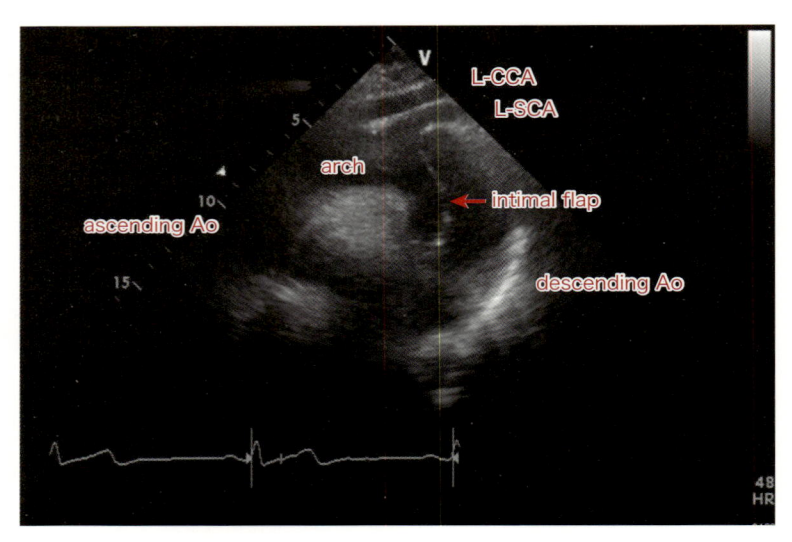

図4　急性大動脈解離
下行大動脈に剥離内膜（intimal flap）が認められる
Ao：aorta，L-CCA：left common carotid artery，L-SCA：left subclavian artery

❺胸部大動脈瘤破裂・切迫破裂

　　AADと同様のアプローチを行うが，やはり時間をかけるべきではない．むしろ胸腔内への破裂に伴う胸腔内出血が存在するかどうかのチェックが重要である．胸腔内出血を認める場合は，緊急ドレナージが必要な場合を除くと，速やかに造影胸部CTを行うことになろう．

4 頸部用プローブで何をみるか？

❶総頸動脈の観察

　　本来は，総頸動脈の内膜中膜複合体厚（intima media thickness：IMT），プラーク（plaque），閉塞・狭窄などの観察を行うために装備されている．したがって総頸動脈を明瞭に描出することができ，胸背部痛をきたす患者においては大動脈解離が総頸動脈に及んでいるかどうかを容易に観察することができる．解離を示す内膜剥離が認められない場合は，短軸で総頸動脈を描出したまま，総頸動脈の起始部に向かってプローブを傾けて，右は腕頭動脈から大動脈弓部，左は大動脈弓部が観察できることが多い．しかしながらFASCでは，時間的制約から両側の総頸動脈解離の有無のみのチェックでもよい．

❷気胸の観察

　　もう1つ，慣れると頸部用プローブで簡単に検出できるものとして気胸がある．胸背部痛をきたす疾患のなかでも，気胸は致死的状態に至る可能性があり，ぜひ身につけてほしいスキルである．外傷初期評価において，FASTはあまりにも有名であるが，Kirkpatrickらはこれに気

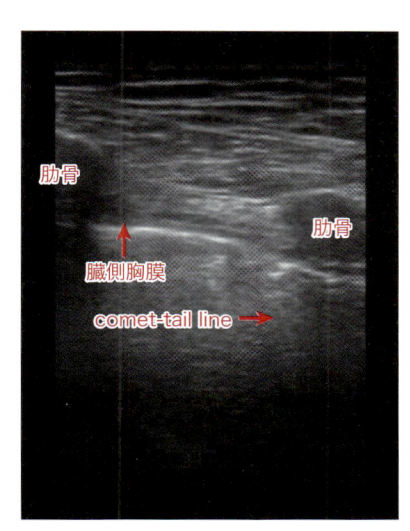

図5 臓側胸膜のスライディングサイン
動画で見ると，臓側胸膜が呼吸性にスライディングするのが観察される

胸の評価も加えて，EFAST（Extended FAST）と称して有用性を報告している[1]．それによると気胸の検出率は超音波検査の方が仰臥位胸部X線よりも明らかに高かった．このように，熟練すると超音波検査は仰臥位胸部X線よりも感度が高く，特異度もほぼ同等といわれている．胸部CTが気胸検出のためのゴールドスタンダードであり，超音波検査はそれと比較すると感度が落ちるが，慣れると前胸部の大きな気胸を見逃すことは少ない．

超音波検査による気胸の検出方法を以下に示す．

①プローブは前胸部鎖骨中線第2～4肋間付近に胸骨にほぼ平行に置く．正常であれば呼吸周期に合わせて臓側胸膜（肺胸膜）がスライディングするのがわかる（図5）．空気は仰臥位では上方に溜まるので，もしこのスライディングサイン（sliding lung sign）があれば，その部位では気胸はないといってよい．アーチファクトとして，臓側胸膜から縦に走る深部まで達する臓側胸膜とともに動くライン（comet-tail line：B line）があれば，より確実である．このB lineが多数認められる場合は，肺水腫が存在する可能性があるとされる．

②一方，スライディングサインがない場合は，気胸が存在する可能性があるが断定はできず，ついでアーチファクトを探す．横縞のアーチファクト（horizontal artifact）は，胸壁と胸膜の間の距離と同じ距離で繰り返し出現するものであり，気胸があろうがなかろうが出現するものである（A lineと呼ばれる）．スライディングサインがなく，このA lineがあれば，気胸が存在する可能性が高い[2][3]が，さらにこれを確実なものにするために，M-modeをチェックする．M-modeで，胸壁側に波様パターン（wave-like pattern）が観察され，深部にいたると砂様パターン（sand-like pattern）が認められる．これをseashore signといい，この部分が臓側胸膜（lung pointと呼ばれる）であることを意味する．しかし，②に述べた一連の操作は熟練と時間を要するので，慣れていない場合はFASCでは①の操作のみで十分であろう．スライディングサインやcomet-tail line（B line）がなく，気胸が疑われるがショックに陥っていない場合は，引き続き気胸検出のゴールドスタンダードである胸部CTを行う．

胸背部痛をきたしたショック患者で，呼吸音に左右差が明らかにある場合は，緊張性気胸と診断して，やや時間的余裕がある場合はすばやく超音波検査にて気胸を確診し，速やかに脱気を行うべきである．急激なショックの進行も懸念されるため，仰臥位胸部X線は撮影しない方がよい．もちろん時間的余裕がない場合は，超音波検査でさえも行うことなく，直ちに脱気を行うことはいうまでもない．

5 腹部用プローブで何をみるか？

まずFASTの要領で胸水・腹水の有無を確認する．その後胆嚢・胆道系，膵の観察を行う．胆嚢・胆道系では，胆嚢炎，総胆管拡張・結石などの観察が重要である．膵は，急性膵炎や慢性膵炎の急性増悪を念頭に置いて観察するが，描出困難なことも多く，時間をかけるべきではない．腫瘍性病変などのその他の病変については詳細に観察する必要はないが，異常画像と考えたら，エキスパートに詳細観察を依頼するか，造影腹部CTを考慮する．

■おわりに

決して見逃してはならない代表的な致死的疾患の特徴・重症度および超音波検査の有用性・FASCでの観察すべき項目を表1にまとめて示した．胸背部痛を訴える患者に対する初期超音波診として，われわれが行っている必要最小限の観察・評価項目をFASCとして取り上げた．繰り返しトレーニングすることによって，制限時間は数分以内，できれば3分以内にすべての観察・評価を終了できるようにしたいところである．

文献・参考図書

1) Kirkpatrick, A. W., et al.：Hand-held thoracic sonography for detecting post-traumatic, pneumothoraces：the Extended Focused Assessment with Sonography for Trauma（EFAST）. T Trauma, 57：288-295, 2004

2) Lichtenstein, D, A., et al.：Ultrasound diagnosis of occult pneumothorax. Crit Care Med, 33：1231-1238, 2005

3) Knudtson, J. L., et al.：Surgeon-Performed Ultrasound for Pneumothorax in the Trauma Suite. J Trauma, 56：527-530, 2004

第3章 【Advanced】検査で達人は何をみているか？

2 胸腹部X線・CT検査で何をみるか

海野俊之，和田昭彦，大久保敏之

Point
- 偽腔が描出されなくても解離が起こっていることがある
- 脳梗塞や虚血性心疾患で発症する急性大動脈解離がある
- 血腫は必ずしも塊として存在しない．水より濃度が高い液体があれば，血液（出血）の可能性を考える
- 急性肺血栓塞栓症が疑われる場合は，その検索と同時に遅延相でDVTの検索を

■はじめに

　胸背部痛を生じる疾患にはさまざまなものがあるが，紙面の都合上，緊急性が高く，かつ遭遇する頻度の高い疾患に絞って述べる．具体的には，急性胸部大動脈解離，胸部大動脈瘤破裂，肺血栓塞栓の3つの病態について，救急で主役となる単純X線写真，CTの画像所見を中心にまとめた．なお，病気の基礎的な知識については他項に譲って最小限にとどめ，本項では画像所見の解説に重点を置いた．

1 急性胸部大動脈解離

❶ 胸部単純X線写真

　縦隔陰影の幅の拡大や大動脈石灰化の内側偏位が胸部大動脈解離のサインとして有名である．**縦隔陰影の拡大**に関しては，まず，大動脈解離と大動脈瘤という概念を区別して理解する必要がある．解離とは，大動脈内膜に亀裂を生じ，そこから血液が壁内（中膜）に流入して中膜が2層に剝離され，長軸に沿って裂ける状態である．動脈瘤とは動脈の径が拡大し，正常径の1.5倍以上になる状態である．つまり，全く別の次元で定義されているのであり，大動脈解離で大動脈径が増大しない例が50％前後と報告されており，縦隔陰影の拡大を伴わない解離が存在することになる．また，大動脈解離で縦隔陰影が拡大している場合，実際には大動脈周囲の血腫や無気肺なども関与している場合が多い（図1）．

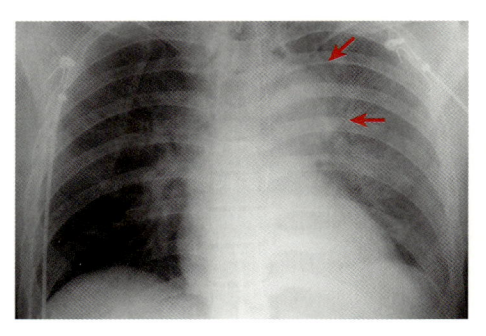

図1 50代男性 弓部大動脈解離 単純X線写真（臥位）
内膜石灰化の偏位は指摘が難しい．弓部周囲に血腫があり，弓部の陰影が不明瞭化（シルエットアウト）している（→）．左には胸水があり，全体に透過性が低下している

大動脈石灰化の内側偏位に関しては，大動脈の石灰化は動脈壁の内膜に生じ，解離は中膜に生じることが知られており，石灰化の内側偏位が増悪している場合，大動脈解離を疑うことになる．ただし，粥状硬化の内側に石灰化が生じることがあり，以前の画像との比較が大事である．また，実際には単純写真だけでは石灰化の位置を正確に評価するのが難しい場合がある（図1）．

❷CT

単純CTでは，解離腔の新鮮な血栓が三日月状の高吸収域として認められ（hyperdense crescent sign），慢性期の血栓閉塞との鑑別に役立つとされている（図2A）．このため，**急性期には単純CTおよび造影CTの両方が撮影されることが推奨されている**．また，真腔と偽腔では造影剤流入のタイミングが異なるため，初回検査で臨床的に，あるいは単純／動脈相で解離が疑われる場合は遅延相の追加が必要な場合がある．

造影CTでは低吸収のflapおよび，flapによって分けられた真腔と偽腔が明瞭に描出される（図2B）．解離の進展範囲，主要分枝への解離の進展などについても詳細に評価することができる．大動脈周囲の血腫や血胸，心タンポナーデの合併の有無などの所見も同時に評価する．

急性の解離であっても撮影時点で解離腔が血栓化しており，血流が認められない場合があり，偽腔血栓閉塞型などと呼ばれる．この場合，上記の偽腔内の高吸収を示す血栓が慢性期の血栓閉塞との鑑別に役立つとされる（図2A, B）．造影CTで偽腔が描出されないからといって解離がないと判断しないように注意が必要である．

One More Experience
脳梗塞で見つかる大動脈解離？？

脳梗塞で見つかる大動脈解離は稀ではない．右内頸動脈閉塞による脳梗塞で発症し，実はstanford A型の大動脈解離だったなどという経験は少なからず経験される．

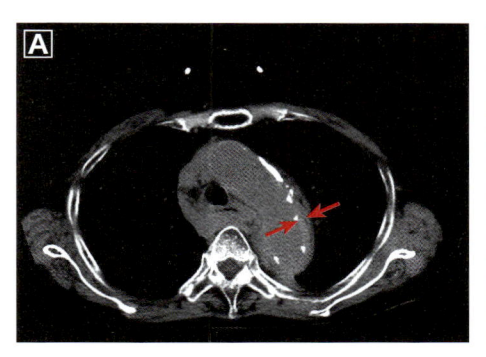

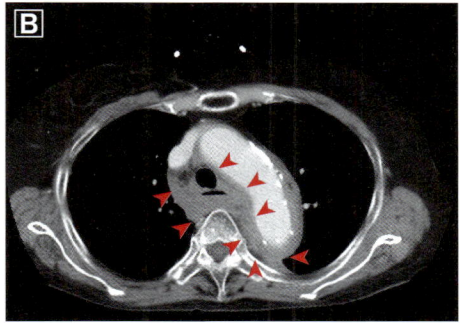

図2　60代男性　弓部大動脈解離
A：単純CT．B：造影CT
A）弓部に解離があり，内膜の石灰化が偏位している．単純CTではこの解離腔内の血栓は真腔内の血液より高濃度を示している（→）．B）造影後に血栓閉鎖した偽腔内には造影剤の流入はない．縦隔内には濃度の高い軟部組織があり，縦隔内に破綻，出血していることがわかる（▶）

> **One More Experience**
> **心臓カテーテル検査で見つかる大動脈解離？？**
> 　　Stanford A型の大動脈解離では解離が冠動脈起始部に及び，狭心症症状で発症する場合がある．心臓カテーテルが施行されたが，カテーテルをうまくカニュレーションできず，解離が発見されるということがある．解離がある状況でのカテーテル操作は危険であり，頭に入れておく必要がある重要な病態である．

2 胸部大動脈瘤破裂

❶ 胸部単純X線写真

　　胸部大動脈瘤は単純X線写真上，拡張した辺縁を指摘できる場合がある．上行大動脈瘤は右前方への突出像，弓部瘤では左第1号の突出像，下行大動脈瘤は下行大動脈と連続する腫瘤像として認められる．

　　ただし，正面でなく斜位で撮影された場合や，大動脈の蛇行が強い場合など，正常な大動脈が瘤状に見える場合がある．また，食道裂孔ヘルニアや縦隔腫瘤を大動脈瘤と誤認することも経験される（図3 A, B）．

　　大動脈瘤は瘤壁に沿って，瘤の辺縁部に石灰化を認めることが多く，石灰化が強い場合，瘤の輪郭が描出されることがある．

❷ CT

　　一般的に胸部大動脈瘤はCTでは認識が容易であると考えられがちであるが，大動脈弓部から頭側に突出するような形態の瘤や逆に弓部から垂れ下がるような瘤の場合，軸位断のCT画像だけで判断すると見落してしまうことがある．全体像の把握のためにも，**冠状断，斜矢状断**

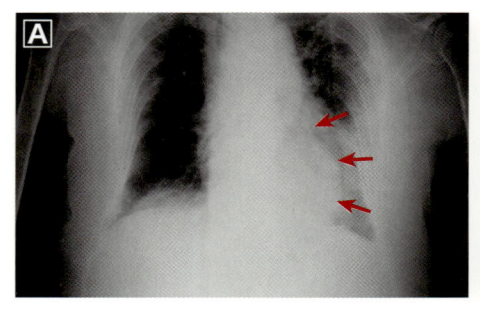

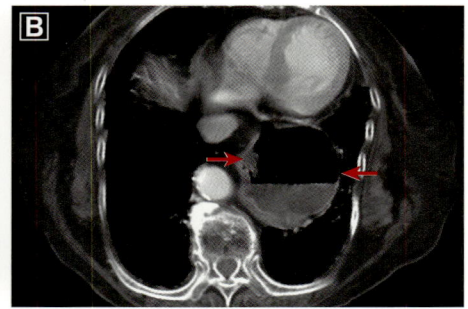

図3　食道裂孔ヘルニアを大動脈瘤と誤認した例
検診で下行大動脈瘤疑い指摘（→）→CTで食道裂孔ヘルニアと診断された．食道裂孔ヘルニアで滑脱した胃が下行大動脈瘤としばしば間違えられる．左上腹部に胃泡が認められず，拡大した陰影内に胃泡が認められることで鑑別される

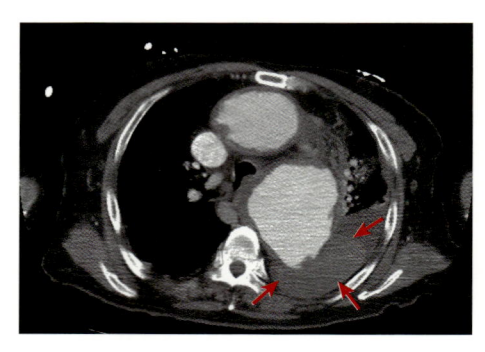

図4　50代男性　大動脈瘤破裂
下行大動脈の一部で壁が破綻し，左血胸を生じている（→）

など多方向の確認が望ましい．

　動脈瘤に連続して，縦隔内や胸膜外，後腹膜に血腫が認められる場合，動脈瘤破裂と判断する（図4）．瘤に明らかな破裂所見を認めなくても，瘤が存在し，瘤に起因する疼痛を認める場合は切迫破裂として扱う．

　なお，血腫は必ずしも塊として存在しないことがあることに注意する必要がある．これを意識していないと血腫を簡単に見逃してしまう．**水よりも明らかに濃度が高い液体があれば，それは血液の可能性が高く，病態としては出血／血腫とほぼ同義である**．また，食道穿破や十二指腸穿通，肺内穿通を生じていないかなども同時に評価する．これらの場合，吐血や喀血などの症状が前面に出て，動脈瘤破裂を初期段階で疑われない場合があり，注意が必要である．

3 肺血栓塞栓症

❶胸部単純X線写真

　教科書的には局所性乏血によって引き起こされた透過性亢進（Westermark's sign），肺門部肺動脈の拡張と急峻な狭小化（knuckle sign），肺梗塞を合併した場合の中枢が丸く，末梢の楔状影（Hampton's hump），出血による透過性低下（consolidation）など，多数教科書に記載

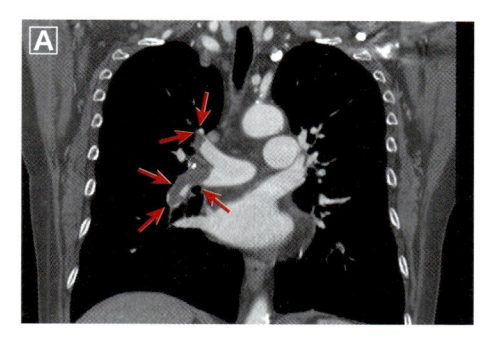

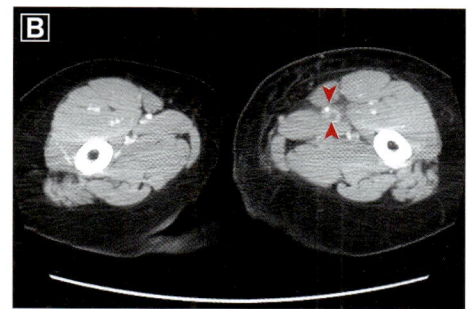

図5　40代男性　肺動脈血栓塞栓，深部下肢静脈血栓
A）右肺動脈に血栓塞栓を認める（→）．B）左大腿静脈内に血栓があり（▶），左下肢は腫脹している

されている．これらの所見は非特異的であり，背景肺にさまざまな疾患が存在するため，実際に臨床で胸部単純写真で診断することは難しいことが多い．**臨床所見から疑わしい場合は躊躇せずに造影CTを施行する必要がある．**

❷CT

肺血栓塞栓症のCT所見は肺動脈の変化と肺の変化に大きく分けられる．肺動脈内の血栓をfilling defectとして描出できれば直接所見として診断できる（図5 A）．

層流によるアーチファクトが血栓様に見える場合があり，軸位断だけでなく，必要に応じて冠状断での確認が必要である．単純CTで新鮮血栓が高吸収を示す場合があるが，**基本的には造影CTが必須である．**近年のMDCTでは亜区域枝レベルの血栓は直接検出することが十分可能である．

肺の変化としては，肺梗塞やそれに伴う肺出血が，胸膜に広く接するくさび形〜台形の浸潤影，すりガラス影として描出される．時折，肺動脈血栓塞栓が動脈分岐部にひっかかるように存在して末梢に塞栓を生じていない場合がある．この場合，肺血流の低下は存在するものの，肺梗塞や肺出血といった肺の所見に乏しく，肺動脈血栓塞栓を疑っていない場合はしばしば見逃される．

造影CTは動脈相での胸部の撮影に続いて，遅延相で下肢の深部静脈血栓の有無を同時に検索することができるため，非常に有用である（図5 B）．体表超音波では下肢静脈血栓の新旧の鑑別もある程度できるため，できれば併用が望ましい．

文献・参考図書

1）黒木一典 他：Emergency Radiology―救急画像診断（IVRを含む）において放射線科医の知っておくべきポイント―．日獨医報，51：30-40，2006
　↑救急画像の読影のポイントだけでなく，IVRの適応，内容もよくまとまっている．
2）似鳥俊明：Cardiovascular Imaging 2010．画像診断，30：2010
　↑心大血管の画像診断がわかりやすく書かれている．知識の確認，整理に有用．
3）「救急画像診断Q＆A―研修医からの質問361―」（岡元和文，相馬一亥 編），総合医学社，2005
　↑Q＆Aで読みやすい．

第3章 【Advanced】検査で達人は何をみているか？

心電図検査で何をみるか

永井利幸, 香坂　俊

Point

- ST低下の誘導を見つけたら，その逆方面の誘導でST上昇がないか注意深く確認する
- ST変化のみにとらわれず，不整脈にも注目
    → 常に見落としがないようにパターン化した読みを心がける
- 1回の心電図所見が正常でも，帰宅させてよい根拠にならない
    → 経時的観察が重要
- 心電図に頼りすぎる診療は決してしない
    → 他所見との総合的判断が最重要
- 胸背部痛をきたす冠動脈疾患以外の疾患にも心電図は有用なことがあり，典型的所見は覚えておく

■ はじめに

　胸背部痛の原因となる疾患は多岐にわたるが，なかでも急性冠症候群，急性大動脈解離，急性肺血栓塞栓症，急性心膜心筋炎などのように生命にかかわる重大な疾患と診断される確率が比較的高い．胸背部痛を主訴とした患者がERに搬送されたとき，ほとんどの医師は必ず12誘導心電図を記録するはずである．12誘導心電図は簡便でかつ迅速に記録でき，読み手が熟練していれば多くの情報を与えてくれ，原因疾患の診断にダイレクトに貢献してくれる．しかし，過信しすぎると深い落とし穴に陥ることもある．本項では，心電図で胸背部痛をどのように読み解いてゆくか解説する．

1　12誘導心電図による胸背部痛へのアプローチ

> 胸背部痛を主訴にERを受診した患者さんの12誘導心電図を記録しました

　バイタル，意識状態の評価とほぼ同時にERではお決まりのようにこのようなシチュエーショ

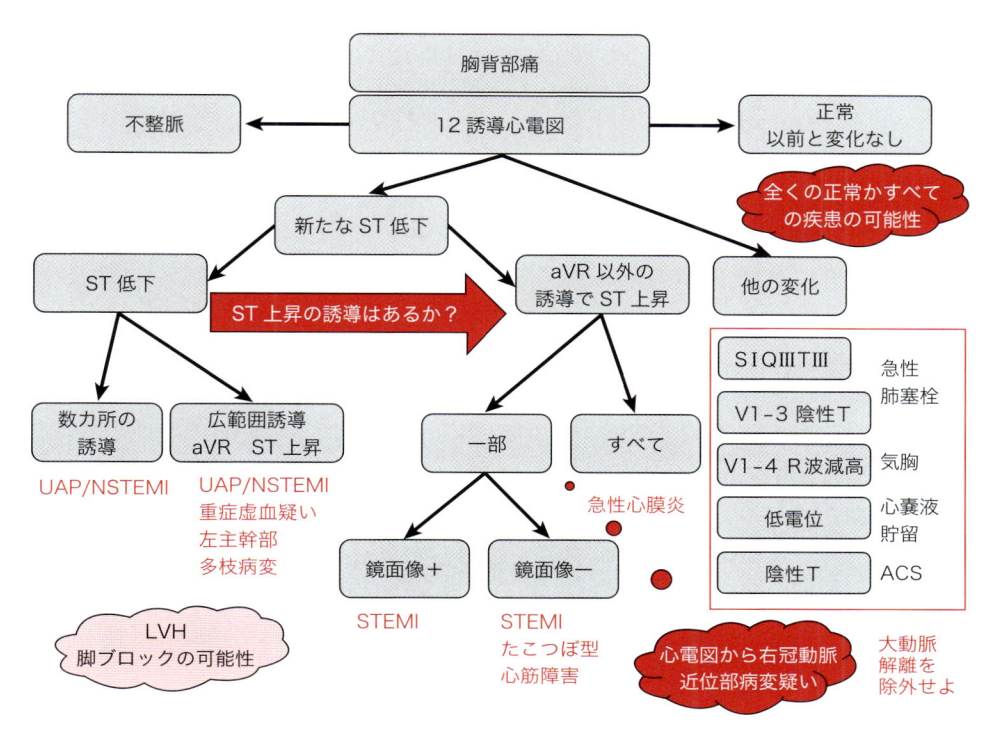

図1 胸背部痛で心電図を記録したらこう考える

```
                          胸背部痛
                             │
         ┌───────────── 12誘導心電図 ─────────────┐
         │                   │                    │
       不整脈              新たなST低下           正常
                             │                以前と変化なし
      ┌──────────┬──────────┴──────────┬──────────┐
      │          │                     │          │
    ST低下   ST上昇の誘導はあるか？  aVR以外の    他の変化
      │                               誘導でST上昇
      │                                  │     （全くの正常かすべて
      │                                  │      の疾患の可能性）
   ┌──┴──┐                          ┌───┴───┐
数カ所の 広範囲誘導                   一部    すべて
 誘導   aVR ST上昇                    │        │
                                      │     急性心膜炎
UAP/NSTEMI UAP/NSTEMI              ┌──┴──┐
           重症虚血疑い            鏡面像+ 鏡面像−
           左主幹部                 │       │
           多枝病変                STEMI   STEMI
                                          たこつぼ型
   LVH                                    心筋障害
   脚ブロックの可能性
```

右側ボックス:
- SIQⅢTⅢ — 急性肺塞栓
- V1-3 陰性T — 気胸
- V1-4 R波減高 — 心嚢液貯留
- 低電位
- 陰性T — ACS

心電図から右冠動脈近位部病変疑い
大動脈解離を除外せよ

ンになる．ここでまず，図1のような俯瞰フローチャートを念頭に置いておきたい．心電図というと，**難しい，複雑だ！！**という先入観をもっているレジデントの先生は多いと思うが，実は決してそんなことはなく，ERでの初期診療においては，

> ①ポイントを要領よくつかみ，できるだけ単純な思考回路をもっておく
> ②レジデントや循環器を専門としない医師に苦手なパターンは決まっているので，それらを集中的にトレーニングしておく
> ③初回の正常所見が重篤な疾患を除外したことにならないことを十分に認識しておく

これだけで，迅速診断には十分であろう．心電図は難しいのでも複雑なのでもなく，**「奥が深い」**，だけなのである．ERでは診断を迅速に行い，重篤な疾患を逃さないことが至上命題であり，それには極論かもしれないが，**「深読み」は不要**である．実際の現場では筆者（永井）は以下のようなステップで迅速に診断をつけるようにしている．

Step. 1 まず，不整脈がないか確認し，経時的変化を追う

症例によっては，頻拍発作を胸背部痛として訴えることもある．なかでも発作性心房細動の頻度が高い．同時に，以前の心電図があれば比較し，変化がないかを確認，以前の心電図がなければ正常心電図か否かを判断する．**正常心電図か否かの診断は，王道がなく，数多くの正常**

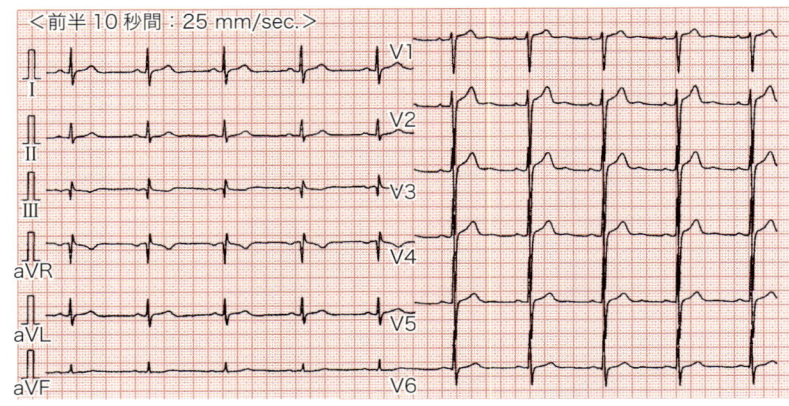

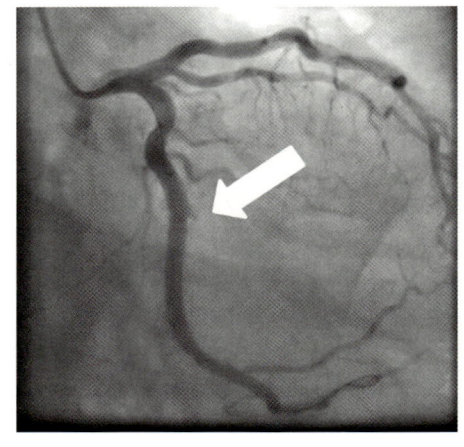

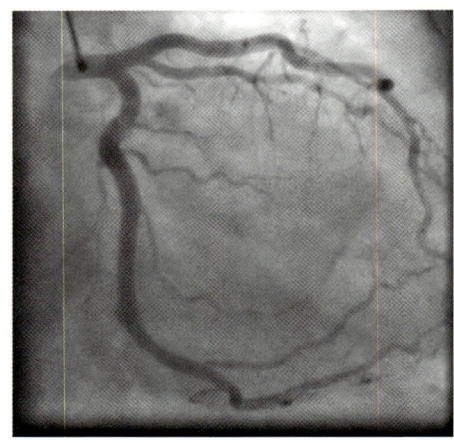

図2　心電図正常の急性心筋梗塞症例
12誘導心電図は正常であるが，左鈍縁枝の完全閉塞を認める

　心電図を読み，力をつける以外に方法はない．ここで重要なのは，**正常心電図もしくは以前と変化を認めない場合，重篤な疾患を全く除外できているわけではない**，ことを肝に銘じておくことである．**疑わしければ，時間を追って心電図の再検が必要**である．
　図2にその1例を示すが，胸背部痛を主訴にERに搬送された36歳男性で，症状が持続していたにもかかわらず，12誘導心電図は正常であった．発症経過と症状が典型的であったことから緊急冠動脈造影を施行．左鈍縁枝の完全閉塞を認め，経皮的冠動脈インターベンションを施行した．なんと，急性心筋梗塞であった．この症例の診断の根拠は心電図ではなく，典型的な臨床症状であった．

Step. 2　新たな心電図変化をとらえる

　ST低下のみか，ST上昇か，あるいはその他の心電図変化なのか，である．STの低下を認めた場合，直ちに**ST上昇の誘導を認めるか**を探す．コツは鏡面像を探すことである．Ⅱ，Ⅲ，

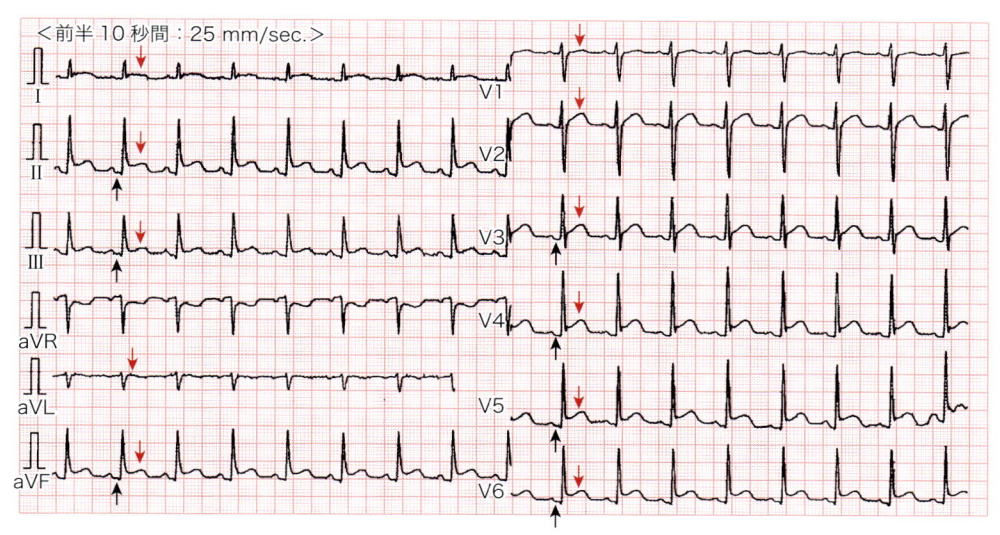

図3　急性心膜炎の心電図
aVRを除く，すべての誘導でST上昇を認め（→），PRセグメントの低下を認める（→）

　aVFであれば，Ⅰ，aVL，左前胸部誘導を確認．その逆もまた然り，である．

　また，ST上昇を認めた場合は，図3のようにその誘導がaVR以外のすべてであれば，急性心膜炎を疑う（このとき，PRセグメントの低下がみられるのも特徴である）．一方，数個の誘導であれば鏡面像があるかを確認し，あればST上昇型急性心筋梗塞（ST-Elevation MI：STEMI）を疑い，なければたこつぼ型心筋障害も鑑別に入れる必要がある．

> **MEMO ❶　たこつぼ型心筋障害（たこつぼ型心筋症）**
>
> 　急性心筋梗塞時とよく似た心電図変化を示す重要な病態として，たこつぼ型心筋障害が知られている．これは，災害や身内の不幸などで極端に自律神経のバランスが崩れ，内因性のカテコラミンが上昇し，その受容体が多く分布する左室心尖部がオーバーフローを起こして，冠動脈の閉塞がなくとも，突然局所的な心臓マヒ［心筋の還流不全］を起こすことによる（アナフィラキシーでアドレナリン，喘息でβ刺激薬などを過量投与しても同じような現象が起きることがある）病態である．心臓マヒと言っても，心基部は動き続けるので，ちょうど左室の造影所見がたこつぼのように見えることからこの名がつき（図4），多大な精神的なストレスを受けたときの突然死と関連しているのではないかと考えられている．

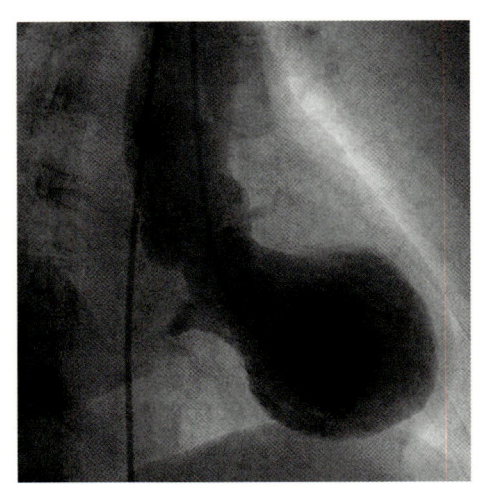

図4 たこつぼ型心筋障害の左室造影所見
収縮期：心尖部は無収縮で，心基部は過収縮である

One More Experience

STEMIにおける心電図での局在診断（責任血管の予測）[1]

特にレジデント諸君には研修中の趣味にしていただきたい．

図5に示す通りのアルゴリズムで診断する．これが結構，当たるので，研修が楽しくなること必至である．

この図のポイントをひとことで言うと

1. 下壁の梗塞が疑われる場合はⅡとⅢのST上昇を比較し左側優位（Ⅱ＞Ⅲ）なら左回旋枝，右側優位（Ⅲ＞Ⅱ）なら右冠動脈とあたりをつけ，右冠動脈ならV1もしくは右側胸部誘導（V4R）に着目して右冠動脈の近位か遠位かを当てる
2. 前壁の梗塞が疑われる場合は（下壁ほど強力ではないにしろ）下壁の鏡像変化を中心に見ることによって（☐で囲まれている部分），左前下行枝の近位か遠位かを当てる

ということになる．ただ，当てるだけではなく，部位診断には梗塞範囲の推測など多くの意味があり，特に右冠動脈起始部の閉塞は大動脈解離によって起こることもある．実際，大動脈解離では左冠動脈よりも右冠動脈を巻き込むことが多く，胸背部痛を主訴とし，心電図変化から右冠動脈近位部の病変が疑われる場合は，大動脈解離の有無を必ず念頭に置く癖をつけておきたい．

Step. 3　ST変化から虚血重症度の評価や原因疾患を考える

ST上昇の誘導を認めなければ，次にST低下の範囲を評価する．数カ所の誘導のみであれば不安定狭心症や非ST上昇型急性心筋梗塞（UAP/NSTEMI）の可能性が出てくるが，なかでもST低下が広範囲で認められ，aVR誘導でSTが上昇していたりすると，UAP/NSTEMIであれば，非常に広範囲の虚血を意味し，しばしば左冠動脈主幹部や多枝病変が存在する可能性が高

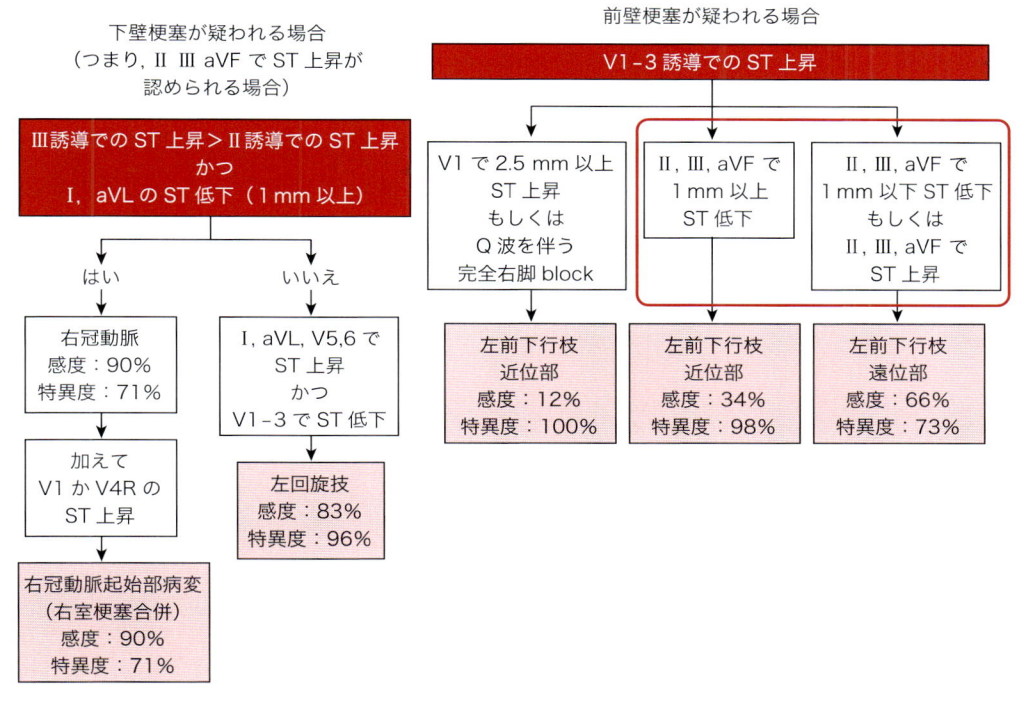

図5 心電図による局在診断

下壁梗塞が疑われる場合
（つまり，Ⅱ Ⅲ aVF で ST 上昇が認められる場合）

- Ⅲ誘導での ST 上昇＞Ⅱ誘導での ST 上昇 かつ Ⅰ，aVL の ST 低下（1 mm 以上）
  - **はい**
    - 右冠動脈
      - 感度：90%
      - 特異度：71%
    - 加えて V1 か V4R の ST 上昇
      - 右冠動脈起始部病変（右室梗塞合併）
        - 感度：90%
        - 特異度：71%
  - **いいえ**
    - Ⅰ，aVL，V5,6 で ST 上昇 かつ V1-3 で ST 低下
      - 左回旋枝
        - 感度：83%
        - 特異度：96%

前壁梗塞が疑われる場合

- V1-3 誘導での ST 上昇
  - V1 で 2.5 mm 以上 ST 上昇 もしくは Q 波を伴う完全右脚 block
    - 左前下行枝近位部
      - 感度：12%
      - 特異度：100%
  - Ⅱ，Ⅲ，aVF で 1 mm 以上 ST 低下
    - 左前下行枝近位部
      - 感度：34%
      - 特異度：98%
  - Ⅱ，Ⅲ，aVF で 1 mm 以下 ST 低下 もしくは Ⅱ，Ⅲ，aVF で ST 上昇
    - 左前下行枝遠位部
      - 感度：66%
      - 特異度：73%

（文献 1 を参考に作成）

くなる．その場合は突然死や心原性ショックに陥る可能性が高くなり，注意を要する．もちろん，左室肥大や脚ブロックなどST低下を認める疾患は多岐にわたるので，必ず虚血性心疾患とは限らないことも覚えておく必要があるだろう．

Pros & Cons 賛成論 反対論

❖ 左脚ブロック症例で急性心筋梗塞の心電図診断は可能か？

通常，左脚ブロック症例は心電図の変化が虚血性変化に類似しており，正確な診断が現在でもほぼ不可能と言われている．しかし，この困難に立ち向かった研究者がいた[2]．このあたりやや「プロジェクトX」風であるが，彼らは，図6の3つの心電図所見に着目し，スコアリングすることで急性心筋梗塞の診断がつけられないかを検討した．

結果，統計学的に Total score が3点以上であれば心筋梗塞を診断できる可能性が高まることを報告している．実際に筆者が経験した症例でも，図7に示す心電図は Total score が10点であり，冠動脈造影の結果，左前下行枝近位部の完全閉塞を認めている．まだ確立されている診断法ではないが，参考になるので，覚えておいて損はないものと思う．

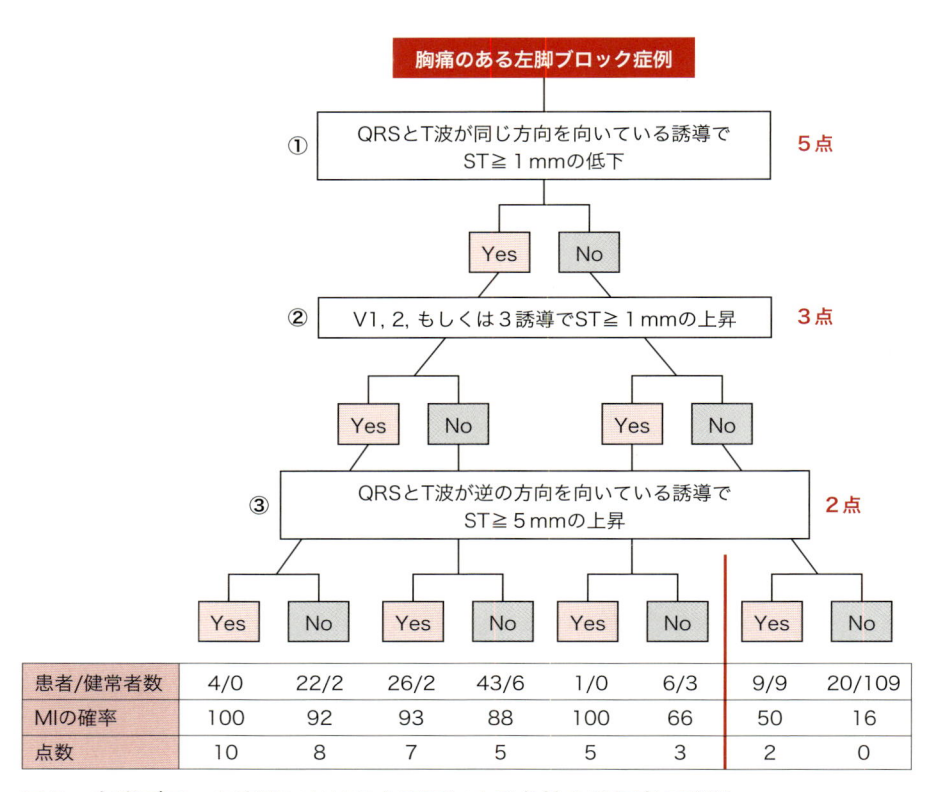

患者/健常者数	4/0	22/2	26/2	43/6	1/0	6/3	9/9	20/109
MIの確率	100	92	93	88	100	66	50	16
点数	10	8	7	5	5	3	2	0

図6 左脚ブロック症例における心電図による急性心筋梗塞の診断

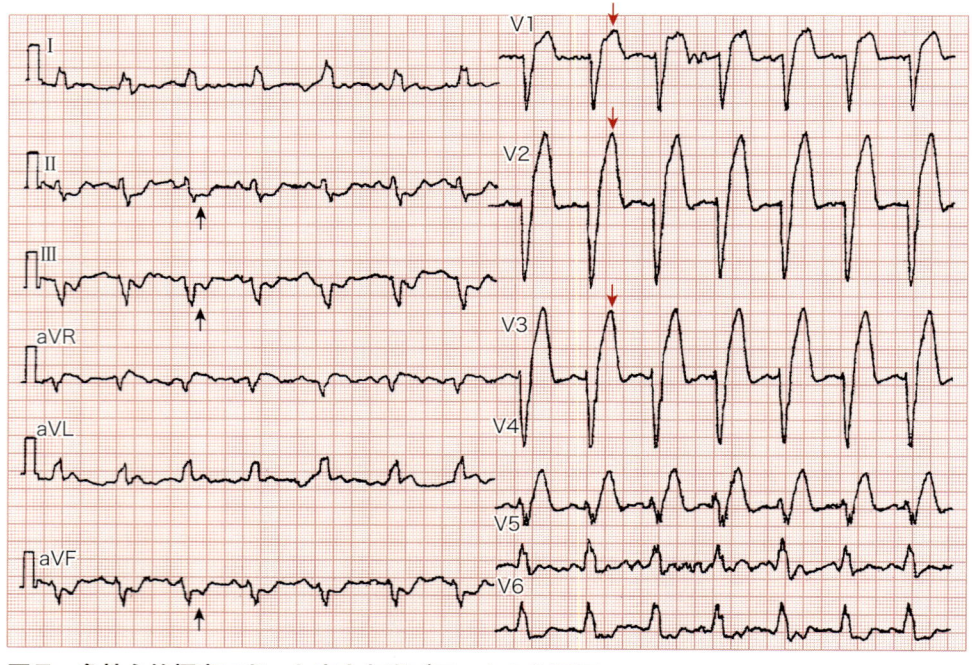

図7 急性心筋梗塞であった完全左脚ブロックの心電図
V1-3誘導で著しいST上昇を認め（→），Ⅱ，Ⅲ，aVF誘導でST低下を認める（→）

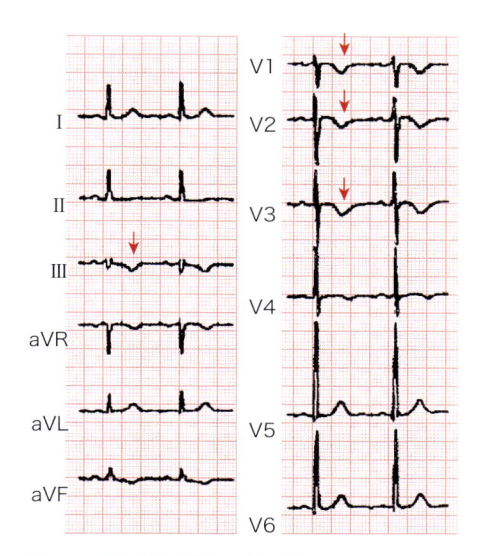

図8　急性肺塞栓の心電図
Ⅲ誘導で陰性T波，V1-3誘導で陰性T波を認める

Step. 4　ST変化以外の心電図変化から考える

　おやっ，ST変化が主ではない…でもおかしい？　と感じた心電図はよく考える必要がある．胸背部痛で他に心電図変化を伴った場合，鑑別すべき重要な疾患として急性肺血栓塞栓症がある．心電図所見としてはSⅠQⅢTⅢの右室負荷パターンが有名であるが，こちらを認める頻度は30％以下であり，しかもあまり重症度と相関しないといわれている．それよりも実は図8に示すような右側胸部誘導（V1-3）のT波の変化の方がよく認められ，予後をよく反映する．いずれも残念ながら頻繁にみかける所見ではなく，症状やCT所見の方が診断には有効であるが，これらの心電図が認められれば，積極的に肺血栓塞栓症を疑えるので，典型的所見は脳裏に焼き付けておいてほしい．

　また，気胸症例ではしばしばV1-4誘導でR波の減高が認められたり，心囊液が貯留していれば低電位になる（図9）．心囊液貯留が疑われれば，大動脈解離の鑑別も浮かんでくるので，十分注意するべきである．

　単なる陰性T波も，新たに生じたものであれば心筋虚血を反映している可能性があり，急性冠症候群の疑いが出てくる．このようにST変化以外の心電図変化も胸背部痛をきたす多くの疾患のヒントを与えてくれる．

2　ザ・レジデントの「弁慶の泣き所」

　レジデントに心電図を見せると，皆苦手なところは共通しているようで，これは循環器を専門としない医師も同様のところでつまずいていることが多い．以下に泣き所と克服するコツ（治療法）について簡単に述べたいと思う．

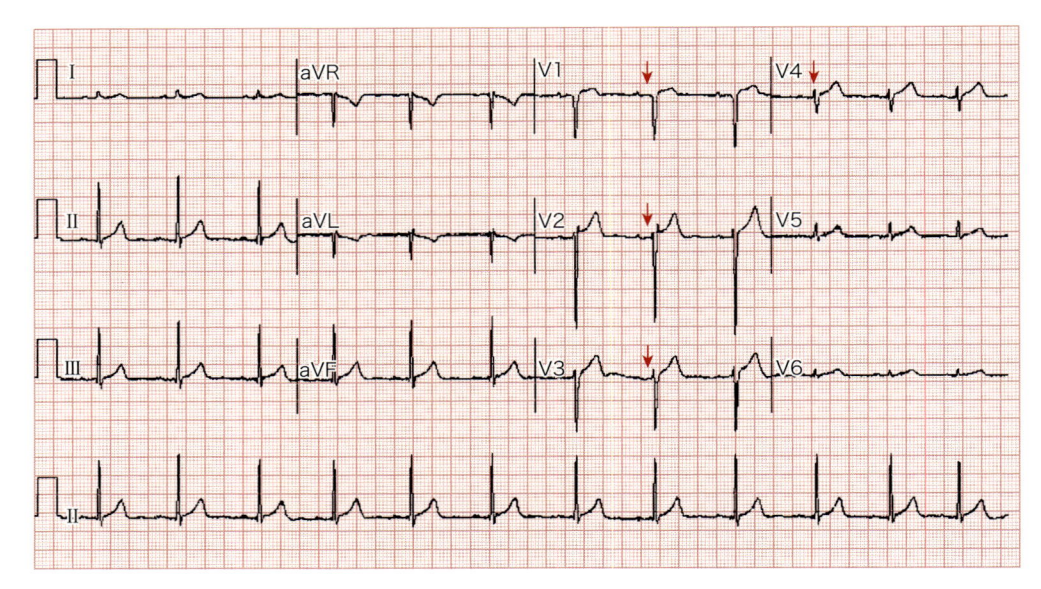

図9　気胸症例の心電図
V1-4でR波の減高を認める

❶ ST低下に釘付け
1) 症状
　　ST低下はとっても魅力的らしく，それが目立てば目立つほど釘付けになるようである．それはST上昇に比べると視覚的にわかりやすいからであろう．
2) 治療法
　　ST低下を見たら，**「ST上昇はないか？」と声に出して探す**癖をつける．

❷ T波の増高，とんがりコーンがわからない
1) 症状
　　STが上昇していればわかるのに，図10のようなT波の増高はなんだかパッとしない．循環器当直を呼ぶ勇気もなく，急性心筋梗塞症例を前に救急外来で悩んでいる．
2) 治療法
　　T波の増高と覚えるから，高くないと増高ではないという先入観があるためであろう．**「T波の尖鋭化」**と覚えよう．とんがって，**T波が二等辺三角形の形**をしていれば急性心筋梗塞の可能性が高い．循環器当直を堂々と呼ぼう．ちなみにレジデントに対する「自分ルール」として20％のFalse Alarmは許されると思っている（香坂）．

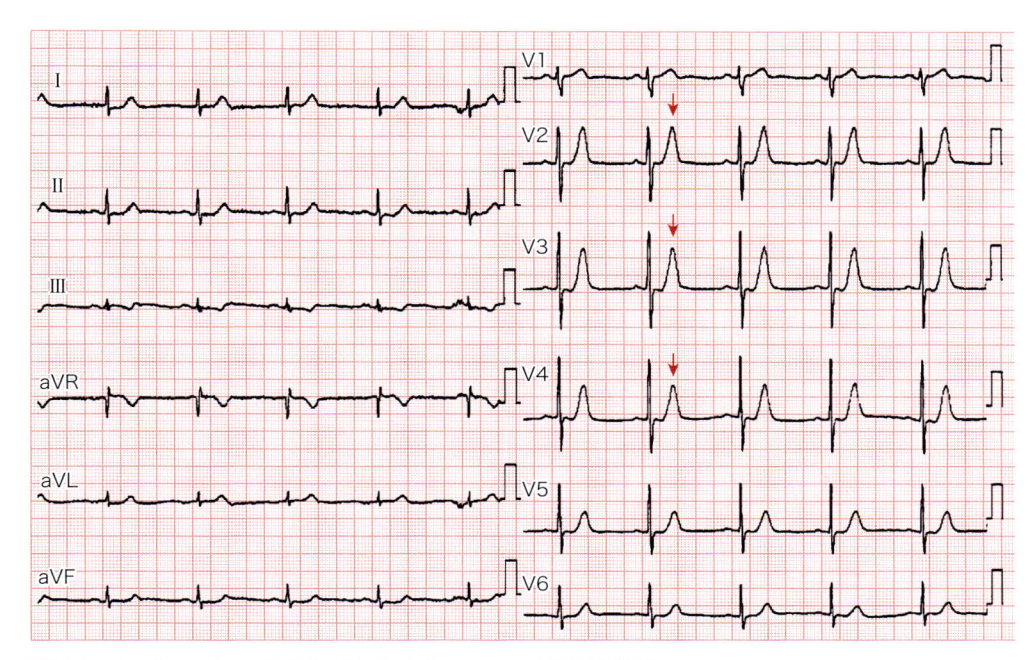

図10 レジデントの苦手な「とんがりコーン」型T波増高
V2-4でT波の尖鋭化を認める．冠動脈造影で左前下行枝近位部の完全閉塞を認めた

❸軸を見ない

1) **症状**

　　STばかりに目が行って，軸を見ていないことが多い．特に急性肺血栓塞栓症は急性の右心負荷のため，右軸偏位（ＳⅠQⅢTⅢのＳⅠ）になっていることがしばしばあるのにもかかわらず，である．

2) **治療法**

　　どんなに急いでいても，心電図判読の基本を忘れない．まずは，P波，次に軸を見て…．軸はⅠ，Ⅱ誘導をパッと見ればわかるはず．

❹目立つところに目が行き，心房細動が見えない

1) **症状**

　　胸背部痛を主訴にした患者の心電図を記録し，なんだかST変化がありそうですぐに循環器当直をコール．原因はただの発作性心房細動であった．

2) **治療法**

　　発作性心房細動は動悸以外にも胸背部痛を主訴にERを受診することもしばしばである．こちらも心電図判読の基本順序を守れば，P波がなく，RR間隔不整であることを確認することなどで診断がつくであろう．

❺ 焦って以前との比較をしない

1) 症状

　　心電図を見せられると，その1枚で答えようとずっと考えている．

2) 治療法

　　まさに試験させられたがごとくの心理状態となっているからであろう．心電図を見せられたら，まず以前はどのような所見であったか見たい，と条件反射的に手足が動くようになってほしい．臨床現場は試験解答のようにはいかない．その患者には過去がある．

■おわりに

　　胸背部痛の心電図診断に王道はない．日頃から多くの正常，異常心電図に触れ，経験を蓄積することが最も近道である．しかしながら，診断のためにはこれまで述べてきたようなちょっとしたコツがある．そしてエキスパートであるわれわれも人間であり，視覚的に苦手なものは専門にかかわらず共通している．本項では心電図で胸背部痛と戦うコツと弱いところの克服法を概説した．明日からの診療に役立てば幸いである．

文献・参考図書

1) Zimetbaum, P. J., Josephson, M. E.：Use of the electrocardiogram in acute myocardial infarction. N Engl J Med, 348：933-940, 2003
　↑急性心筋梗塞症例での心電図と使用した責任病変の予測，すべてのレジデントが通読しておくことをおすすめする．

2) Sgarbossa, E. B., Pinski, S. L., Barbagelata, A., Underwood, D. A., Gates, K.B., Topol, E. J., Califf, R. M., Wagner, G. S.,：Electrocardiographic diagnosis of evolving acute myocardial infarction in the presence of left bundle-branch block. GUSTO-1（Global Utilization of Streptokinase and Tissue Plasminogen Activator for Occluded Coronary Arteries）Investigators. N Engl J Med, 334：481-487, 1996
　↑完全左脚ブロックから急性心筋梗塞を診断しようという果敢な論文．困ったときに参考になるので覚えておきたい．

第3章 【Advanced】検査で達人は何をみているか？

血液検査で何をみるか

鈴木　昌

Point

臨床検査は感度や特異度でその精度が表現されるが，検査を行う者は，その精度と疫学情報，および患者のリスクを勘案して，その意義を判断しなければならない．したがって，検査の意義は画一的なものではなく，患者によって異なることを理解し，不必要な検査と検査の不足を防ぐことがポイントである．

■ はじめに

　　ERにおいて，心血管疾患を想起させる胸背部痛患者では血液検査は有用である．重要視されている項目はPOC（point of care）として，ベッドサイドで行われている．しかし，項目の選択と結果の解釈は，患者によって異なる．本項では，胸背部痛を訴える患者のうちハイリスク（表1）とされる3つの心血管疾患を取り上げ，概説する．

MEMO 1　Point-of-care（POC）

　　意識障害患者が来院したら，ベッドサイドで簡易血糖測定を施行する．あるいは腹痛を訴える妊娠可能年齢女性が来院したら，検尿でh-CG定性検査を施行する．このようにベッドサイドで簡易キットを用いて判定を行う検査をPOCと呼んでいる．これによって通常の検査室を利用した検査における検体提出や結果報告までに要する時間の短縮が図られ，結果をすぐに臨床判断に用いることができる．今回紹介している心筋マーカーやD-dimerはPOCとして発展してきた[1]．

1　胸背部痛を訴えるハイリスク患者

　　年齢や性別，あるいは診療の状況に基づく疫学情報と，適切な病歴聴取と身体所見とによっ

表1　胸痛の鑑別とリスク層別

高リスク	中等度リスク	低リスク
急性冠症候群 急性肺血栓塞栓症 急性大動脈解離	心外膜炎 気胸	胸膜炎 神経痛 逆流性食道炎 筋骨格系異常 精神科的問題

て鑑別診断が行われるが，ERでは致死的救急疾患をその鑑別に必ず含めなければならない（表1）．**急性冠症候群**はERを受診する胸背部痛患者におけるコモンディジーズであり，鑑別の中心となる．また，**急性大動脈解離**や**急性肺血栓塞栓症**は必ずしも頻度は高くはないが，決して稀ではないため，必ず鑑別が必要である．なお，これら致死的心血管疾患では胸背部痛が主要な症候とされているが，痛みを全く訴えない，あるいは他の症候の影響で痛みが認識されていない患者や，われわれ医療従事者が痛みの病歴を適切に聞き出せていない患者がいる．これらの患者に対しても施行すべき血液検査項目とその解釈は同様である．

❶一般的な検査項目

ERでは，胸背部痛患者を見れば，上記3疾患を想起するが，これらを鑑別した後に他の鑑別をはじめるような時間的猶予は乏しい．批判も多いが，効率的な診療を行うため，「ショットガン」式のセット検査が多用される．これによって重大な見逃しを防ぎ効率的な診療が実践できる．その中心的な検査項目といえば**末梢血，腎機能（BUN, Cr），肝機能（AST, ALT），電解質（Na, K, Cl），血糖値，およびCRP**であろう．当然のことではあるが，これらによって上記3疾患が鑑別されるわけではないが，例えば，造影検査が可能か否かといった付加的情報を得ることができる．また，必ずしも発熱がなくとも，末梢血や炎症反応によって細菌感染が疑われる患者もいる．患者の病歴や身体所見に応じて，必要性を判断して施行すべきである．

❷致死的急性疾患を考慮した検査項目

胸背部痛で鑑別すべき致死的急性疾患である上記3疾患を鑑別する場合には，**D-dimer，心筋トロポニン，および心筋特異的脂肪酸結合蛋白（h-FABP）**が多用される．これらについては次項以降でその有用性について概説を行う．

2　検査の選択と結果の解釈を行うための必須知識

臨床検査は感度と特異度とによってその特性が表現される．これを理解すれば，同じ臨床検査を施行して同じ検査結果であったとしても，結果の解釈が異なることが理解できる．すなわち，どのような臨床検査をどのような場合に行い，どのように解釈すべきかが的確に判断できるようになる．

表2 感度と特異度

		疾患		計
		あり	なし	
検査	陽性	真陽性（a）	偽陽性（b）	a＋b
	陰性	偽陰性（c）	真陰性（d）	c＋d
計		a＋c	b＋d	a＋b＋c＋d

有病率（検査前確率）P＝（a＋c）/（a＋b＋c＋d）
感度（sensitivity）＝a/（a＋c）
特異度（specificity）＝d/（b＋d）
陽性検査後確率（positive predictive value：PPV）
　　　＝a/（a＋b）＝P×sensitivity/｛P×sensitivity＋（1－P）×（1－specificity）｝
陰性検査後確率（negative predictive value：NPV）
　　　＝d/（c＋d）＝P×（1－specificity）/｛（1－P）×specificity＋P×（1－sensitivity）｝

❶感度と特異度

表2に感度と特異度とを示す．感度は偽陰性（表2のc）の多寡を示している．**感度が高い場合は偽陰性が少ないので，感度は検査陰性が信頼できるか否かを示す**と解釈する．一方，特異度は偽陽性（表2のb）の多寡を示している．**特異度が高い場合は偽陽性が少ないので，特異度は検査陽性が信頼できるか否かを示す**と解釈する．

❷検査前確率と検査後確率

臨床検査の解釈を行う際には，検査陽性結果を得た場合にどれだけの確率で対象とした疾患が診断できるのか，あるいは，検査陰性でどれだけの確率で否定できるのかを知りたいに違いない．これには，**診療を行う対象集団の有病率（検査前確率）**が密接に関与する．図1に示すように，**検査前確率が低い場合**には，感度の高い検査を行うと陰性検査後確率が低いので，**疾患否定が容易**となる．しかし，感度と特異度とが高い検査であっても検査前確率が低い場合には，陽性検査後確率は高くはないために**確定診断となりえない**．一方，**検査前確率が高い場合**には，特異度の高い検査を行うことによって陽性検査後確率が高くなるので，**確定診断が容易**となるが，陰性検査後確率も高いために**鑑別診断における否定は困難**となる．

❸胸背部痛を訴えるハイリスク患者への応用

胸背部痛を訴えてER受診する患者群において，急性冠症候群は頻度の高い疾患である．したがって，特異度の高い検査を用いて確定診断に導くことと検査陰性をもって安易に否定しないことが求められる．一方，急性大動脈解離や急性肺血栓塞栓症は稀ではないが，必ずしも頻度は高くはないため，感度の高い検査を用いて検査陰性で疾患否定に導くのが最も効率的となる．

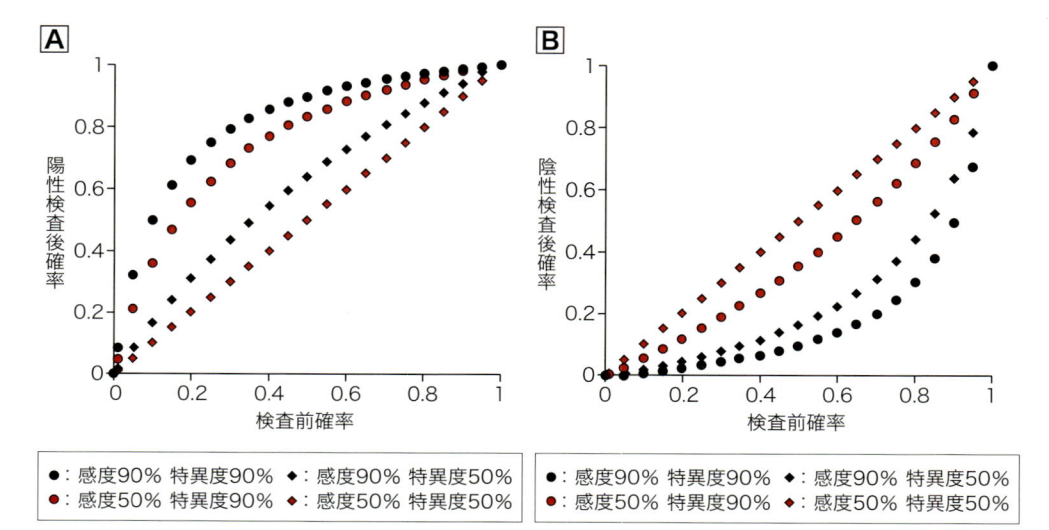

図1 感度・特異度と検査前確率・検査後確率
感度と特異度とを90％または50％とし，検査前確率を0から100％とした場合の，陽性検査後確率（A）と陰性検査後確率（B）を示す．信頼できる検査陽性は検査前確率が高く，特異度が高い場合である．また，信頼できる検査陰性，すなわち陰性検査後の病気の確率が低い場合とは，検査前確率が低く感度が高い場合である

3 急性冠症候群

心筋マーカーと呼ばれる**心筋トロポニンTやI（cTnT，cTnI），h-FABP**が繁用されている[2〜4]．古くはCKやLDH，ASTが心筋逸脱物質として使用されてきたが，現代ではcTnTやcTnIが中心的となっている．これらの定量値はその後の心事故発生と相関するので，定性検査から定量検査にその主流が移行している．さらに，最近では高感度測定（hs-cTnTなど）も登場しており，より微量での検出を行うことで，精度を高める努力が続けられている．また，本邦で開発されたh-FABPも繁用されている．これらは鋭敏なマーカーであるため，従来，不安定狭心症と考えられてきた病態でも，微量に検出されるようになっている．これらが検出されれば，心筋傷害の証明となり，虚血においては梗塞の発生を示唆することになる．しかし，**狭心症は梗塞が発生していないことが原則**であり，病歴から診断するものであることを銘記しておかねばならない．すなわち，**心筋マーカー陰性であっても，不安定狭心症は否定できない**．

MEMO❷ 心筋マーカーの経時的変化

心筋トロポニンやh-FABPは発症早期では偽陰性が多い．数時間から6時間程度の時間経過によって陽性化するといわれている．近年，高感度検査が使用され，徐々にその時間は短くなってはいるが，発症早期の患者を診療するERでは常に偽陰性の可能性を考慮しなければならない．ということは，発症早期の患者を数時間以上経過観察することが有効ということになる．

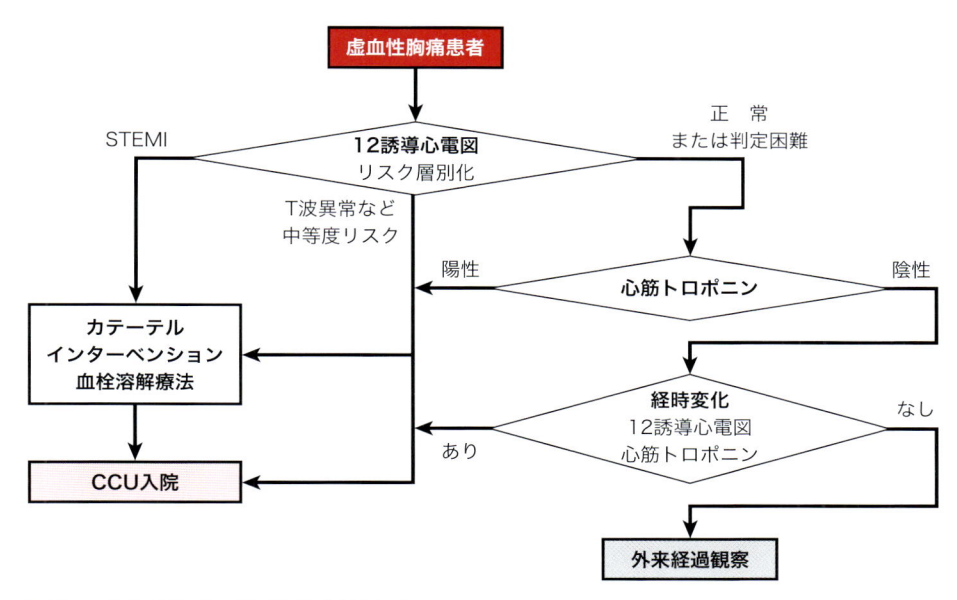

図2　虚血性胸痛の診療ガイドライン
AHAのガイドラインでは，低リスク群に対して心筋トロポニンの検査を推奨していることに留意すべきである（文献2を参考に作成）

> **MEMO ❸ Multi-marker strategy**
>
> 　複数の心筋マーカー検査を施行して評価をする戦略である．例えば心筋トロポニンTとh-FABPを施行したとする．すると陽性と陰性の組み合わせは4通りできる．1つのマーカーでは2通り，すなわち，陽性と陰性しかないが，4通りの組み合わせができれば，診断精度が高まると考えられる．また，予後にも相関するとされており，Multi-marker strategyは有用とされている．

❶ 急性冠症候群の診療アルゴリズム

　虚血性胸痛で来院した患者において12誘導心電図に**虚血性ST上昇を認めた場合には90％以上がST上昇型急性心筋梗塞**である[2]．したがって，ここでは，心筋マーカー検査に診断的意義は乏しい．一方，12誘導心電図で特徴的な所見を認めなかった場合には，心筋マーカー検査が重要な役割を果たしている（図2）．

> **MEMO ❹ Observation unit**
>
> 　医療事情が異なるため，米国流の考え方をそのまま日本に持ち込むことはできないが，米国では1990年代から救急外来のなかに経過観察床（observation unit）が作られるようになり，急速に流布した．これは胸痛患者を経過観察するchest pain

A 発症4時間後

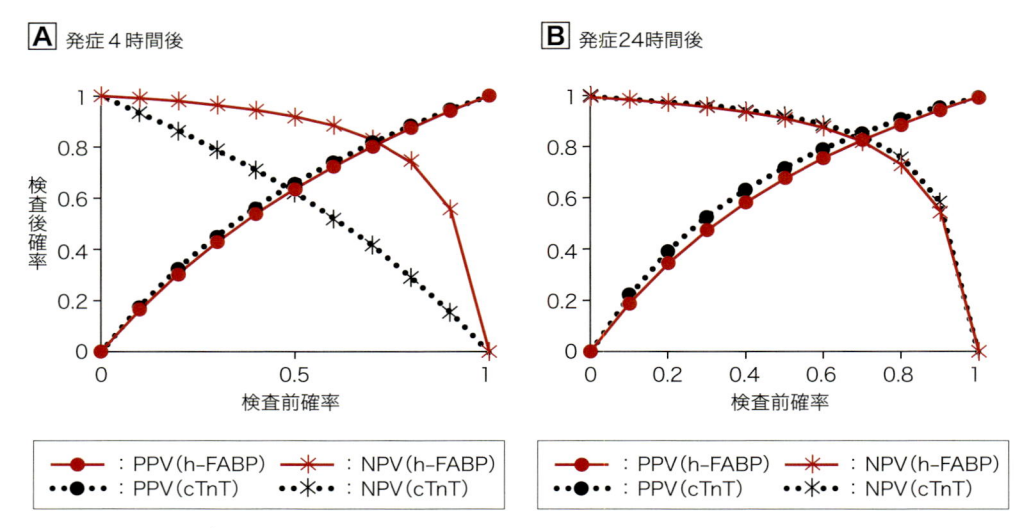

B 発症24時間後

──●── : PPV (h-FABP)　──＊── : NPV (h-FABP)
……●…… : PPV (cTnT)　……＊…… : NPV (cTnT)

図3　心筋トロポニンT（cTnT）とh-FABPとの比較
A）は発症4時間後の各マーカーの陽性検査後確率（PPV，陽性患者のうち心筋梗塞患者数）と陰性検査後確率（NPV，陰性患者のうち心筋梗塞ではない患者）を示しており，h-FABPが陰性の場合は心筋梗塞が否定的であることが示される．しかし，24時間後では両者はほぼ同等である（B）

> unitの発想に基づく．米国では胸痛を訴えてER受診する患者が多い．12誘導心電図や心筋マーカー検査が未熟であったころは誤診が多く，誤診による訴訟は，臨床判断を入院の方向に向かわせる．しかし，医療費について厳しい米国では不必要な入院を減らさねばならない．そこで登場したのが，救急外来において，8時間から24時間程度まで患者を経過観察する経過観察床であった．ここでは，12誘導心電図や心筋マーカー検査を経時的に観察する．この登場により誤診は激減し，不必要な入院も減少したとされる．この発想はAHAのガイドラインにも見ることができる（図2）．

❷心筋トロポニン

　この検査の特徴は，感度が低く，特異度が高いことにある．ただし，心筋から末梢血中への逸脱に時間を要するので，**感度は時間依存的であり，発症から4〜6時間以降で高くなり，24時間で100％に近づく**．したがって，発症から4時間以上経過し，病歴や12誘導心電図から，必ずしも急性冠症候群の可能性が高くなければ，陰性で急性冠症候群を否定する．一方，特異度が高い検査であるから陽性であれば，心筋傷害の有力な根拠となる．そしてその心筋傷害の原因が虚血と考えられる場合には心筋梗塞と診断できることになる[3]（図3）．

4　急性肺血栓塞栓症

　急性肺血栓塞栓症の診断もCTがゴールドスタンダードとなりつつある[5,6]．他の検査，例え

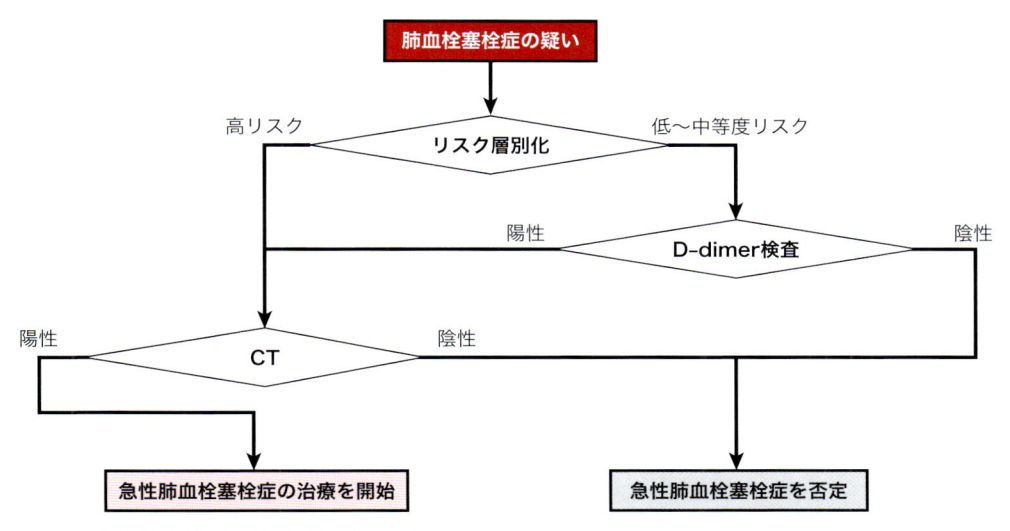

図4　肺血栓塞栓症の診療ガイドライン
欧州心臓学会のガイドラインでは，中等度あるいは低リスク患者群に対してD-dimer検査を施行してCTを施行するか否かを決断することを推奨している．なお，リスク層別化はWells criteriaなどが用いられている（文献5を参考に作成）

ば12誘導心電図や心エコー検査で異常を認めて診断に至ることも少なくないが，このような場合にも**肺血栓塞栓症を強く疑う場合は造影CT検査が必須である**．一方，肺血栓塞栓症の疑いは乏しいが鑑別を要する場合にはD-dimer検査が汎用される．D-dimer検査（$\geqq 0.5\ \mu g/mL$）の感度は90％以上とされる．病歴等により急性肺血栓塞栓症の可能性が高い場合には，D-dimer検査の結果は診断に用いるべきではない．すなわち，検査前確率の高い患者では否定の根拠となりえない．このような場合のD-dimer検査は陽性でも陰性でも臨床判断に影響を及ぼすことがないため，診断学上は意義の乏しい検査となる（図4）．

急性肺血栓塞栓症では，心筋マーカー（トロポニンやh-FABP）が陽性化することが知られる．このような患者では心筋傷害をきたしたと解される．また，右室負荷によってBNPの上昇も認められる．このような場合には，ショックをはじめとした血行動態に異常を認めなくとも，重症度が高く，中等症と判断すべきである[5]（表3）．

5　急性大動脈解離

急性大動脈解離の診断は大血管CTがゴールドスタンダードである[7]．MRIも同様ではあるが，緊急検査としての機動性が乏しいため救急患者の診療には困難がある．他検査，例えば12誘導心電図や胸部単純X線，あるいは心エコー検査などで異常を認めて診断に至ることもあるが，明らかな異常が出現しなくとも否定には至らない．したがって，**急性大動脈解離を疑えば，大血管CTを施行すべきである**．急性大動脈解離の診断に関して，D-dimer検査（$\geqq 0.5\ \mu g/$

表3　肺血栓塞栓症の重症度分類

死亡リスク	リスク因子			治療方針
	ショック低血圧	右室不全 (右室拡大BNP上昇)	心筋傷害 (トロポニンh-FABP陽性)	
高（＞15％）	＋	＋	＋	血栓溶解
中等度 （3〜15％）	−	＋	＋	入　院
	−	−	＋	
低（＜1％）	−	−	−	帰　宅 早期退院

文献5を参考に作成

mL）の感度は90％以上と報告されているが，一方で鑑別に用いるべきではないなどの意見もある[8)〜10)]．また，大動脈解離の診断に関する診療ガイドラインも未成熟であり，D-dimer検査の役割も定まってはいない．しかし，急性肺血栓塞栓症と同様に急性大動脈解離の疑いが強いか否かを臨床的に判断し，その可能性の乏しい患者に対しては，否定を目的としてD-dimer検査を使用するのが最も現実的と考えられる．

Pros & Cons　賛成論　反対論

❖ 心筋トロポニン対h-FABP

どちらも本邦で繁用されている心筋マーカーである．トロポニンは発症早期の感度が低く偽陰性が多いが特異度が高く偽陽性は少ない．一方，それと比較してh-FABPは発症早期から陽性化しやすいので偽陰性は少なく感度は高い．しかしながら，その分だけ偽陽性が増えてしまうので特異度が低いとされる．このため，h-FABP陽性は信用しがたいとの意見がある．しかし，本項で説明したとおり，h-FABPの特徴を活かすのであれば，感度が高いことを利用して発症早期の患者において低リスク患者の除外に有用ということになる．両者を同列に扱うのではなくあくまでもその検査の特性を活かすべきである（図3）．

One More Experience
よくある臨床検査の誤用

大動脈解離や肺血栓塞栓症の鑑別を目的にD-dimer検査を施行して，陽性であった場合にどうするか？　例えば，高齢者であるが故の偽陽性であろうと判断し，CTを施行しないということがありうる．このような場合には，D-dimerを検査した意義は不明である．疾患を強く疑ってはいないのでD-dimerを検査して，CTを施行するか否かを決断するというのが本来の検査の意義である．したがって，はじめから臨床判断としてCTは施行しないと決めて検査をしていたことになる．

文 献

1) Fermann, G. J. & Suyama. J. : Point of care testing in the emergency department. J Emerg Med, 22 : 393-404, 2002

　↑Point of care（POC）についての概説．本項では，トロポニンやh-FABP，ならびにD-dimerを扱っているが，これらはPOCとして汎用されており，POCについて理解することはERにおける検査を考察するうえで必須．

2) O'Connor, R. E., Brady, W. Brooks, S. C. Diercks, D. Egan, J. Ghaemmaghami, C. et al. : Part 10 : acute coronary syndromes : 2010 American Heart Association Guidelines for Cardiopulmonary Resuscitation and Emergency Cardiovascular Care. Circulation, 122 : S787-817, 2010

　↑ガイドライン2010，あるいはACLSの基本となっている．そのうち急性冠症候群を扱ったチャプターである．医療制度や診療の仕組みが異なる本邦においてもその概念を理解することはきわめて有用．

3) Thygesen, K., Alpert, J. S. White, H. D. Jaffe, A. S. Apple, F. S. Galvani, M. et al. : Universal definition of myocardial infarction." Circulation, 116 : 2634-2653, 2007

　↑急性心筋梗塞の定義を扱っている．心筋マーカーにどのような意義があるのかを知っておく必要がある．

4) O'Donoghue, M., de Lemos, J. A. Morrow, D. A. Murphy, S. A. Buros, J. L. Cannon, C. P. et al. : Prognostic utility of heart-type fatty acid binding protein in patients with acute coronary syndromes. Circulation, 114 : 550-557, 2006

　↑本邦発の心筋マーカーh-FABPの有用性を示している．

5) Torbicki, A., Perrier, A. Konstantinides, S. Agnelli, G. Galie, N. Pruszczyk, P. et al. : Guidelines on the diagnosis and management of acute pulmonary embolism : the Task Force for the Diagnosis and Management of Acute Pulmonary Embolism of the European Society of Cardiology（ESC）. Eur Heart J, 29 : 2276-2315, 2008

　↑急性肺血栓塞栓症の診療ガイドライン．D-dimerや重症度についてがまとめられている．

6) Douma, R. A., Kamphuisen, P. W. & Buller H. R. : Acute pulmonary embolism. Part 1 : epidemiology and diagnosis. Nat Rev Cardiol, 7 : 585-596, 2010

　↑急性肺血栓塞栓症の総説．理解を深めるためにはコンサイスにまとまっており有用．

7) Hiratzka, L. F., Bakris, G. L. Beckman, J. A. Bersin, R. M. Carr, V. F. Casey, D. E. Jr., et al. : 2010 ACCF/AHA/AATS/ACR/ASA/SCA/SCAI/SIR/STS/SVM guidelines for the diagnosis and management of patients with Thoracic Aortic Disease : a report of the American College of Cardiology Foundation/American Heart Association Task Force on Practice Guidelines, American Association for Thoracic Surgery, American College of Radiology, American Stroke Association, Society of Cardiovascular Anesthesiologists, Society for Cardiovascular Angiography and Interventions, Society of Interventional Radiology, Society of Thoracic Surgeons, and Society for Vascular Medicine. Circulation, 121 : 1544-1579, 2010

　↑大動脈緊急症についてのまとまったガイドライン．ここではD-dimerの役割が詳述されていないが，大動脈緊急症のリスク層別化を図るうえできわめて有用．

8) Ranasinghe, A. M. & Bonser R. S. : Biomarkers in acute aortic dissection and other aortic syndromes. J Am Coll Cardiol, 56 : 1535-1541, 2010

　↑急性大動脈解離ではD-dimer以外にもいくつかのマーカーが提案されている．しかし，現状においてD-dimer以外に利用可能なマーカーがない．その他のマーカーの可能性について知ることができる．

9) Brown, M. D., Newman, D. H. : Can a negative d-dimer result rule out acute aortic dissection？ Ann Emerg Med, 58 : 375-376, 2011

　↑これまで，D-dimer陰性で大動脈緊急症が否定できると言われてきたが，偽陰性があることが徐々に報告されてきた．このため，D-dimer陰性で大動脈緊急症が否定できるのか否かを議論している．

10) Shimony, A., Filion, K. B., Mottillo, S., Dourian, T. & Eisenberg, M. J. : Meta-analysis of usefulness of d-dimer to diagnose acute aortic dissection. Am J Cardiol, 107 : 1227-1234, 2011

　↑急性大動脈解離におけるD-dimerについてのメタアナリシスである．

第4章

【Advanced】
特別な注意が必要な状況に対応する！

第4章 【Advanced】特別な注意が必要な状況に対応する！

1 高齢者における特徴と注意点

石川康朗

Point

- 症状が典型的でない場合が多い
- 見かけ上軽症と思われた場合でも，容易に重篤な状態におちいりやすい
- 本人から訴えを聞き出しにくく，他の状況から判断せざるを得ない場合がある

■ はじめに

高齢者では，整形外科的疾患などを合併することが多く，胸背部痛を訴えて来院することは多い．この場合，訴えや症状が典型的な場合は比較的容易に診断可能となるが，糖尿病や認知症の合併のため，主訴がどのような程度か聞き出すことが困難で診断治療に苦慮することが多い．このような場合にどのように進めたらよいか，そのポイントと注意点について解説する．

1 高齢者における特徴と診断・治療上の問題点

❶ 高齢者における症状の特徴

1) **症状が非典型的であり，個体差が大きい**[1]

年代，個体差や生活習慣の違いのため，生理学的機能，神経学的機能，認知機能などの差が大きく，症状や所見，検査値などに差があり，はっきりとした所見や異常としてとらえにくいことが多いので注意を払う必要がある．

2) **種々の疾患を合併しており病態が複雑である**[2]

高血圧症，糖尿病，骨・関節疾患，難聴などを合併しており，主訴そのものが，直接の原因疾患につながると言えず，原因が別にある場合がある．例えば，来院時主訴が，胸背部痛であったものが，よく聞くと，食後に症状が強く，食欲低下や腹痛の症状が主体であり，腹痛をかばって背中をかがめた状態が長く続くために背部痛をきたしていたことがわかり，精査の結果，消化器系の腫瘍が原因であった場合などを時に認める．

3）各疾患において重症化しやすい

　はじめは，軽度の胸痛であったものが，呼吸困難，ショック，急変をきたすなど重症化しやすい．これは，前項とも関係があるが，種々の合併症を認め，生理機能の低下（腎機能障害，肝機能障害，心肺機能障害など）があり，1つの異常所見を契機に他の疾患の異常をきたしやすいことなどに関係がある．例えば，胸痛の原因が，虚血性心疾患であっても，循環不全より容易に心不全，腎不全，うっ血肝をきたし，せん妄状態となり，肺炎，多臓器不全，DICなどを発症し生命に対して危機的状況に陥りやすい．この経過は，きわめて急速に進行するので注意が必要である．

❷ 診断・治療上の対応

　具体的な症状について本人から聞き出せない場合は周囲の人（家族・親戚など）より聞き出すようにする．特に，**既往歴**に注意し，**内服薬**があれば参考にする．広い視野で疾患の可能性を考えておく必要がある．特に，**動脈硬化性疾患，老年期疾患，運動器疾患**について注意を払う．病態の解明が不十分であれば，入院の可能性を考える．

　検査については，合併疾患を見逃さないためにも，**心電図検査，血液検査（血算，腎機能，耐糖能検査），胸部・腹部単純X線検査は基本的には施行しておいた方がよい**．まずは，非侵襲的検査を優先し，その後に侵襲的検査を行う．

　治療においては，重篤感がない場合でも経過を観察することが大切である（外来や開業医などと連携する）．また，帰宅後に新たな症状の出現時には，来院するように説明しておくことが重要である．理解力の問題もあり，検査結果や診断・治療方針の説明は家族（配偶者，子供，親戚など）と一緒に行う．

　入院を考えた場合，入院後に安静が可能か，入院生活に耐えられるか，などの検討が必要である．場合によっては自宅での加療の方が本人にとってよい場合がある．高齢者は，急な入院に対する環境の変化に対応できず，容易にせん妄状態に陥ることがあることを念頭に置いておく．

2 次なるステップ

　高齢者は，種々の合併症をもっているため，主たる疾患が明らかになった場合は，当然専門医の診察を受けるようにする．しかし，主たる疾患以外でも診療・治療上で支障をきたしそうな場合（高血圧症，糖尿病，神経学的異常など）は，躊躇せず専門医（循環器専門医，糖尿病代謝専門医，神経内科医，精神科医）への受診も必要である．それによって，早期に診断の見直し，検査計画の策定，治療の開始が可能となり，長期の入院安静による身体能力の低下や精神状態の異常（多くの場合，うつ状態や認知症の悪化）を防止することが可能となる．

> **MEMO ①　高齢者の主要疾患と胸背部痛の関係**
>
> 　老年病学の観点から，一般的に高齢者で問題となる主要疾患として，①動脈硬化性疾患，②悪性腫瘍，③感染症，④認知症，⑤骨関節疾患（骨粗鬆症，変形性関節症など），があげられており[3]，認知症以外はどの場合でも胸背部痛の原因となり，その頻度は，若年者に比較してきわめて高いと言える．

One More Experience

高齢者における鑑別が困難な胸背部痛

　高齢者が複雑な病態を呈している場合，はじめに戻って再考する習慣が必要．検査所見はすべて自分で再確認してみる．「重篤な疾患を見逃してないか！」

　以下の場合に特に高齢者において鑑別が困難なことがあり，注意が必要である．

　　①急性心筋梗塞と急性大動脈解離
　　②消化器疾患と大動脈疾患（胸部・腹部大動脈瘤の拡大，切迫破裂）
　　③急性冠症候群と呼吸器疾患（気胸，肺炎，腫瘍，胸膜炎，急性肺血栓塞栓症）
　　④急性冠症候群と皮膚疾患（帯状疱疹）

3　最終的ステップ

　診断を確定し治療を進めても，直ちに改善しない場合も多い．この場合は，経過を慎重に観察し，他の原因の可能性も疑いながら治療を行うが，どうしても改善していないと思われる場合は，上級医または他の専門医（内科系，外科系）に相談し，方針を変更することも大切である．

文献・参考図書

1) 井藤英喜：患者へのアプローチ．「新老年医学　第3版」，p401-408，東京大学出版会，2010
   ↑老年病学の集大成的な図書の「新老年医学」の該当記載部分は，老年者の診療を行う場合は必読の章と思われます．

2) 宮崎哲朗，代田浩之：高齢者虚血性心疾患の診断と治療方針．循環器専門医第18巻増刊号：p23-29，日本循環器学会，2011
   ↑高齢者の虚血性心疾患患者の診断と治療のポイントについてわかりやすく記載してあり，一読の必要があります．

3) 大内尉義：老年疾患の成り立ちと高齢者医療の特徴．「新老年医学　第3版」，p383-386，東京大学出版会，2010
   ↑高齢者医療の特徴について詳細に記載されており参考になります．

第4章 【Advanced】特別な注意が必要な状況に対応する！

2 女性における胸背部痛の特徴と注意点

山分規義

■ はじめに

女性ではエストロゲンの抗動脈効果作用などにより男性とは異なった心血管疾患の病態を呈し，閉経後に急速に心血管疾患が増加する[1]．また胸背部痛は心血管疾患以外にも種々の疾患で生じる．本項では，胸背部痛をきたす疾患において，女性の症状や病態の特徴，頻度，予後などについて男性との違いを含め解説する．

Point

- 急性心筋梗塞では，女性は男性に比べて心不全の合併率が高く，予後が悪い例が多い
- 虚血性心疾患における症状は女性では非典型的な症状が多い
- 虚血性心疾患が疑われる急性の胸部症状でも，その原因が心臓にある例は少ない

1 虚血性心疾患[1]

虚血性心疾患は2：1〜4：1の割合で男性に多い．女性は男性よりおよそ10年遅れて発症すると言われており，**閉経後には女性の発症率は増加**し80歳以上では性差がなくなる．女性では，更年期から，脂質異常症，高血圧，糖尿病，肥満などの危険因子が増加し，エストロゲンの抗動脈硬化作用が低下することが罹患率の上昇する原因と考えられる．

女性における胸痛は，労作時よりもむしろ軽労作や精神的ストレス時に出現することが多い．また，女性では虚血性心疾患が疑われても受診時に心電図変化を認めない症例がきわめて多く，冠動脈造影では，女性には器質的狭窄病変の頻度が少なく**冠攣縮性狭心症や微小血管狭心症が疑われることが多い**．日本人女性は世界で最も虚血性心疾患死亡率が低いと言われている．

❶ 急性冠症候群

　　急性心筋梗塞は男女比が4：1〜5：1と男性に多い．50歳未満の女性の心筋梗塞は，女性の心筋梗塞患者の約5％程度にすぎない．

　　急性心筋梗塞の症状は男女ともに胸部症状で発症することが多いが，症状に性差がみられる[2]．男性は胸の痛みとして自覚することが多いが，女性は胸苦しさや胸が絞られる症状などが多い．他にも動悸，下顎痛，上腹部痛，悪心・嘔吐，食欲不振など**さまざまな非典型的症状を訴える例が多い．このため診断が遅れることもある**．

　　女性では心不全の合併が男性より多いことが報告されており，**急性心筋梗塞の予後は女性の方が悪い**．女性では高齢者が多く，危険因子も多いことが重症になりやすい要因となっていることも考えられる．さらに男性より発症から受診までにかかる時間が長く，これも予後を悪くする一因となっている可能性がある．合併症のなかで，心破裂は3〜6％に生ずるが，高齢女性に多く，**高齢女性の死因では心不全の次に心破裂が多い**．心破裂は梗塞発症1日以内に多く，1週間以内に大半が生ずる．

　　また，うつ病は加齢に伴って増加し，女性の方が男性より罹患率が高い．**急性心筋梗塞症例ではうつ病合併例の方が予後は悪い**ことが指摘されている．

❷ 冠攣縮性狭心症[3]

　　日本では冠攣縮性狭心症の罹患率が高く男性に多いが，女性でも50歳以上では有病率の増加が認められる．血管内皮依存性拡張反応には性差があり，男性では加齢とともに内皮依存性拡張反応は低下するが，女性では閉経後に血管内皮機能が低下する．女性では，冠動脈に器質的狭窄の合併が少なく，冠攣縮誘発試験では，限局性よりびまん性の冠攣縮が多い．

　　また，閉経前女性の場合，冠攣縮性狭心症の発作は月経周期と密接に関連し，発作頻度は，エストロゲンの低下とそれに伴う血管拡張反応が低下する黄体末期から月経期にかけて増加し，エストロゲンが上昇する卵胞期にかけて減少する．

❸ 微小血管狭心症[3]〜[5]

　　狭心症症状を有し，冠動脈造影で有意狭窄は認められず，冠動脈にスパスムが誘発されない場合には微小血管狭心症が疑われる．**狭心症が疑われた女性症例のうち半数以上で冠動脈造影上有意狭窄が認められない**とする報告もある．

　　女性，特に**閉経後女性が圧倒的に多い**．微小冠動脈の機能異常が虚血発症機序と考えられている．

　　胸痛の性状や心電図のST-T変化からは，狭心症との鑑別が困難であるが，ニトログリセリンは半数以上で無効である．さらに冠微小血管異常では必ずしも心筋虚血を伴わずに胸痛が生じる場合もあり，ときどき胸痛時に非特異的ST-T変化を認める程度のこともある．安静時に胸痛を生じることが多いが，労作時に胸痛が出現することもあり約20％で，運動負荷試験が陽性に出る．しかし，疲労や軽い胸部不快感などのため，最大負荷までできないことも多い．胸痛は10分以上持続することが多く，30分以上遷延することもある．

　　確立した治療法はない．硝酸薬，Ca拮抗薬，β遮断薬に対する反応はさまざまであるが，一

般的な抗狭心症薬の効果は低い．スタチンやアンジオテンシン変換酵素阻害薬などの薬剤の追加が有用な場合がある．

　女性の微小血管狭心症の予後は通常良好であり急性心筋梗塞の発症や死亡率は高くない．しかしなかには比較的リスクが高い症例が存在する．女性症例で心筋虚血が認められる微小血管障害では，心血管イベントが有意に高頻度に生じることが報告され，また症状が持続する例では，心血管イベントが3倍多いことも報告されている．

MEMO ❶ 冠微小血管攣縮による狭心症

　安静時胸痛を有し，冠攣縮誘発の際，冠動脈の攣縮が認められないにもかかわらず狭心症症状が誘発され，心電図変化が生じている場合は冠微小血管攣縮の可能性がある．冠微小血管攣縮は微小血管狭心症の一因と考えられており，また冠攣縮性狭心症に合併する例，冠動脈の器質的狭窄病変に合併する例もある．

　治療では，Ca拮抗薬の有効性が低い．ニコランジル，アンジオテンシン変換酵素阻害薬，スタチンなどの有効性が報告されているが，まだその効果は確立されていない．

MEMO ❷ エストロゲンの作用[6]

　1）血管拡張作用（内皮型一酸化窒素合成酵素の活性化），2）血管損傷に対する保護作用，3）心肥大の抑制，4）心筋虚血再灌流障害を軽減，5）脂質代謝改善作用，6）抗酸化作用などがある．

　逆に，中性脂肪の増加，CRPの上昇，また凝固系に作用し静脈血栓症をきたすことが知られている．

Pros & Cons 賛成論 反対論

❖虚血性心疾患に対するホルモン補充療法（hormone replacement therapy：HRT）[6]

　HRTは動脈硬化を予防し，冠動脈疾患のリスクを減少させたとする報告があるが，一方では冠動脈疾患のリスクは改善させないとする報告もある．また動脈硬化が進行してからではHRTの効果がなくなるため，HRTは一次予防目的で早期に開始することが望ましいとする見解もある．逆に脳梗塞や肺血栓塞栓症，子宮癌，乳癌の発症など有害性が示されている．HRTは開始時期，投与経路，投与量，またプロゲステロン製剤との併用の有無などで有益性・有害性が異なることが指摘されており，今後検討が必要である．

2 たこつぼ型心筋障害（たこつぼ型心筋症）[7)8)]

　急性冠症候群に類似した発症様式を呈する一過性の心筋障害である．若年でも発症するが50歳以下は10％程度であり，閉経後の高齢女性に圧倒的に多く女性が全体の90％程度を占める．

　身体的および精神的苦痛・緊張を契機に発症することが多く，精神的ストレスの関与は女性に多い．しかし明確な誘因が指摘できない例が30％程度存在する．

　突然の胸痛・胸部症状と胸部誘導における心電図変化（ST上昇・異常Q波・陰性T波など）を呈する．ST上昇は長時間持続することも多い．ST上昇を認め，急性冠症候群が疑われる症例の2％前後にたこつぼ型心筋障害が認められる．

　左室は特異な壁運動異常を呈し，**心尖部中心の膨隆および壁運動低下と心基部の過収縮**が認められる．冠動脈に有意狭窄はなく，この広範囲な左室壁運動低下は，冠動脈一枝の支配領域では説明ができない．また左室壁運動異常に合わない程度の軽微な心筋逸脱酵素上昇が認められる．左室壁運動異常は数週間以内で正常化することが多い．

　成因は不明であるが，多枝冠動脈攣縮，心筋微小循環障害，カテコラミンによる直接心筋障害などが考えられている．

　予後は一般に良好であるが，心不全，心原性ショック，致死性心室性不整脈を合併することがあり，死亡率は1〜2％程度と報告されている．死因では**心破裂**が最も多い．再発も数％程度認められる．

3 急性大動脈解離

　好発年齢は60〜70歳代で，性差は約3：1で男性に多いが，女性の約半数は70歳以上の高齢で発症し，高齢では女性の比率の増加が認められる．

　症状は，**突然の移動性の胸部または背部の激痛**が多いが，失神や意識障害で発症することもある．

　死亡率は女性の方が高い．女性で**脳虚血症状**，**破裂所見**，**低血圧**，**心タンポナーデ**も高頻度に認められ，死因は心タンポナーデが最も多い．

One More Experience

大動脈解離の症状

　大動脈解離は通常胸・背部の激痛で発症するが，なかには漠然とした「身の置き所のないような苦痛」「何とも言えないもやもやする感じ」などはっきりしない症状を訴える例がある．大動脈解離は単純胸部X線写真では正常なこともあり，大動脈解離を常に念頭に置いて診察しないと見逃されることがある．

4 肺血栓塞栓症

❶ 急性肺血栓塞栓症

　　急性肺血栓塞栓症は男性より女性に多く，60～70歳代にピークを有している．また死亡者数は増加傾向にあり，日本では心筋梗塞より死亡率が高い．

　　塞栓源の90％以上は，下肢および骨盤内静脈であり，さまざまな危険因子があるが，女性では，**エストロゲン，経口避妊薬**などの薬剤および**妊娠・出産**も危険因子とされる．

❷ 慢性肺血栓塞栓症

　　急性肺血栓塞栓症の多くは急性期を脱すれば自然寛解するが，慢性化する例も数％程度に認められている．しかし，慢性肺血栓塞栓症の正確な発生機序は未だ明らかでなく，日本では急性例より慢性例の頻度が高いこと，深部静脈血栓症の頻度が低いことなどから，急性期の移行とは異なった発生機序も考えられる．慢性肺血栓塞栓症も女性に多い．

5 肥大型心筋症[9]

　　肥大型心筋症は男性に多い疾患であるが高齢者では女性に多い．胸痛は本疾患で頻度が高い症状であるが，発症時の胸痛，息切れ，動悸などの自覚症状の出現頻度は女性の方が高い．胸痛の原因として，相対的心筋虚血，冠微小動脈病変の存在，冠攣縮などが考えられる．女性の発症年齢が高い原因としてエストロゲンの関与が考えられている．

　　安静時の左室流出路狭窄の合併は女性に多く男性に比し高齢者に多い．また，肥大型心筋症に心不全を合併することがあるが，**心不全は女性の方が重症化しやすく，50歳を過ぎるとより顕著となる**．また，心房細動の合併率には男女差はないが，脳塞栓の頻度は女性に多い．さらに死亡率には男女差は認められないが，**女性の方が心不全・脳塞栓に関連する死亡が多い**．

6 心臓弁膜症

　　心臓弁膜症のうち，僧帽弁逸脱症，大動脈弁狭窄症，大動脈弁閉鎖不全症などで，胸痛が出現することがある．

❶ 僧帽弁逸脱症

　　女性に有意に多く，特に**14～30歳の若年女性に多い**．加齢とともに頻度は減少する．大多数は自覚症状がないが，ときに胸痛，動悸，めまい，呼吸困難あるいは不安神経症のような訴えをきたすことがある．運動負荷によりⅡ，Ⅲ，aVFのST低下が出現し偽陽性化を呈することが多く，虚血性心疾患との鑑別を要することがある．また，僧帽弁逸脱症（MVP）はパニック障害に合併しやすい．

❷ 大動脈弁狭窄症

男性に多いが，75歳以上の高齢者に限局すると女性の方が多い．進行すると，狭心痛，心不全症状，失神が生じる．狭心痛は左室肥大に伴う心筋の酸素需要の増加と心室圧上昇による冠血流量低下に起因する心筋の相対的虚血が原因となることが多く，症例の50％以上に出現する．**高齢女性では左室壁肥大が著明で，大動脈弁置換術後死亡率が高く，10年生存率は女性の方が低い．**

7 心血管疾患以外の疾患

❶ 逆流性食道炎

食道裂孔ヘルニアによる逆流性食道炎は丸背を伴う高齢女性に多く，胃酸の分泌の多くなる食後や胃酸の逆流の起きやすい仰臥位で，胸やけや胸痛を生ずる．**食道痙攣を伴う場合にはニトログリセリンが有効なことから狭心症と鑑別を要することがある．**逆流性食道炎による胸痛は非心臓性胸痛の半数以上を占めるとの報告もある．

❷ 胆石症

女性の発病率は男性の約2倍である．また高齢者になるほど胆石保有率は高くなり，いったん発症すると急激に増悪しやすい．通常，急激に起こる激しい上腹部痛であるが，ときに胸痛・背部痛として発症することもあり，循環器疾患との鑑別を要することがある．

❸ 筋・骨格系疾患

1）肋間神経痛

一般に第5から第9の間の肋間神経痛が多くみられ，女性に多い．

2）Tietze症候群

第1〜4肋軟骨の骨・軟骨接合部の腫脹と疼痛を主訴とする非炎症性肋軟骨疾患で，狭心痛と間違えやすい．若い女性に多く原因不明であるが，自然治癒することが多い．

3）椎間板変性

胸椎椎間板ヘルニアや椎間板変性に伴う変形性胸椎症は背部痛の原因になり得る．肋間神経が根部で刺激されれば肋間神経痛として胸痛も出現する．胸椎椎間板ヘルニアの頻度は低いが，胸椎椎間板の突出の頻度は比較的高く，胸椎椎間板突出が肋間神経を根部で刺激して一側あるいは両側の胸背部痛の原因になる．これは，若年女性に多く，持続性の鈍痛であり，咳などで症状の増悪がみられる．

4）転移性脊椎腫瘍

脊椎腫瘍のなかでは最も頻度が高く種々の悪性腫瘍で脊椎転移を生じるが，女性では乳癌，子宮癌も転移性脊椎腫瘍を生じる．胸椎は腰椎に次いで2番目に転移頻度が高い．原発巣が確定している場合は診断しやすいが，背部痛が初発症状の場合もある．

❹ 精神疾患

1）心臓神経症

胸痛を主訴とすることも多く，**この場合安静狭心症との鑑別に苦慮することがある**．発症の平均年齢は25歳で，出現頻度は女性が男性より2倍高い．欧米では一般人口の2～5％に発現するとされる．

自覚症状は，胸痛の他，動悸，息切れ，疲労感，めまい感，発汗，胸部不快感，頭痛，ほてり，食欲不振，不眠，悪心など多彩であり，精神症状として緊張，いらいら，不安，恐怖，抑うつ，過敏などがみられやすい．

診断は，除外診断である．予後は比較的良好である．

2）パニック障害

女性に多い．胸痛で救急外来を受診するなかでパニック障害は多い．多彩な症状を呈するが，胸痛が出現することもある．パニック発作は通常，急速に頂点に達し，発作の持続時間は5～20分程度が多い．不安・恐怖・抑うつ・離人感など**精神症状を伴う**ことが多い．冠動脈造影にて冠動脈疾患が確認された症例の5～23％にパニック障害が合併しているとの報告もある．冠動脈疾患にパニック障害を合併していることもあり，この場合鑑別が難しくパニック障害は見逃されやすい．

文献・参考図書

1）循環器領域における性差医療に関するガイドライン．Circ J, 74（suppl Ⅱ）：1085-1160, 2010

2）DeVon, H. A. et al.：Symptoms of acute coronary syndrome：Are there gender differences? A review of the literature. Heart and Lung, 31：235-245, 2002
↑急性冠症候群，急性心筋梗塞における症状の性差について今までの文献を総括して記載している．

3）冠攣縮性狭心症の診断と治療に関するガイドライン．Circ J, 72（suppl.Ⅳ）：1195-1238, 2008

4）Cannon, R. O.：Microvascular angina and the continuing dilemma of chest pain with normal coronary angiograms. J Am Coll Cardiol, 54：877-885, 2009
↑微小血管狭心症の特徴，検査法および治療法などが記述されている．

5）Banks, K. et al.：Angina in women without obstructive coronary artery disease. Current Cardiol Review, 6：71-81, 2010
↑微小血管狭心症の機序，予後，治療法などが包括的に記述されている．

6）Ouyang, P., et al.：Hormone replacement therapy and the cardiovascular system. Lessons learned and unansewered questions. J Am Coll Cardiol, 47：1741-1753, 2006
↑エストロゲンの作用およびホルモン補充療法の有効性と有害性について詳細に記述されている．

7）Gianni, M., et al.：Apical ballooning syndrome or Takotsubo cardiomyopathy：a systematic review. Eur Heart J, 27：1523-1529, 2006
↑たこつぼ型心筋障害について今までの報告を総括してある．

8）Sharkey, S. W. et al.：Natural history and expansive clinical profile or stress（takotsubo）cardiomyopathy. J Am Coll Cardiol, 55：333-341, 2010
↑たこつぼ型心筋障害の特徴や予後について記載してある．

9）Olivotto, I., et al.：Gender-related differenced in the clinical presentation and outcome of hypertrophic cardiomyopathy. J Am Coll Cardiol, 46：480-487, 2005
↑肥大型心筋症の性差による臨床的特徴，予後が記載されている．

第4章 【Advanced】特別な注意が必要な状況に対応する！

3 胸背部痛をきたす外科的救急疾患

伊良部真一郎

Point

- PCIなどの内科的治療が主となっている急性心筋梗塞（AMI）でも，合併症により外科的処置が必要なケースがある
- 急性大動脈解離では，StanfordA型では手術が原則だが早期血栓閉塞型では議論が分かれる．StanfordB型でも，手術適応となる病態の発生に注意が必要
- 胸背部痛では盲点になりやすい消化器疾患も忘れずに鑑別にあげること

■ はじめに

　胸背部痛は，救急外来で頻繁に出会い，かつ最も難しい訴えの1つである．これは，呼吸・循環という生体を維持するうえで最も重要な要素を一瞬で破壊する疾患が数多く潜んでいることに起因する．しかし，これらの疾患群のなかには，初療医が単純な外科的処置を施行したり，専門医による外科的治療の適応であることを速やかに察知したりすることで救命されるケースも少なくない．各疾患の詳細な解説や診断プロセスは他項へ譲ることとし，そうした外科的対応に関してのみ触れる．

1 急性心筋梗塞（AMI）

　すでにAMIの治療では経皮的冠動脈インターベンション（PCI）が第一選択として浸透している．また，薬剤溶出性ステント（DES）の普及により，従来は冠動脈バイパス術（CABG）の適応とされてきた前下行枝近位部や左冠動脈主幹部病変にさえPCIが施行されるようになってきている．そのため，AMIは内科疾患であるという考えが，特に若い医師には一般的となっているように思われる．しかし，AMIによる急性期死亡の原因はポンプ失調，心室細動などの致死的不整脈のみではなく，左室自由壁破裂，心室中隔穿孔，乳頭筋断裂による急性僧帽弁閉鎖不全といった機械的合併症も少なくないことを忘れてはならない．これらの症例では，迅速

な外科的処置が救命の鍵を握っている．

❶ 左室自由壁破裂

急性心筋梗塞による左室自由壁破裂（LVFWR）は，AMI症例の3～10％に起こるとされ，死亡症例の15％を占める．**教科書的には，外科的治療による穿孔部閉鎖術のみが唯一の救命手段とされているが，当面の循環動態の維持が大前提である**．急激な循環虚脱に陥った場合の対応として，PCPSを導入するか，それとも心囊ドレナージにより心タンポナーデの解除を試みるかは議論の分かれるところである．2001年の厚生省研究班による報告では，心囊ドレナージを施行された例で53.7％の救命率に対しPCPS群では29.8％であった．むろん，PCPSを速やかに導入できる環境にあり，そのまま心臓血管外科チームによる開胸手術へ移行できる場合はそれが好ましい．しかし，本邦ではAMIを受け入れる救急施設であっても心臓血管外科医がいないことが少なくなく，そのような施設においては**心エコーガイド下での心囊ドレナージ**が最も簡便かつ効果的な初期治療法と考える．少量のドレナージのみで劇的に循環動態が改善することが少なくないが，血圧が上昇することで再破裂の危険性があるため収縮期血圧が100 mmHg以上とならない程度に慎重にドレナージすることが望ましい．また，心囊ドレナージに引き続きフィブリン糊注入で恒久的止血を得るという方法もあり，外科的修復に劣らない成績も出ている．心臓血管外科チームによる迅速な対応が困難な施設では検討に値する手段である．

One More Experience

エコーガイド下心囊ドレナージ

救急マニュアルや各種手技書では，古くから剣状突起下からの盲目的心囊ドレナージ法が記載されている．しかし，本邦では二次以上の救急医療機関ではERにエコー装置が設置されていることが一般的であり，安全な手技のためにも使わない手はない．心囊液が少量であれば，左室背側を中心に貯留していることが多いため剣状突起下からアプローチせざるを得ないが，右室前面にまでecho free spaceが認められる場合には前胸壁の胸骨左縁付近から垂直に穿刺した方が，慣れていない術者でも角度や刺入距離がつかみやすく安全である．ただしこの場合，左内胸動静脈損傷に注意する必要がある．

❷ 心室中隔穿孔

AMI症例の1～2％に起こり，高齢女性の初回心筋梗塞で発症することが多いとされる．**AMI発症後数日で新たな汎収縮期雑音を認めた場合，心室中隔穿孔を念頭に心エコーを行う必要がある**．短絡量がごくわずかで循環動態が安定している場合は内科的治療の適応となることもあるが，多くは左右短絡による左右両心室の急激な容量負荷により急速に循環動態が破綻するため，診断がついた時点で早急にIABPを挿入し，循環動態の安定と後負荷軽減によるシャント量低下を図りつつ，速やかに心臓血管外科チームによる外科的治療へ移行する必要がある．

❸ 乳頭筋断裂による急性僧帽弁閉鎖不全

心室中隔穿孔と同様，AMI発症後数日してから突然の収縮期雑音を伴う重症心不全として発症することが多い．血流支配の関係で，下壁梗塞に伴う後乳頭筋断裂が多い．内科的コントロールが不可能で，緊急で僧帽弁置換術が必要となることが多い．

2 急性大動脈解離

治療方針の決定には，**Stanford分類**が基本となっている．一般に，上行大動脈を巻き込むA型解離では緊急手術が選択され，B型解離では降圧療法を中心とした内科的治療が原則となる．しかし，B型解離であっても臓器血流障害や四肢の虚血症状，血胸や破裂の徴候がある場合には，手術適応となりうる．造影CTで大動脈径が拡大している場合，腹部分枝の血流が偽腔供血となっていたり臓器の造影効果が不良な場合には，外科的治療の可能性を念頭に，厳重な経過観察が必要である．

Pros & Cons 賛成論 反対論

❖ 早期血栓閉塞型A型解離

急性A型解離であっても，造影CT上で偽腔がすでに血栓閉塞している症例がある．このようなケースでは内科的治療の成績が良好であると言われており，冠動脈血流障害の合併や心タンポナーデ，頸部分枝閉塞に伴う脳虚血，弁輪拡大による大動脈弁閉鎖不全，大動脈径拡大（≧5 cm）などがなければ，B型解離同様に保存的治療を選択する施設もある．しかし，A型解離であれば血栓閉塞の有無にかかわらず手術適応とするという考えもあり，議論の分かれるところである．

3 胸部大動脈瘤破裂

胸部大動脈瘤破裂の唯一の救命手段は，**迅速な外科手術**である．近年では，大動脈解離や大動脈瘤破裂に対してステントグラフト内挿術が施行される症例も報告されており[3]，開胸術と比べ低侵襲性や迅速性から院内死亡率などの短期成績の向上がみられている．しかし，晩期合併症などの点でまだ問題も少なくない．

4 緊張性気胸

多くの救急医療に関する書籍に記載されていることであるが，緊張性気胸の診断は身体所見からの臨床診断でつけなくてはならない．**一刻を争う緊急度の高い病態であり，間違っても胸部X線の撮影を待ってから治療を開始しようと考えてはならない**．強い呼吸苦に加え，呼吸音や胸郭運動の左右差，打診上の鼓音，頸静脈怒張，気管偏位，ショックなどの緊張性気胸を強

く疑う所見を認める場合には，速やかに減圧処置を行う必要がある．
　まず当面の危機を脱するため，簡便な胸腔穿刺で脱気した後，胸腔ドレーンを留置する．

One More Experience

胸腔穿刺

　鎖骨中線第2肋間より肋骨上縁に沿い太めの静脈留置針か注射針を用いて穿刺するが，体格のよい患者では針が届かないこともある．その場合，中心静脈穿刺用の針を使うとよい．胸壁の厚さの確認や気胸の診断にもエコーが有用である．

　胸腔に針が到達すると，緊張性気胸の場合には空気が「プシュッ」と音を立てて噴出する…という記載をよく見かけるが，不慣れな医師が騒がしいERで「これで緊張性気胸の脱気に成功した！」と認識するのは案外難しい．静脈留置針の後ろの血液フィルターを外し（または注射針に直接）5～10 mLの注射器をつけ，注射器の内筒をフリーにした状態で穿刺すると，緊張性気胸の場合は胸腔内圧により内筒が勝手に上昇する．肉眼的に診断と治療効果が確認でき，不慣れな医師でも自信をもって判断できる．

5 食道破裂

　突然の胸背部痛や呼吸苦で発症し，胸部X線で胸水貯留や気胸，縦隔気腫を認めた場合，つい呼吸器疾患に目が奪われがちであるが，必ず本疾患も疑う必要がある．特発性食道破裂の好発部位である下部食道が穿孔した場合，解剖学的な位置関係から左側優位の気胸・胸水貯留となりやすいが，両側性となることも稀ではない．高度な肺虚脱をきたすことも多く，緊張性気胸となったり，消化管内容による汚染が原因で縦隔炎や敗血症性ショックとなり致死的な経過をたどることも少なくないため，迅速な診断と治療が必要な救急疾患である．

　治療の原則は，洗浄・ドレナージによる感染コントロールと，穿孔部閉鎖や食道切除による食道修復である．しかし，全身状態の悪い患者にとって開胸術はかなりの侵襲であり，保存的加療や鏡視下手術，内視鏡治療などでの治療例も報告されている．

Pros & Cons 賛成論 反対論

❖食道破裂における穿孔部閉鎖の是非と手段

　食道破裂の手術では，穿孔部を閉鎖しても縫合不全を呈する危険性が高い．特に，発症後時間が経過してから手術を施行した場合，縫合不全は40％程度に起こるとの報告もある[5]．このため，穿孔部閉鎖に固執するのではなく胸腔縦隔ドレナージによる感染コントロールのみで保存的に加療するという考えもある．近年では内視鏡的デバイスが進歩しており，穿孔部閉鎖にカバー付きステントを用いて良好な結果を得た報告も散見されている[6]．

文献・参考図書

1) 許俊鋭, 他.：急性心筋梗塞後の左室自由壁破裂に対する治療成績の検討：過去5年間の全国アンケート調査. 循環器科, 50：517-520, 2001

2) Terashima, M., et al.：Outcome of percutaneous intrapericardial fibrin-glue injection therapy for left ventricular free wall rupture secondary to acute myocardial infarction. Am J Cardiol, 101：419-421, 2008
   ↑フィブリン糊注入法についての詳細を勉強したい方に．

3) Jonker, F. H., et al.：Meta-analysis of open versus endovascular repair for ruptured descending thoracic aortic aneurysm. J Vasc Surg, 51：1026-1032, 1032. e1-1032. e2., 2010
   ↑破裂性大動脈瘤の人工血管置換とステントグラフトの治療成績が一瞥できます．

4) Abbas, G., et al.：Contemporaneous management of esophageal perforation. Surgery, 146：749-755；discussion 755-756, 2009

5) 阿部紘一郎, 他．：特発性食道破裂9例の検討．日救急医会誌, 19：283-287, 2008

6) 赤池英憲, 他．：カバー付きステントで治癒した特発性食道破裂の1例．日消外会誌, 35：30-34, 2002

7)「心臓血管外科テキスト 改訂第2版」（龍野勝彦 他編），中外医学社，2011
   ↑専門医でない方でも，少し詳しく心臓血管外科を勉強したい方にはお勧めです．

第4章 【Advanced】特別な注意が必要な状況に対応する！

専門医へのコンサルテーションとそのタイミング

花田裕之

Point

- 胸背部痛を訴える疾患のなかには命にかかわり急変する疾患が含まれる．これらについては必ず鑑別せよ．疑いが捨てきれなければ，コンサルテーション
- コンサルテーションは診断を確定してからではなくてもよい．ただし何がわからなくてコンサルテーションするのかを明らかにせよ
- 患者の訴えと身体所見から自分がどう考えて検査を行い，その結果をどう解釈しているのか，整理してコンサルテーションすること
- 急性心筋梗塞などの治療開始時間を争う疾患は，診断根拠が1つでもあったら直ちにコンサルテーションせよ
- 日頃から，ローテート研修などで各診療科の先生と親しくなれ
- コンサルテーションした患者は，できる限り一緒に診療せよ

1 コンサルテーションのタイミング

　500床以上程度の各診療科がそろい，24時間緊急手術や，緊急カテーテル治療に対応可能な病院を想定しています．すべての診療科がない小・中規模病院の場合は，各専門科ではなくその病院の指導医にコンサルテーションするか，または近くの三次病院の各診療科専門医または救急医にコンサルテーションすることを想定しています．

❶命にかかわる疾患は必ずコンサルテーション

　受診患者が胸背部痛を訴える場合，命にかかわる重要な疾患が含まれることを念頭に，これらから鑑別していかなくてはならない．**急性心筋梗塞を含む急性冠症候群，急性大動脈解離と胸部大動脈瘤切迫破裂，急性肺血栓塞栓症**はこの意味からまず鑑別するべき疾患であり，診断したならば必ず，直ちにコンサルテーションしなくてはならない．専門医が現場に現れてくれる数分を待つ間にも致死的な不整脈を合併することや，突然呼吸や循環が破綻する可能性があ

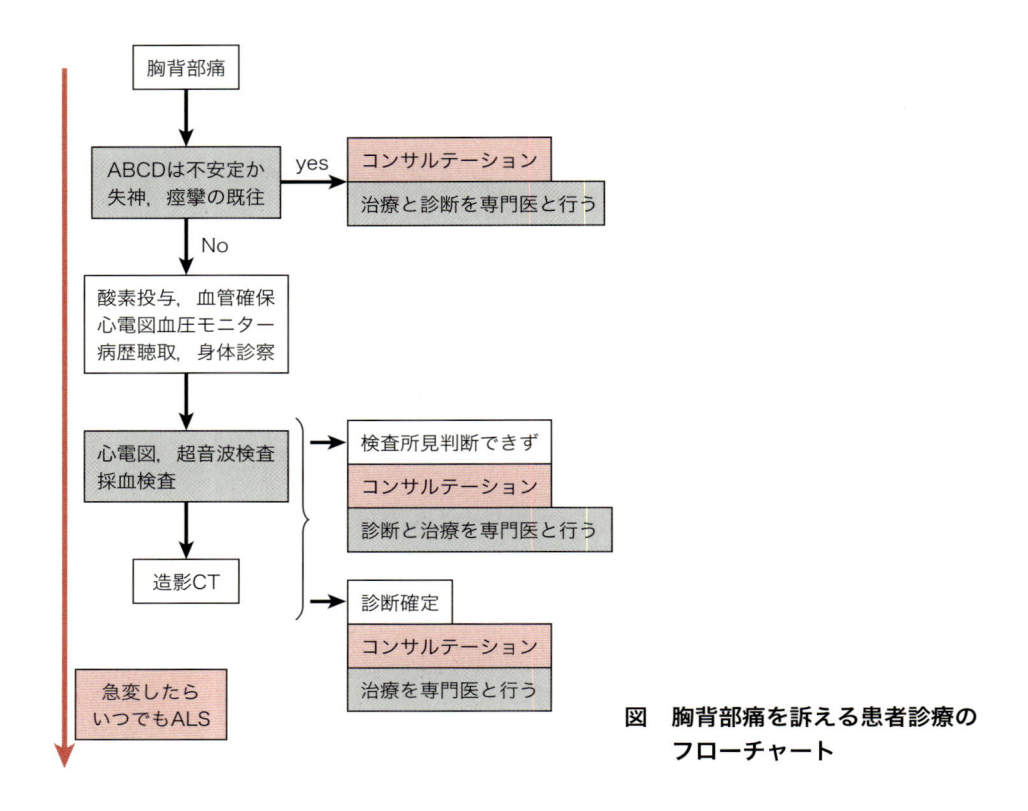

```
         ┌─────────┐
         │ 胸背部痛 │
         └────┬────┘
              ↓
      ┌──────────────┐  yes  ┌──────────────────┐
      │ ABCDは不安定か ├─────→│ コンサルテーション │
      │ 失神, 痙攣の既往│      ├──────────────────┤
      └──────┬───────┘      │治療と診断を専門医と行う│
             │ No            └──────────────────┘
             ↓
      ┌──────────────┐
      │ 酸素投与, 血管確保│
      │ 心電図血圧モニター│
      │ 病歴聴取, 身体診察│
      └──────┬───────┘
             ↓
      ┌──────────────┐      ┌──────────────────┐
      │ 心電図, 超音波検査├───→│ 検査所見判断できず │
      │ 採血検査      │      ├──────────────────┤
      └──────┬───────┘      │ コンサルテーション │
             ↓               ├──────────────────┤
      ┌──────────┐           │診断と治療を専門医と行う│
      │ 造影CT   │           └──────────────────┘
      └──────────┘           ┌──────────────────┐
                         →   │ 診断確定          │
                             ├──────────────────┤
                             │ コンサルテーション │
                             ├──────────────────┤
                             │ 治療を専門医と行う │
                             └──────────────────┘
  ┌──────────┐
  │ 急変したら │
  │ いつでもALS│
  └──────────┘
```

図　胸背部痛を訴える患者診療のフローチャート

り，自分で対応する必要がある．**二次救命措置（advanced life support）**で行う基本的な呼吸管理，不整脈対応，心停止に対する対処法で対応可能であり，マスターしておく（図）．例えば，急性冠症候群に対するアスピリンの投与や，大動脈疾患における血圧コントロールは，専門医にコンサルテーションしながら始めておくべき治療である[1]．それぞれの各論で述べられている初期対応法を確認しておく必要がある．

❷診断がつかなくてもコンサルテーションするのは？

　胸背部痛を訴える患者のすべてを，救急外来で診断しきれない場合がある．直接命にかかわる疾患を疑ったなら，これらを完全に否定できないときにはコンサルテーションする必要がある．すぐに来てもらえない場合でも，どんな検査を追加するべきかなど，確認しておく．また，診断に至っていなくても**バイタルサインが不安定**と判断されるとき，**末梢の冷感，異常な発汗，意識障害**などがある場合もすぐにコンサルテーションするべきである．

> **重要**
>
> **胸背部痛があってABCD（気道，呼吸，循環，中枢神経）に異常があるなら対応しながらすぐにコンサルテーション**

❸ 疾患ごとのコンサルテーション（以下はABCDに異常がない場合）

1）急性冠症候群（第2章-1a～c参照）

冠動脈の血栓性閉塞が解除されて胸痛が治まった状態の急性冠症候群は専門医でも診断が困難であるが，緊急的な対応・コンサルテーションが必須なのは冠動脈の閉塞が持続している病態（STEMI）である．しかし，冠動脈の完全閉塞でも心電図に異常がない急性冠症候群が存在することを忘れないこと．STEMIでも発症早期は心筋壁運動以外に採血検査におけるトロポニンなどの異常は現れないので，疑った場合は超音波検査が必要となる．自分で超音波検査に自信がなければ，循環器医師にコンサルテーションが必要になる[1]．NSTEMIの場合は第2章-1a・cに従ってリスク評価を行う．低リスクと評価すれば，コンサルテーションはその場で行わなくてもかまわない．例えば夜間なら翌朝まで待ってもよい．しかしNSTEMIは必ずしも予後がよくないことは重要で，中等度以上のリスクの場合はなるべく早くコンサルテーションするべきである（第2章-1a・c参照）．

2）急性肺血栓塞栓症（第2章-7参照）

患者背景と超音波検査（右室の拡大），心電図の急性右心負荷所見，動脈血酸素分圧などを参考に疑ったら造影CTをとる．診断に至ったらコンサルテーション．

3）急性大動脈解離・動脈瘤切迫破裂（第2章-2, 3参照）

胸背部痛と血圧の左右差，胸部単純X線写真，超音波検査（フラップが見つかることもあり，Stanford A型ならタンポナーデ，大動脈弁逆流も）で，疑ったら造影CTをとる．わかった段階でコンサルテーション．

4）心筋炎（第2章-4参照）

聴診所見のⅢ音に注意して，心電図や超音波検査，トロポニンなどで総合的に診断する．救急外来ではショックや，失神などの不整脈に基づく症状から来院することも多いので，胸背部痛で特に若年者の場合は心筋炎を念頭に置いて，心疾患を疑わせる所見が1つでも（例えばⅢ音やほんの少しの心電図異常，トロポニン高値など）あればコンサルテーションすること．

5）不整脈（第2章-6参照）

循環不全のないnarrow QRS regular tachycardiaの場合はコンサルテーションの必要はない．基礎心疾患のない心房細動もコンサルテーションの必要はないが，塞栓症のリスクがあるときや，リズムコントロールかレートコントロールかを悩んだらコンサルテーションしてもかまわない．それ以外の頻脈はコンサルテーションする．徐脈で症状を伴う場合は，自分で経静脈ペーシング（第4章-1参照）ができなければコンサルテーションが必要になる．失神を伴う胸背部痛は，何らかの心血管系の異常を伴っている場合があるので，コンサルテーションするべきと考える．

> **重要**
>
> **失神を伴う胸背部痛はコンサルテーション**

6）気胸（第2章-8参照）

循環不全を伴う気胸の場合（緊張性気胸）は，気胸を超音波検査で確認したら，脱気する[2]．循環不全を伴う場合には治療前のX線検査は必須ではない．外傷性でも，それ以外の原因でもそれ以降持続的胸腔内吸引が必要であり，循環不全を緊急回避しながらコンサルテーションする．

❹ コンサルテーション前にすること

> **重要**
> 聴診，四肢血圧，心電図，単純X線，超音波，造影CT

上述の疾患ごとのコンサルテーションでもおわかりと思うが，症状，聴診所見，四肢血圧，心電図，胸部単純X線写真，超音波（心臓，胸部，腹部）と検査すればかなりの診断が可能である．これに加えて造影CTをとることで，ほとんどの疾患を鑑別できる．稀な疾患である縦隔の病気（食道破裂や縦隔気腫など）も診断できるし，もう少し腹部まで撮影部分を含めれば，胸背部痛を主訴とする消化器系の重篤な疾患（急性膵炎，消化管穿孔など）も診断できる可能性がある．他に採血検査もあるが，逆にこれらに全く異常がなければ，コンサルテーションの必要はほとんどない．救急外来こそ超音波検査は威力を発揮する．各診療科を回りながらしっかりと身につけよう．

2 コンサルテーションするときに注意すること

❶ コンサルテーションしても，自分が患者に責任をもとう

コンサルテーションして，自分の役割が終わるわけではない．胸背部痛を訴える患者は常に急変する可能性があるので，完全に専門的治療に入るまでは責任をもって対応する．

❷ コンサルテーションしたら，可能な限り自分も専門的診断と治療に参加しよう

時間がとれるなら，なるべく専門的な治療にも参加することを勧める．手術やカテーテル治療を観察することは，次に同じ疾患の患者を診察する際に必ず役立つはずである．専門医とともに診療を行うことにより，学ぶことは多い．

3 コンサルテーションのコツ

❶ コンサルテーションするときには自分なりにまとめておこう

患者の訴えと身体所見から自分がどう考えて検査を行い，その結果をどう解釈しているのか，整理してコンサルテーションすること．考え方の根拠に納得できれば，たとえ疾患の可能性が低くても，夜中に呼ばれた上級医も丁寧に指導してくれるはずである．

❷誰にコンサルテーションするか

　胸背部痛を訴える患者の場合であるから，循環器内科か心臓血管外科にコンサルテーションすることが多いと考えられる．しかし，診療科が特定できないときも多い．特に診断自体に苦慮しているときは，その段階でコンサルテーションすることを躊躇してしまう．困ったらまず自分より経験の多いER医師，救急医師に相談しよう．一人で考えるよりも必ず前進できるはず．

❸各診療科の医師と親しくなろう

　現在ローテート研修が必須である．皆さんがまだ初期研修医なら，せっかく各診療科をローテートするのだから，各診療科の医師と親しくなっておこう．親しくなるコツは，その診療科で研修しているときにしっかりとその科の疾患，治療を勉強することである．真摯に診療に取り組んでいる研修医に対して，その姿を知る専門医・指導医は喜んでコンサルテーションに答えてくれるはずである．

　研修後，初期研修と違う病院に勤務することも多い．その場合，初めてコンサルテーションするときこそ，コツの①をきちんと行うことで，他科の医師との信頼関係が築ける．"だれに"など迷ったら，ER医，救急医に相談しよう．

MEMO ❶ 訴えがあるのに，異常が見つからないとき

　どんなに検査してもはっきりとした異常が見つけられないものの，患者さんの訴えが持続するときはどう対処したらいいだろうか？ もう一度家族を含めて病歴の聴取をやり直し，身体診察をやり直してみよう．それから，上級医にコンサルテーションし，責任をもって経過観察する．

MEMO ❷ 思い込みによる見落としに注意

　何例か経験した後にこそ，その疾患には注意しよう．数例経験して，「この疾患の経過はこんなもの」と感じ始める頃に思いがけない経過をとる症例に出くわすことがある（単なる筆者の経験であるが）．こうなるものと思いこんで異常を見逃し，後から振り返るとその時点で気づくべきだったと反省させられることがある．説明のつかない所見や，検査データ，画像所見は経験を積んだ後でもコンサルテーションしよう．

文献・参考図書

1）花田裕之，奥村謙：専門医へのコンサルト—私のタイミングとこつ「胸痛」．内科，104：1060-1066, 2009
　↑胸痛を主訴とする患者をどのように診察していくかを，胸痛を持続性と非持続性に分けてフローチャートにまとめて紹介した．
2）Alrajhi, K., Woo, M. Y., Vaillancourt, C. : Test Characteristics of Ultrasonography for the Detection of Pneumothorax : A Systematic Review and Meta-analysis. Chest, 2011. Epub.
　↑CTと超音波検査による気胸の検出率をメタ分析で1,048例を比較したもの．超音波検査は感度90.9％特異度98.2％，CTは感度50.2％特異度99.4％で，ベットサイドで施行可能な簡単な超音波検査が気胸検出に優れている．

第5章

【Advanced】
一歩進んだ治療法を
実践する！

第5章 【Advanced】一歩進んだ治療法を実践する！

1 救急外来で行う可能性のある手技

マスク換気，気管挿管，心嚢穿刺・心膜開窓，ペーシング，電気的除細動，胸腔穿刺・胸腔ドレナージなど

関　啓輔

1 用手気道確保とマスク換気

❶ Point
- マスクフィットと下顎の挙上がポイントである
- マスク換気ができれば，気管挿管ができなくても換気不全で亡くなることはない

❷ 用手マスク換気が必要な状況

　患者が，ショックや呼吸困難あるいは高度の意識障害に至れば気道確保と換気が必要となる．気道確保の代表は気管挿管（**2**参照）であるが，挿管困難症例（小顎症，猪首など）もあり，喉頭鏡では挿管ができないこともある．そのような場合でも患者の生命を守るためには，用手マスク換気で代替手段（気管支ファイバー挿管，エアウェイスコープ，輪状甲状靱帯切開など）による気道確保の準備ができるまでの時間を乗り切らなくてはならない．用手マスク換気の代表はバッグバルブマスク（アンビュー）やジャクソンリース回路によるマスク換気である．
　マスク換気におけるコツは**下顎の挙上（受け口にする）とマスクフィット**にある．図1はEC法などと名付けられた一般的方法であるが，小指による下顎の挙上とマスクフィットには熟練を要する．

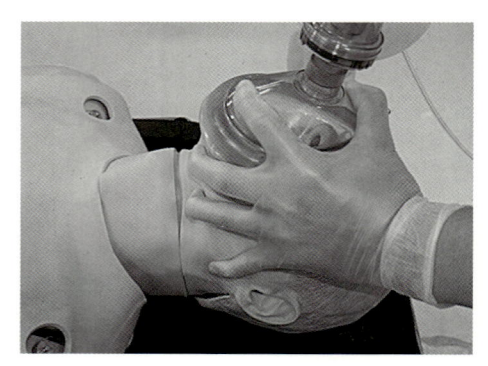

図1　一般的なマスクホールド方法
中指から小指までと人差し指と親指で作られた形が，アルファベットのEとCに似ているためEC法などと呼ぶこともある

One More Experience

マスクフィットと換気のコツ

- 図2のように下顎を使ってマスクを押し付ける方法はマスクフィットに有効である．
- 2人で換気に当たれる場合は，図3のように両手を使った母指球法（第2指から第5指で下顎を挙上して母指球でマスクを圧迫フィットさせる）が有効である．
- 総入歯で頬が陥凹してマスクフィットが不良の場合は，歯茎と頬の間（口腔内）にガーゼを詰めて陥凹を修正するか，図4のように口は塞いだ状態にして小児用マスクを鼻のみに当て鼻から換気する方法（筆者は鼻マスク換気と称している）が有効である．
- 舌根沈下が気道閉塞の原因となっている場合は，経口エアウェイや経鼻エアウェイの併用が有用である．

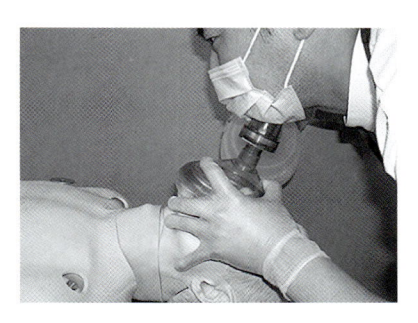

図2 マスクフィットのコツ
換気施行者の下顎で図のようにマスクを患者に押し付ける方法は，マスクフィットをよくする

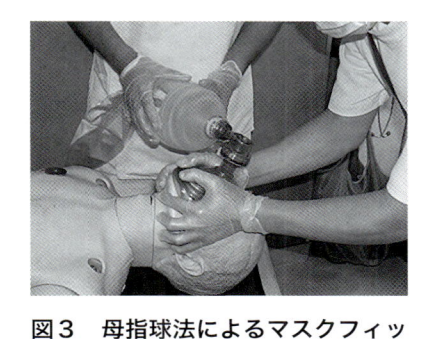

図3 母指球法によるマスクフィットと2人による換気
両手の中指を下顎角に引っ掛けて下顎を引き上げ，母指球によってマスクを顔面にフィットさせる

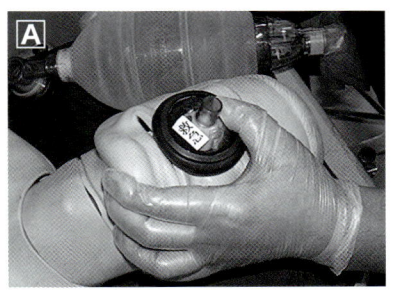

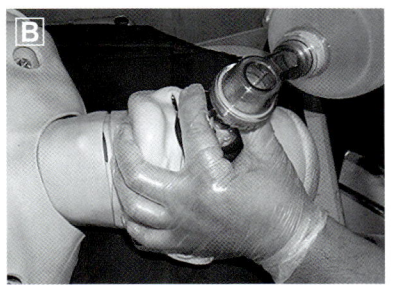

図4 小児用マスクを鼻のみに当て（A），口は塞いだ状態にして鼻から換気する方法（B）（筆者は鼻マスク換気と称している）が有効である

2 気管挿管

❶Point
- 気管挿管の成否は舌の避け方と喉頭展開の仕方にカギがある

- 喉頭鏡のハンドルは正中線に対し斜めに挿入
- 前歯を支点にして喉頭鏡を捏ねない
- ブレードの先端とブレードの末端および目の位置を結ぶ線を一直線に保ったまま平行移動の要領で（図7参照）

❷ 気管挿管の適応

確実な気道確保の一般的方法として，経口気管挿管がある．**呼吸障害**だけでなく，**高度の意識障害**（GCS8点以下もしくはJCS30点以上）や**循環不全**がある場合は，気管挿管の適応となる．

❸ 開口と舌の避け方

指交差法で開口（図5）して喉頭鏡を挿入するが，舌を上手く避けるためには喉頭鏡を図6Aのように**顔面の正中線に対し喉頭鏡のハンドルを斜めに向けてブレードを挿入する**のがポイントである．斜めに挿入された喉頭鏡は喉頭展開で正中に向かって回旋するため，その際挿入されたブレード部分が右から左上側へかき上げるように動く．その際舌を左に圧排して上手く視野が確保できるのである（図6B）．

❹ 喉頭展開

喉頭展開における喉頭鏡の使い方のポイントとしての2点目は，**前歯を支点にして喉頭鏡をこねないこと**である．図7のように声門が直視できるためには，喉頭鏡のブレードの先端とブレードの末端および目の位置が一直線上にならなければならず，前歯を支点にしてこねるようにすると一直線上とはならないので見えなくなるのである．喉頭鏡は前上方に押し上げるようにして，喉頭鏡のブレードの先端とブレードの末端および目の位置を結ぶ線が一直線を保ったまま，平行移動するようにすることがコツである．

❺ 気管チューブの向きと視野

次に気管チューブ挿入のコツであるが，チューブの湾曲を水平に近い状態で声門まで挿入す

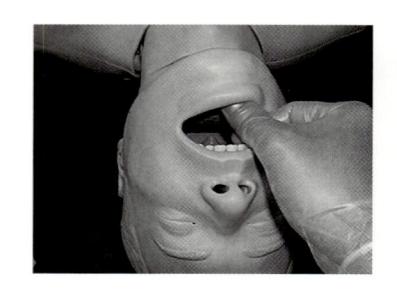

図5　指交差法による開口

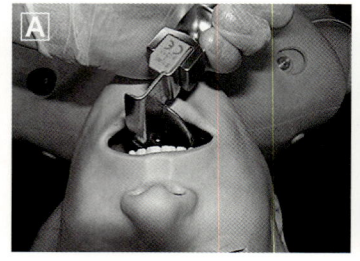

図6　喉頭鏡による舌の避け方
A）顔面の正中線に対し喉頭鏡のハンドルを斜めに向け，ブレードを挿入する．B）喉頭鏡のハンドルが斜めに挿入されて正中に向かって回旋する際に，舌が右から左へ避けられ，視野が確保される

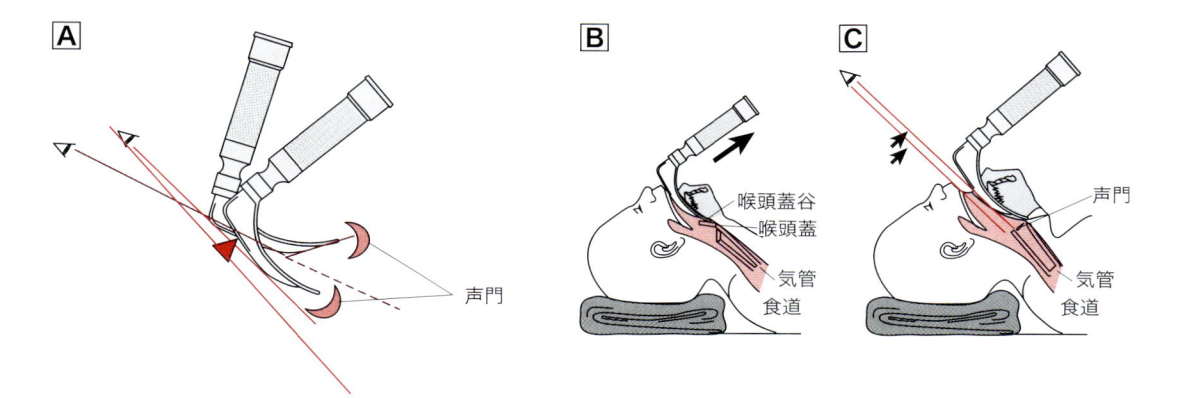

図7 喉頭展開の解説図
A）赤線は喉頭鏡ブレードの接線を表す．上歯（▲）を支点に喉頭鏡をこねると，かえって見えなくなる．術者の目の位置と声門が喉頭鏡ブレードの接線上に一直線とならなければ，喉頭展開しても声門は見えない．喉頭鏡は患者の上歯を支点にこねると，術者の目・ブレードの接線・声門は一直線にならない．B）のように喉頭鏡を頤方向に（術者の前上方方向）平行移動することで声門が見えるのである（C）

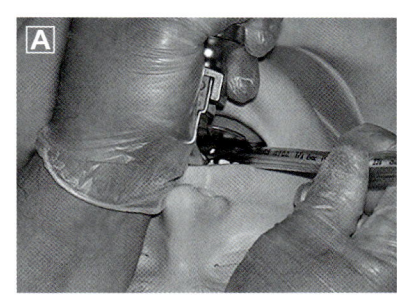

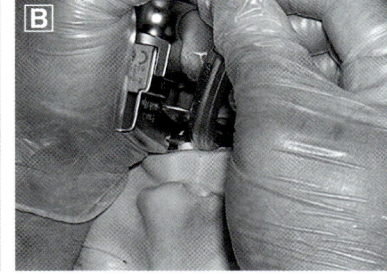

図8 気管チューブの挿入
A）のように気管チューブの彎曲を横に向けた状態で挿入すると視野が妨げられないが，B）のようにチューブを立てて挿入すると視野が妨げられ，食道挿管のもとになる．A）のようにチューブを横に向けた状態で声門まで通過させ，その後にチューブを立てるとよい

ると視野が邪魔されない（図8A）．
　チューブを立てた状態にして声門に挿入しようとすると，チューブで視野が邪魔されて（図8B）食道挿管を起こしやすい．
　チューブの先端が声門を通過してからチューブを立てるようにすれば，食道挿管を起こす機会を減らすことができる．

❻ 気管内に挿入できたことの確認

　気管内に挿管できれば，心窩部・左右前胸部・左右側胸部・再度心窩部と5点聴取を行い，胃泡音のないことと肺胞音に呼吸音の左右差がないことを確かめる．胸壁の動きと気管チューブ内の水蒸気による曇りも，気管内に挿入できたことの確認となる．

3 心嚢穿刺・開窓術

❶Point
- 心タンポナーデの診断には血圧（動脈圧）低下・静脈圧上昇（頸静脈怒張）・心音微弱（Beckの三徴）が重要
- 穿刺針を左肩烏口突起の方向に向け，皮膚からみて35～45度の角度で穿刺する
- 血餅でタンポナーデが解除されない場合は，心嚢開窓術によるタンポナーデ解除を必要とする
- 引き続き開胸手術が必要となることがある

❷心タンポナーデについて

　　心臓と心臓を覆う心外膜の間に液体や血餅が大量に貯留することによって心臓の拡張が阻害された状態は**心タンポナーデ**と呼ばれ，容易に心不全に移行して死に至る．そのため，心タンポナーデは早期の解除が必須である．特に外傷や大動脈解離が原因の場合，急速に死に至る可能性が高く，早期の診断と心タンポナーデの解除が必要であり，引き続き原因に対する手術が必要となる．外傷や大動脈解離以外が原因の場合は，心嚢穿刺で排液を行えば症状は急速に消失する．

❸心タンポナーデの診断

　　心エコー（図9）で診断は容易だが，臨床的には**血圧（動脈圧）低下・静脈圧上昇（頸静脈怒張）・心音微弱（Beckの三徴）**が重要とされ，心電図上ではlow voltageを呈す．

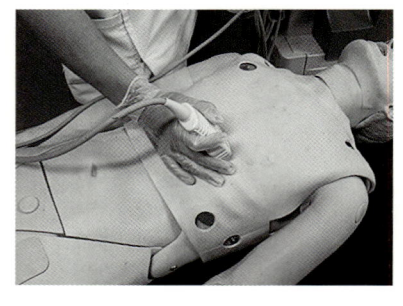

図9　剣状突起下からの心エコーで，肝臓をwindowにして心タンポナーデを確認する

MEMO ❶　図10は心タンポナーデ症例のCT矢状断である．穿刺の方向が35～45度であることがわかる（白矢印）．◀で囲まれた部分が心嚢貯留液を示す

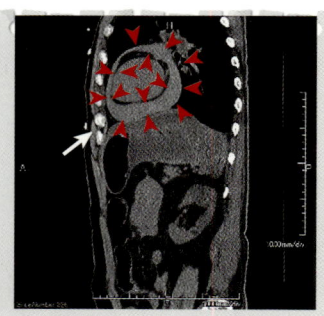

図10

❹ 心囊穿刺方法

穿刺に際してはエコー検査にて心囊内の液体貯留，心囊までの深さを確認する．体位を軽度挙上すると心囊液が穿刺部位近くの心下面に移動するので穿刺を安全かつ容易にする（ショック時にはバイタルサインに注意を要す）．

① 剣状突起の左縁で左右の肋骨弓が合わさる部位（図11A）に局所麻酔を行い，穿刺針を左肩烏口突起の方向に向けて穿刺（皮膚からみて35〜45度）する（図11B）．
② この際可能であればエコーガイド下に穿刺すると安全である[1]〜[5]．吸引をかけつつ慎重に針を進める（図11C）．
③ 通常4〜6cmで針先は心囊に到達するが，エコーで確認した深さが参考となる．針先が心囊を貫くときに抵抗があり，さらに進めると抵抗は消失し心囊貯留液が逆流してくる．
④ 慎重に穿刺針の外筒を進め，外筒に延長チューブを連結して心囊液を吸引する（図11D）．

穿刺針を進めすぎると心筋穿刺を起こすことがある．針先が心筋に触れると不整脈の出現をみるので心電図をモニターしつつ行うのがよい．心囊内で血液が凝固して血餅になっていると，注射器では吸引できないことがある．その際は心囊開窓術によるタンポナーデ解除を必要とする[6][7]．

❺ 心囊開窓術

心囊開窓術（図12）は心窩部からアプローチし，剣状突起を電気メスなどで切除して胸腔内に達すると容易である．

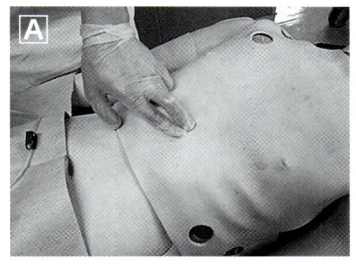

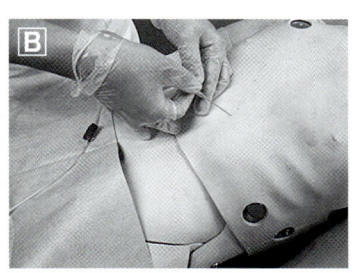

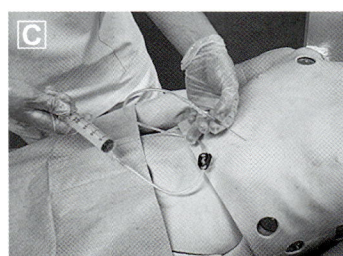

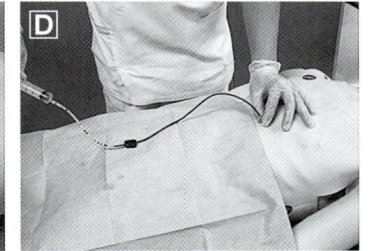

図11 心囊穿刺の手順
A）剣状突起の左縁で左右の肋骨弓が合わさる部位に局所麻酔を行う．B）穿刺針を左肩烏口突起の方向に向け，皮膚からみて35〜45度で穿刺する．C）吸引をかけつつ慎重に針を進める．注射器に直接血管内留置針を接続して穿刺する場合が多いが，エコーガイド下に2人で穿刺する場合は，B）のように間に延長チューブを接続すると操作がしやすい．D）慎重に穿刺針の外筒のみを進め，内筒は抜去して外筒に延長チューブを連結し心囊液を吸引する

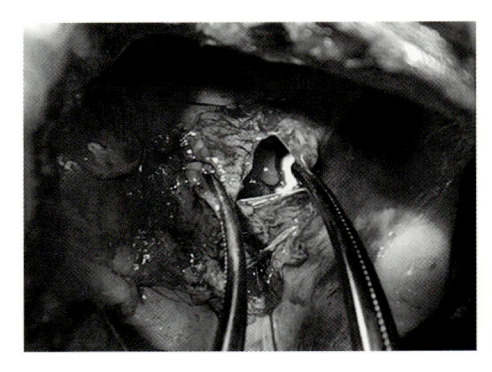

図12　心嚢開窓術
心窩部からアプローチし，剣状突起を電気メスなどで切除して胸腔に達し，心嚢はペアンで把持して切開する

4 一時的ペーシング

❶ Point
- 経皮ペーシングは鎮痛や鎮静が必要となるため早急に経静脈ペーシングに移行する
- 経皮ペーシングでは機械的捕捉（脈拍を触知する）が起こるまで出力を上げる必要がある

❷ 各種ペーシングの特徴

　ペーシングは房室ブロックや洞不全症候群などで，心不全やショックなどをともなう症候性徐脈に対し，心筋を電気的に刺激して心拍数を増加させる方法である．一時的ペーシングには，経皮ペーシングと経静脈ペーシングがある．救急処置として経皮ペーシングは症候性徐脈に対し特に有効であるが，鎮痛薬を必要とすることが多く，速やかに経静脈ペーシングに移行すべきである．経静脈ペーシングは内頸静脈や鎖骨下静脈から電極リードを右心室または右心房に挿入しペーシングを行う．心停止に対し経皮ペーシングを用いることもある．

❸ 経皮ペーシング

　ここでは機種によって多少の違いはあるが，代表的経皮ペースメーカの使用例について紹介する．
①電極パッドを図13Aのように貼る．
②電極パッドとペースメーカを接続ケーブルで繋ぐ（図13B）．
③電源をon（ここではパネル上の1番のダイヤルを『マニュアルon』に合わす）にする（図13C）．
④パネル右手前の『ペースメーカ』のボタンを押し，ペースメーカモードを選択する（図13D）．さらに『レート』と『出力』のボタンで設定を調節する．成人ではレートを70前後に設定するが，出力設定は脈拍をモニターしながら設定する必要がある．ペースメーカの出力を上げていくと，心電図モニター上は設定レートどおりのQRS波形が出現するが，触診では同数の脈拍を触知できない状態がある（電気的捕捉）．さらにペースメーカの出力を上げていくと，触診でも設定通りの脈拍を触れるようになる（機械的捕捉）．経皮ペーシングでは，この機械的捕捉をしっかり橈骨動脈で確認する必要がある．

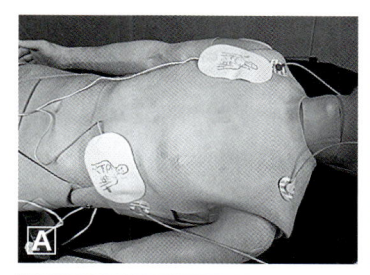

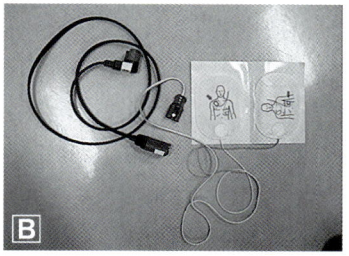

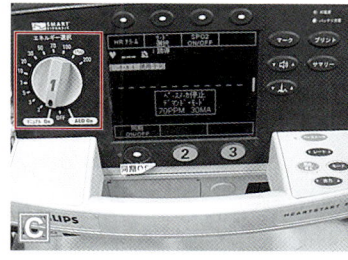

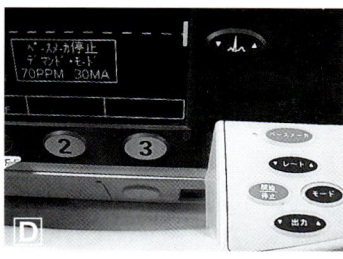

図13 経皮ペースメーカの使用例
A) 経皮的ペーシングの際には写真のように右前胸部と心尖部にパッドを貼る. B) 電極パッドと接続ケーブルを示す. 電極パッドはペースメーカ用と除細動用のパッドを兼ねている. C) 電源をon(ここではパネル上の1番のダイヤルを『マニュアルon』に合わす)にする. D) パネル右手前の『ペースメーカ』のボタンを押し, ペースメーカモードを選択する. さらに『レート』と『出力』のボタンで設定を調節する

5 電気的除細動

❶Point

- 心室頻拍(VT)や心室細動(VF)および心房細動(Af)と心房粗動(AF)に適応がある
- 心静止(asystole)や無脈性電気活動(PEA)には適応がない
- 通電時には施術者等の感電に気をつける

❷電気的除細動の特徴

　電気的除細動とは, 心臓に通電することにより, 一旦すべての心筋を脱分極させ細動や頻拍などの異常な興奮伝導を抑え, その後の正常な興奮伝導が再開することを期待する方法である. 一般的に心室頻拍(VT)や心室細動(VF)などの重篤な不整脈に対し行われるほか, 心房細動(Af)や心房粗動(AF)などにも施行される. 一方, 全く興奮伝導の発生していない心静止(asystole)や無脈性電気活動(PEA)に対しては効果がないばかりでなく, むしろ蘇生率を低下させる.

❸電気的除細動の手順

①除細動器の出力を器械に設定されたジュール(J)数に合わせる. 除細動器は二相性と単相性があり, 現在は二相性が主流である. 二相性は単相性より少ないジュール数で効果が出現するため, 心筋へのダメージが少ない. 体表から行う場合二相性は150J〜200J, 単相性は300J〜400Jで除細動を行うことが多い. パドルに通電用のゼリーを塗り, パドルをすり合わせてパドルの通電部位全体にゼリーを広げる(図14A, 通電パッドがあればこの操作は不要).
②除細動器の出力を設定値に合わせる(図14B)(ここでは150J). 充電ボタンを押し充電する. 周囲の人間を患者から離れさせる.

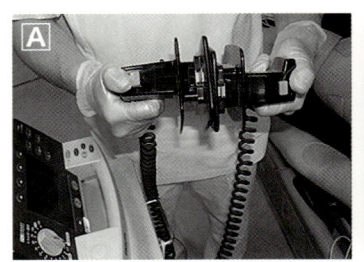

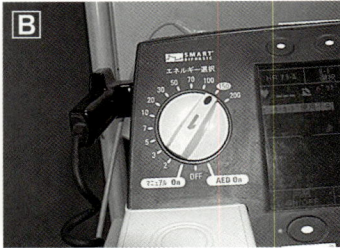

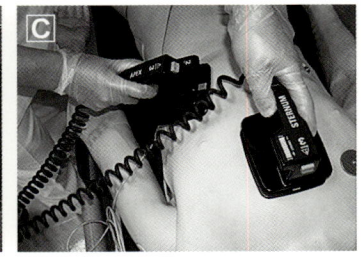

図14　除細動器の使用法
A）パドルに通電用のゼリーを塗り，パドルをすり合わせてパドルの通電部位全体にゼリーを広げる（通電パッドがあればこの操作は不要）．B）除細動器の出力を設定値に合わせる（ここでは150J）．C）『STERNAM』と書かれたパドルを胸骨部に，『APEX』と書かれたパドルを心尖部に当てる

③『STERNAM』と書かれたパドルを胸骨部に，『APEX』と書かれたパドルを心尖部に当てる（図14C）．放電ボタンを押して通電する．除細動された場合は，心静止を経て洞調律に復帰する．通電前と同じ心電図波形が続く場合は，除細動の効果不十分のため，出力を上げるか同じ出力で再チャレンジ（機種によって推奨される使用方法で行う）する．

MEMO❷ パドル/パッドの当てる位置

パドルの4種類の当て方（前胸部―心尖部，前胸部―背部，前胸部―左肩甲骨下，前胸部―右肩甲骨下）を比較した研究[3)〜18)]では，VF/無脈性VTの非同期電気的除細動やAFの待機的同期カルディオバージョンに関して同等の効果が示されている．

MEMO❸ AEDについて

図15は代表的AED（automated external defibrillator：自動体外式除細動器）．除細動器の1つだが動作が自動化されているので施術者は医師以外でも可能である．電源を入れ，AEDのアナウンスに従って蘇生と除細動を行えばよい．

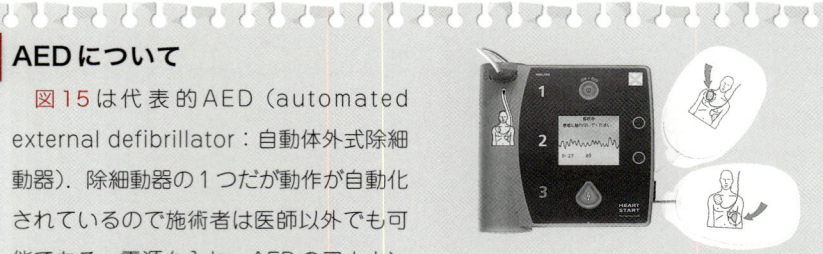

図15　代表的なAED
写真提供：フクダ電子株式会社

6　胸腔穿刺・胸腔ドレナージ

❶Point

- 緊張性気胸では胸腔穿刺による脱気を優先する
- 肋間動静脈と神経を傷つけないために，刺入は肋骨の上縁で穿刺する
- 胸腔ドレナージでは胸膜への局所麻酔を十分に行うことが，施術を容易にする

❷ はじめに

　肺と胸壁の間（臓側胸膜と壁側胸膜の間）に液体や気体が貯留した場合，その量が多いと換気障害を起こす．貯まったものを体腔外に排出するためには，針やチューブを胸腔内（臓側胸膜と壁側胸膜の間）に留置する必要がある．

❸ 胸腔穿刺

　緊張性気胸の際の緊急脱気には，血管内留置針（18〜14G）を用い，鎖骨中線上の第2肋間の第3肋骨上縁を穿刺する．肋骨下縁には肋間動静脈と神経が走行するため，傷つけないように注意する．**緊張性気胸は死に直結する超緊急事態なので，局所麻酔やX線写真での気胸の確認は行わない**．前胸壁の穿刺部を消毒してほぼ垂直に穿刺すると，緊張性気胸であれば，プシューというような脱気音を聴取して穿刺前より血圧の上昇をみる．血管内留置針の内筒を抜去して，外筒のみを胸腔内に留置する．緊張性気胸であれば，確実な脱気ドレナージのため，引き続き後述する胸腔ドレナージ術を行う．

　肺炎や胸膜炎による胸水に対する胸腔穿刺では，エコーで胸水の貯留と穿刺部における到達経路の距離を測定し，穿刺針の長さを決定する．穿刺部位は一般に側胸部腋窩中線上の第5〜7肋間が選択される．胸水穿刺針は18G以上の太めの血管内留置針を用い，メスで削って側孔を開けるとフィブリンや組織片で詰まりにくい．

❹ 胸腔ドレナージ

　胸腔ドレナージは胸腔内（壁側胸膜と臓側胸膜の間）にチューブを挿入してドレナージする方法である．

　一般的にはトロッカーカテーテル（図16）を挿入する．気胸に対しては前胸部鎖骨中線上の第2〜4肋間からの挿入が行われる．血胸や胸水のドレナージを目的とする場合は側胸部の腋窩中線上第5〜7肋間から挿入される．気胸のみでも側胸部からの挿入が行われることもある．

　準備ではトロッカーカテーテル，無鉤止血鉗子（ペアン）かケリー鉗子，メス，縫合セット，消毒（図17A）と局所麻酔のセットおよび低圧持続吸引器（図17B）が必要となる．

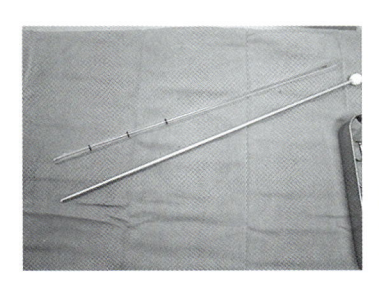

図16　トロッカーカテーテル
太い針のような内筒とチューブでできた外筒よりできている．図は外筒から内筒を抜いた状態

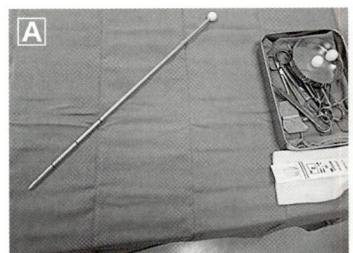

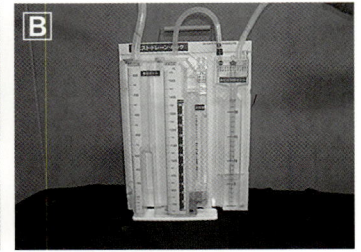

図17　トロッカーカテーテルと挿入に必要な準備

❺胸腔ドレナージの実際の手順

①患側の前胸部を消毒（図18）し，覆布を掛けて皮膚，皮下組織，筋膜，壁側胸膜に局所麻酔を行う（図19）．特に胸膜には十分な局所麻酔を行うことがポイントである．
②胸膜の位置の確認は，23G程度の注射針で吸引しながら針を刺入していき，気胸の場合はエアが，胸水の場合は液体を吸引することで一旦胸腔内まで達したことが確認される（図20）．再度針をゆっくり引き抜いてきたとき，それらが吸引できなくなる位置がそうである．穿刺やチューブの挿入に際しては肋間神経や動静脈を傷つけないように，肋骨の上縁からアプローチする．
③局所麻酔を施した皮膚に約2cm程度の皮膚切開を行う（図21）．
④縫縮用のマットレス縫合をチューブが挿入されてからでは縫いにくいので，チューブ挿入前に施しておく（図22）．

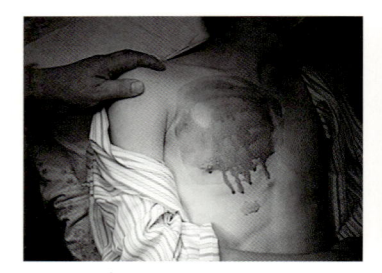

図18　前胸部の消毒（鎖骨中線上に刺入の場合）

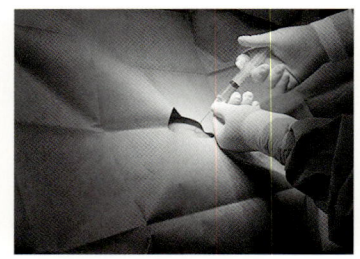

図19　皮膚〜胸膜の局所麻酔

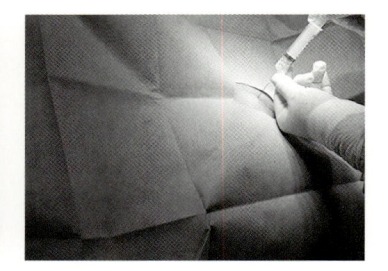

図20　胸膜の位置確認

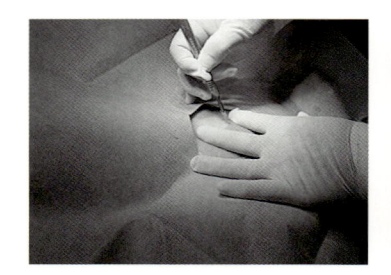

図21　約2cmの皮膚切開

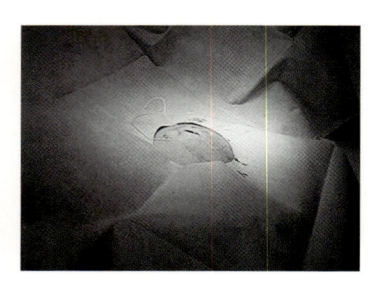

図22　縫縮用のマットレス縫合

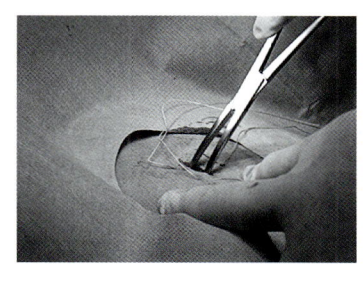

図23 皮下組織〜胸壁に穴を開ける

図24 壁側胸膜まで穴を開ける

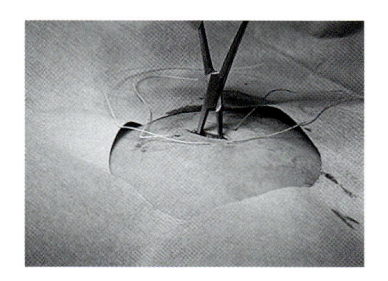

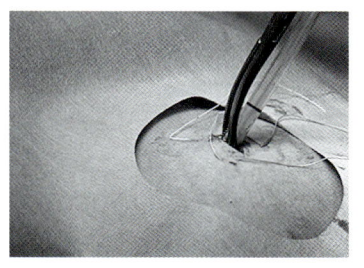

図25 ドレーンチューブの挿入

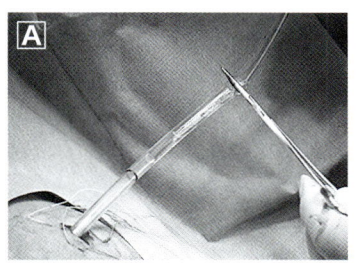

図26 チューブ内での曇りで胸腔内にあることを確認

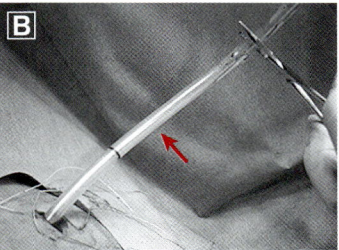

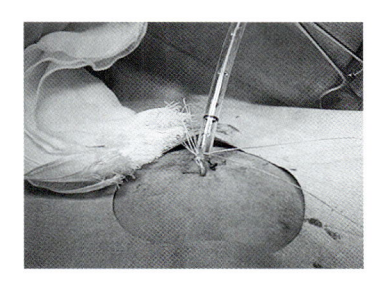

図27 チューブを胸壁に固定

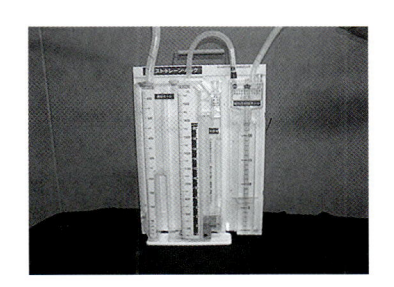

図28 低圧持続吸引

⑤皮下組織および筋層をペアンで鈍的に押し広げ，胸壁に穴を開けていく（図23）．
⑥壁側胸膜まで穴を開け，ペアンや指でしっかりと穴を押し広げる（図24）．
⑦ドレーンチューブは，鉗子で先端をつかみ，開けた穴を通して胸腔内に挿入する（図25）．チューブに開けてあるすべての穴が胸腔内に達するまで深く，肺尖部に向かって挿入する必要がある．外傷や胸水では側胸部中腋窩線上第5〜7肋間から，背側に向かって挿入する．
⑧チューブ内が呼吸性に曇ることを確認する（図26）ことで，チューブが胸腔内にあることがわかる．
⑨あらかじめ留置しておいたマットレス縫合で皮膚切開部を縫縮し，チューブは胸壁に固定する（図27）．
⑩低圧持続吸引器にチューブを接続し，−5〜−20 cm水柱の陰圧で低圧持続吸引する（図28）．

文献・参考図書

1) Tsang, T. S., Barnes, M. E., Gersh, B. J., Bailey, K. R., Seward, J. B.：Outcomes of clinically significant idiopathic pericardial effusion requiring intervention. Am J Cardiol, 91：704-707, 2003

2) Tsang, T. S., Enriquez-Sarano, M., Freeman, W. K., Barnes, M. E., Sinak, L. J., Gersh, B. J., Bailey, K. R., Seward, J.B.：Consecutive 1127 therapeutic echocardiographically guided pericardiocenteses：clinical profile, practice patterns, and outcomes spanning 21 years. Mayo Clin Proc, 77：429-436, 2002

3) Maggiolini, S., Bozzano, A., Russo, P., Vitale, G., Osculati, G., Cantu, E., Achilli, F., Valagussa, F.：Echocardiography-guided pericardiocentesis with probe-mounted needle：report of 53 cases. J Am Soc Echocardiogr, 14：821-824, 2001

4) Salem, K., Mulji, A., Lonn, E.：Echocardiographically guided pericardiocentesis - the gold standard for the management of pericardial effusion and cardiac tamponade. Can J Cardiol, 15：1251-1255, 1999

5) Susini, G., Pepi, M., Sisillo, E., Bortone, F., Salvi, L., Barbier, P., Fiorentini, C.：Percutaneous pericardiocentesis versus subxiphoid pericardiotomy in cardiac tamponade due to postoperative pericardial effusion. J Cardiothorac Vasc Anesth, 7：178-183, 1993

↑1)〜5)の文献は心エコーガイド下の心嚢穿刺と心嚢ドレーン留置が，心タンポナーデを安全に解除するために効果的な方法であることを述べたもの.

6) Powell, D. W., Moore, E. E., Cothren, C. C., Ciesla, D. J., Burch, J. M., Moore, J. B., Johnson, J. L.：Is emergency department resuscitative thoracotomy futile care for the critically injured patient requiring prehospital cardiopulmonary resuscitation？ J Am Coll Surg, 199：211-215, 2004

7) Lewis, G., Knottenbelt, J. D.：Should emergency room thoracotomy be reserved for cases of cardiac tamponade？ Injury, 22：5-6, 1991

↑6)〜7)の文献は救急処置室での心嚢開窓術が，心タンポナーデによる心停止患者に効果があり，標準的な心嚢穿刺よりも結果を改善する可能性を示唆している.

8) Stanaitiene, G., Babarskiene, R. M.：Impact of electrical shock waveform and paddle positions on efficacy of direct current cardioversion for atrial fibrillation. Medicina（Kaunas）, 44：665-672, 2008

9) Boodhoo, L., Mitchell, A. R., Bordoli, G., Lloyd, G., Patel, N., Sulke, N.：DC cardioversion of persistent atrial fibrillation：a comparison of two protocols. Int J Cardiol, 114：16-21, 2007

10) Brazdzionyte, J., Babarskiene, R.M., Stanaitiene, G.：Anterior-posterior versus anterior-lateral electrode position for biphasic cardioversion of atrial fibrillation. Medicina（Kaunas）, 42：994-998, 2006

11) Dodd, T. E., Deakin, C. D., Petley, G. W., Clewlow, F.：External defibrillation in the left lateral position--a comparison of manual paddles with self-adhesive pads. Resuscitation, 63：283-286, 2004

12) Chen, C. J., Guo, G.B.：External cardioversion in patients with persistent atrial fibrillation：a reappraisal of the effects of electrode pad position and transthoracic impedance on cardioversion success. Jpn Heart J, 44：921-932, 2003

13) Lateef, F., Lim, S. H., Anantharaman, V., Lim, C. S.：Changes in chest electrode impedance. Am J Emerg Med, 18：381-384, 2000

14) Mathew, T. P., Moore, A., McIntyre, M., Harbinson, M. T., Campbell, N. P., Adgey, A. A., Dalzell, G. W.：Randomised comparison of electrode positions for cardioversion of atrial fibrillation. Heart, 81：576-579, 1999

15) Garcia, L. A., Kerber, R. E.：Transthoracic defibrillation：does electrode adhesive pad position alter transthoracic impedance？ Resuscitation, 37：139-143, 1998

16) Camacho, M. A., Lehr, J.L., Eisenberg, S. R.：A three-dimensional finite element model of human transthoracic defibrillation：paddle placement and size. IEEE Trans Biomed Eng, 42：572-578, 1995

17) Kerber, R. E., Martins, J. B., Ferguson, D. W., Jensen, S. R., Parke, J. D., Kieso, R., Melton, J.：Experimental evaluation and initial clinical application of new self-adhesive defibrillation electrodes. Int J Cardiol, 8：57-66, 1985

18) Kerber, R. E., Jensen, S.R., Grayzel, J., Kennedy, J., Hoyt, R.：Elective cardioversion：influence of paddle-electrode location and size on success rates and energy requirements. N Engl J Med, 305：658-662, 1981

↑8)〜18)の文献はパドルを当てる4種類の位置（前胸部—心尖部，前胸壁—背部，前胸部—左肩甲骨下，前胸部—右肩甲骨下）を比較した研究. VFや無脈性VTの非同期電気ショックに関して，パドルを当てる位置に関係なく同等の効果があることが明らかにされた.

第5章【Advanced】一歩進んだ治療法を実践する！

2 PCPS（percutaneous cardiopulmonary support）

柴田浩遵, 黒住祐磨, 伊藤賀敏

Point

- PCPSとは，遠心ポンプと膜型人工肺を用いた閉鎖回路の人工心肺装置により，大腿動静脈経由で心肺補助を行うものである
- PCPSは，重症心不全，開心術後の低心拍出症候群，大血管手術による補助循環や重症呼吸不全などの病態に用いられる
- PCPSを用いても効果がないと考えられるもの，あるいは合併症の発生が高率に予想されるため使用を見合わせるべきものに関しては，PCPSを導入すべきではない
- PCPSによる合併症には抗凝固薬投与による出血性または血栓性合併症と，カテーテル挿入に伴う合併症が存在する
- PCPSはACLS（advanced cardiovascular life support）に反応しない患者に対する最後の強力な心肺脳蘇生手段である
- どの症例にPCPSを用いたECPRを行うべきか？ 無侵襲脳局所酸素飽和度（rSO_2：regional cerebral oxygen saturation）測定がその予測因子となる可能性がある

■はじめに

　経皮的心肺補助法（percutaneous cardiopulmonary support：PCPS）とは，一般的に遠心ポンプと膜型人工肺を用いた閉鎖回路の人工心肺装置により，大腿動静脈経由で心肺補助を行うもので，静動脈バイパス（veno-ar-terial bypass：VAB）の一種である．その仕組みは大腿静脈から遠心ポンプにより脱血した静脈血を，人工肺を用いて酸素化し，動脈血として大腿動脈に送血することによって全身の循環維持と呼吸の補助を行う補助循環法である．このような体外循環を使用した心肺蘇生は**ECPR（extracorporeal cardiopulmonary resuscitation）**と言われており，AHA guideline 2010（アメリカ心臓協会；心肺蘇生と救急心血管治療のためのガイドライン2010）でも心停止後症候群（post cardiac arrest syndrome）に対する使用が強調されている．しかしながら，心停止後症候群に対するECPRの効果やその適応などが現在も議論されており，施設によっても導入基準など異なっているのが

現状である．本項では心肺蘇生を主に置いたPCPS装置について言及する．

1 PCPSの歴史

　人工心肺装置を用いた最初の手術成功例として，1953年に米国の外科医Gibbonらによって心房中隔欠損症に対する手術が報告された．1976年にはMattoxらによりポータブル人工肺とポンプを39例の心肺停止患者に使用し，15例の長期生存例を報告しており[1]，1983年にはPhillipsらは経皮的に挿入が可能なthin wall cannulaと遠心ポンプを組み合わせた閉鎖回路による人工心肺装置を考案し，心肺停止症例に対して緊急心肺蘇生や循環維持目的に臨床応用を開始した[2]．1992年にはHillらは17施設の多施設registryを米国で行い，生存例は187例中40例（心肺停止症例は125例中17例が生存）と報告した[3]．PCPSは膜型人工肺の小型化，遠心ポンプの発達により1990年代から本邦でも急速に普及するようになった．ちなみに，本邦ではPCPSという名称が一般的であるが，欧米ではpercutaneous cardiopulmonary bypassやemergent portable bypass systemなどと呼ばれている．

　現在，PCPSは緊急心肺蘇生のみならず，PCI（percutaneous coronary intervention）や手術，心不全の補助循環として多方面で使用されている．その有効性については「日本経皮的心肺補助（PCPS）研究会（事務局：大阪大学大学院　医学系研究科外科学講座心臓血管外科）」や「心肺停止患者に対する心肺補助装置等を用いた高度救命処置の効果と費用に関する多施設共同研究（SAVE-J：Study of Advanced life support for Ventricular fibrillation with Extracorporeal circulation in Japan）」などで検討されており，今後さらなるevidenceの蓄積が期待されている．

2 PCPSの適応

　PCPSの導入が考慮される病態は，他の一般的な治療法では維持困難な急性循環不全や急性呼吸不全，あるいは心肺停止状態であり，血液ポンプを用いて心臓ポンプ機能を代行することで，迅速かつ確実に全身の循環を補助し，心肺蘇生時においては不可逆性変化に陥る前に全身の循環を回復させることを目的としている．以下にその適応をあげる．

❶適応

1) **緊急心肺蘇生**
　　心停止や心原性ショックに対する緊急循環維持．
2) **循環補助**
　　重症心不全に対する補助手段（急性心筋梗塞，心筋炎，心筋症，開心術後，重症不整脈など），一時的な体外循環（supported PCI，心大血管手術時の補助手段など）．
3) **呼吸補助**
　　人工呼吸器による呼吸補助の限界を超えた重症呼吸不全，肺塞栓症，呼吸器手術時の補助手段など．

❷ 各施設における PCPS の適応基準

　心肺蘇生時においての PCPS 使用に関して，本邦では院内に限らず院外心停止の患者に対しても蘇生手段として PCPS が積極的に使用されている．しかしながら，その適応については統一された基準はなく，施設間格差が大きいものとなっているのが現状である．以下にわれわれの施設での院外心肺停止患者への PCPS 導入プロトコール（図1）と他施設の適応基準を示す[4)～8)]．

1）札幌医科大学附属病院高度救命救急センター

1. 従来の一次および二次救命処置に反応しない院内心停止患者
2. 従来の一次および二次救命処置に反応しない院外心停止患者で以下の4基準を満たすもの
   ① 目撃者のある心停止
   ② 明らかな一次性頭蓋内疾患を除く非外傷性疾患（ただし，刺創などの出血のコントロールが可能な外傷症例を含める）
   ③ 発症前の ADL が良好な症例
   ④ 20分以上の二次救命処置でも心拍の再開を認めない症例

絶対的適応

<難治性VF症例>
現場で除細動を
4回施行してもVF

相対的適応

<難治性VF以外>
（内因性）
目撃のあるPEA/Asystole
and
来院時に何らかの生命反応がある

非心原性適応

<外因性症例>
偶発性低体温
薬物中毒

<ドクターカー>
除細動
気管挿管
アドレナリン
ニフェカラント
アミオダロン

<除外項目>
1．脳内出血，脳梗塞
2．悪性腫瘍末期
3．肝硬変
4．慢性閉塞性肺疾患
5．ADL不良（寝たきり，認知症）
6．リーダーが不適切と判断したもの
※単に年齢では区切らずADL等を含めて総合的に判断

<PCPS導入（15分以内に判断）>
1．来院時VF
2．来院時心拍再開とVFを繰り返す
3．昇圧薬使用下で収縮期血圧が90 mmHg以下

<目標>
心停止から45分以内に
PCPSを開始すること

PCPS導入

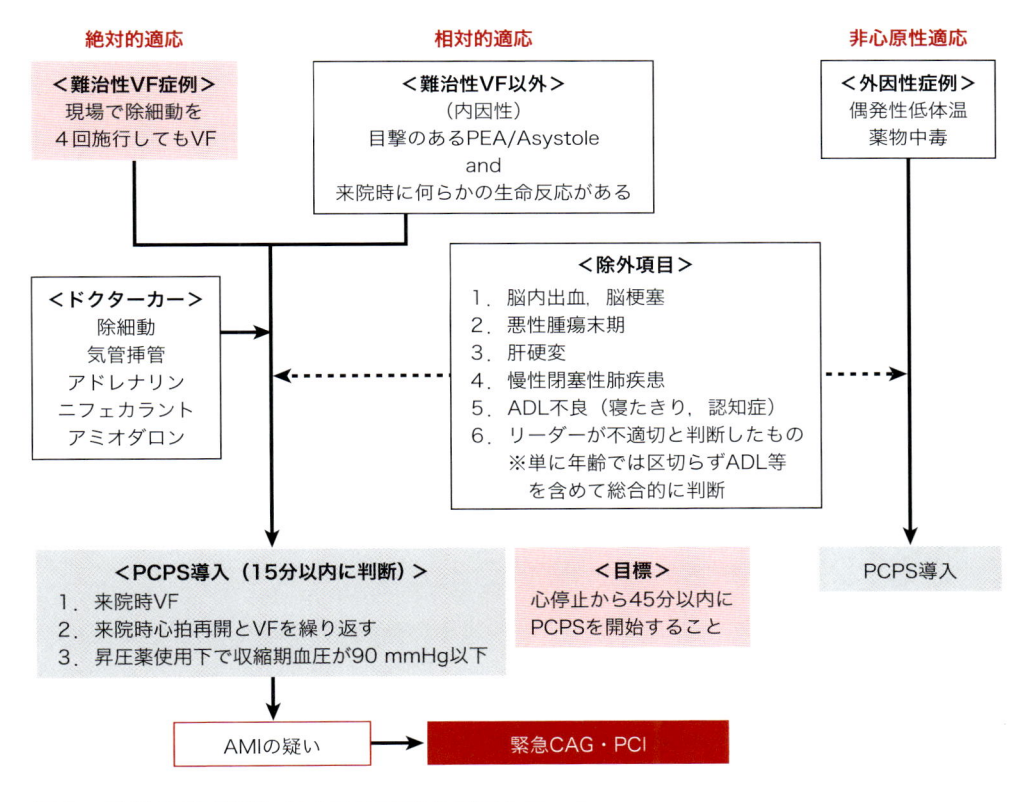

AMIの疑い → 緊急CAG・PCI

図1　院外CPA症例に対するPCPSのプロトコール
（大阪府済生会千里病院の場合）

2）駿河台日本大学病院救命救急センター
　① 年齢：18〜74歳
　② 目撃者がいる
　③ CPRが循環虚脱後15分以内に開始
　④ VFまたはpulseless VT
　⑤ 心原性心停止（急性冠症候群，肥大型心筋症，心筋炎，不整脈など）
　⑥ 標準的CPRに反応しない
　⑦ 以上①〜⑥をすべて満たす

3）横浜市立大学医学部附属病院市民総合医療センター
　1．絶対的適応
　　① 年齢65歳以下
　　② 心停止からCPR開始までの時間が4分以内
　　③ ACLSを20分間施行しても，生命維持に必要な血圧，血液の酸素化が得られない
　　④ 十分なPCPSスタッフがその場にいる
　2．相対的適応
　　① 年齢66〜80歳
　　② 心停止からCPR開始までの時間が5分以上または不明でも，脳蘇生の可能性が十分にあると予測できる場合
　3．禁忌
　　① 心停止の原因疾患が治療不能と考えられる場合（頭蓋内出血，慢性疾患終末期）
　　② コントロール不能な大量出血の持続する場合

3 PCPSシステムの構成

　PCPSシステムは，遠心式人工心臓（遠心ポンプ），ポンプコントロールユニット（バッテリー内蔵），膜型人工肺，酸素供給源（酸素ボンベ・ブレンダー），ヘパリンコーティング血液回路，ヘパリンコーティングカテーテル（送脱血管）からなる（図2）．

　ただし，TERUMO社のキャピオックスEBS心肺セットLXタイプにおいては，ヘパリンコーティングではなく，非生物由来のXコーティングに変更されている．Xコーティングの特徴はポリコーティングであり，血漿タンパク質の吸着，変性が小さく，タンパク質との相互作用が小さいことから高い血液適合性をもち，溶出・毒性がなく安全性にも優れている．

4 PCPSの禁忌

　PCPSを用いても効果がないと考えられるもの，あるいは合併症の発生が高率に予想されるため使用を見合わせるべきであると考えられる疾患，病態は一般的に次のようなもので，導入前に慎重に検討すべきである．

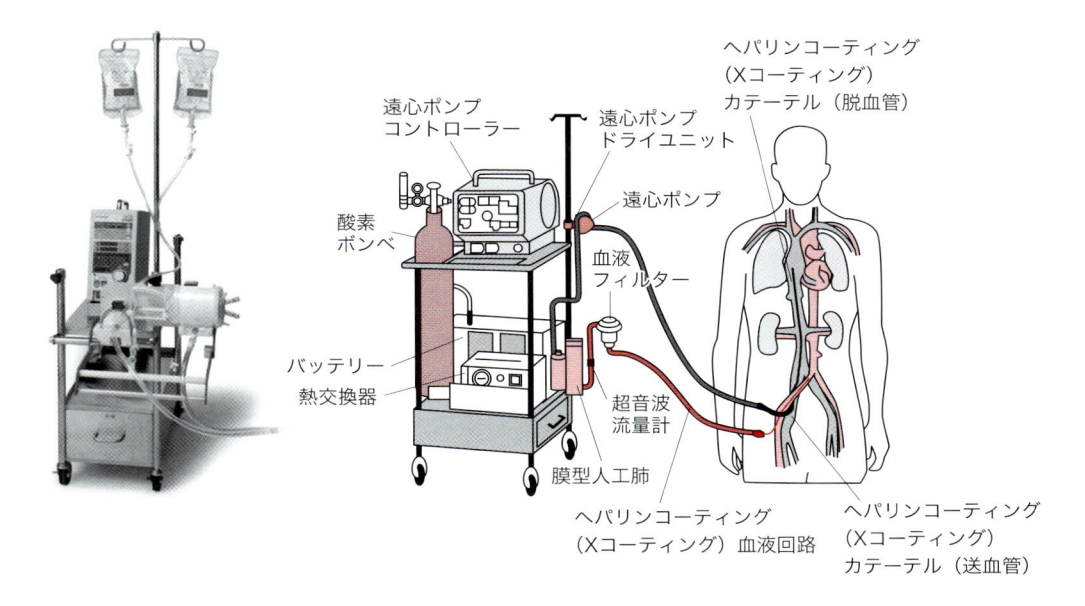

図2 PCPSシステム

- 外傷，特に大血管に損傷がある症例
- 慢性閉塞性動脈硬化症（高度の末梢動脈硬化）
- 敗血症性ショック
- DIC
- 最近の脳血管障害のエピソード
- 末期患者
- 高度大動脈弁閉鎖不全症
- 顕性出血
- 血液凝固障害

5 PCPSの合併症

　抗凝固薬投与による出血性または血栓性合併症と，カテーテル挿入に伴う合併症が存在する．その頻度は32～40％程度も存在し，年を重ねてもその合併症の頻度は減少していない．ヘパリンコーティング回路の導入など，機器の改良，進歩にもかかわらず，合併症の発生頻度が変わらないのは，**合併症として，カニューレ刺入部からの出血，あるいは刺入部から後腹膜への出血，血管損傷，下肢阻血などの手技的因子によるものが最も多い**ためである．以下に合併症をまとめる．

- 炎症反応と臓器障害
- カニューレ挿入時の血管合併症：出血，血腫，動脈損傷
- 下肢の阻血
- 遠心ポンプ，人工肺の耐久性，抗血栓性

6 PCPSの管理

❶血行動態

　　基本的には補助流量を加えてもぎりぎりの心拍出量で全身が維持されている状態が多く，低心拍出症候群に伴う生体の防御反応の状態にあると認識すべきである．心拍出量の30％の補助流量を大腿動脈から送血した場合，自己心拍出血流とのMixing zoneは腎動脈分岐部付近であり，一般に脳および冠動脈は自己肺で酸素化された動脈血が流れ，下半身のみに人工肺で酸素化された酸素化血が流れることになる．

❷循環維持

　　PCPS循環血液量の目安は2〜3 L/分であり，循環血液量が不足するとカテーテルが震えだすため，細胞外液を補充するが，大量の補液が必要な場合には輸血を行う場合もある．また，心機能が改善してくると左室後負荷が増大するため，徐々にPCPSの流量を減ずる必要があり，1.5 L/分以下となる場合には回路内凝固の危険性が高まるため，心機能の評価を行い，早期にPCPSの離脱を心がける必要がある．

❸抗凝固療法

　　ACTを2時間ごとに測定し，ACTが180〜220秒となるようにヘパリンの持続投与を行う．ただし，血液流量を減じる場合には若干ACTが延長するように管理する必要がある．

❹その他

　　浮腫・サードスペースへの水分シフトの防止のため，総タンパク質5 g/dL以上，アルブミン3.5 g/dL以上，ヘマトクリット30％以上を目標として維持する．出血の合併症に対しては，必要に応じて，血液製剤（赤血球濃厚液，新鮮凍結血漿，濃厚血小板液など）を用い，貧血，出血傾向，蛋白成分を補充する．その出血の予防として，創部の外科的止血の徹底，穿刺を伴う手技を最小限にする，皮膚・粘膜の機械的刺激を最小限にする，消化管出血の予防などを行う．さらに，感染防止，十分な鎮静，溶血発生時の対応，電解質の補正，血糖コントロールなど全身管理をしっかりと行う．

7 院外心肺停止症例に対するPCPS

　　"Chain of survival"に代表される心肺蘇生法により，院外心停止患者の予後は大きく改善し

ている．また，近年，自己心拍再開後の"post cardiac arrest syndrome"における低体温療法・経皮的人工心肺装置を用いた心肺蘇生法（ECPR）・緊急冠動脈形成術（PCI）などの先端的治療法の実施により，院外心停止患者に対し良好な臨床成績が認められたことが報告されている．その結果，ECPRは，血流停止時間の短い心停止患者で，その原因が治癒可能な場合，もしくは心臓移植や冠血行再建術により修復可能な場合に考慮すべきである（クラスⅡb）とAHA/ACCのガイドラインに報告された．

しかし，本邦では，院外心停止患者に対して救急隊がCPRを施行しても，病院到着時に自己心拍が再開している割合は5％に過ぎない．残り95％の病院到着時も心拍再開が得られていない例に対し医師が標準的CPRを行っても30日後の良好な神経学的転帰は0.4％ときわめて不良である．一方，ECPRを行った場合の予後（良好な神経学的転帰）は10～30％と良好である．また，特にPCPS装着までの時間が心停止後1時間以内では，良好な神経学的転帰であったとの報告がある．しかし，ECPRの導入基準は国際的に標準化されていないのが現状である．

- 標準的なACLSに反応しない心停止で血流停止時間が短い場合には，人工心肺装置（PCPS）を用いる体外循環式心肺蘇生法（ECPR）を考慮する（クラスⅡb）．
- ECPRは標準的なCPRよりも神経学的な予後を改善する．
- PCPSに低体温療法と冠再灌流療法を駆使したECPRは，先進的な蘇生法である．

8 当院における実臨床でのPCPS応用

❶ PCPS送血管をブラッドアクセスとして用いたPCI施行時の回路灌流量に関する体外実験と臨床応用[9]

急性冠症候群による心停止に対してPCPS施行下に再灌流療法を実施する際，もう一方の腸骨動脈領域が完全閉塞，透析患者（シャント形成・閉塞）により両側ともに上肢のアプローチができない症例も年に数例経験する．この場合，PCIのブラッドアクセスの確保に難渋するため，PCPS送血管を直接穿刺してPCIを施行している報告があるが，回路灌流量の変化について検討はされていなかった．そこで，当院にて，体外実験結果を踏まえ臨床応用している（方法は図3参照）．

まず，体外実験の結果を示す（図4 A，B）．PCPS回路（送血管13.5 Frと16.5 Frの2種類で各々試行，脱血管19.5 Fr）の送血管にシースを刺入してガイディングカテーテル（GC）を挿入した体外実験モデルを作成し，擬似血液を用いて3,000 rpmにて回路を走査した際の回路灌流量（Q）の変化を検討した．結果は，図4 A，B中の表の通りで，挿入したGC径が増加するほどに接触抵抗圧上昇によりQが減少した．本実験から，6 FrのGCであれば，回路灌流量を維持しやすいことがわかった．

本実験以降，当院では臨床応用しているが，その際も後述のrSO$_2$をモニタリングして脳保護を考えながら，PCPS管理を施行しつつ，PCIをより短時間で終了するようにしている．

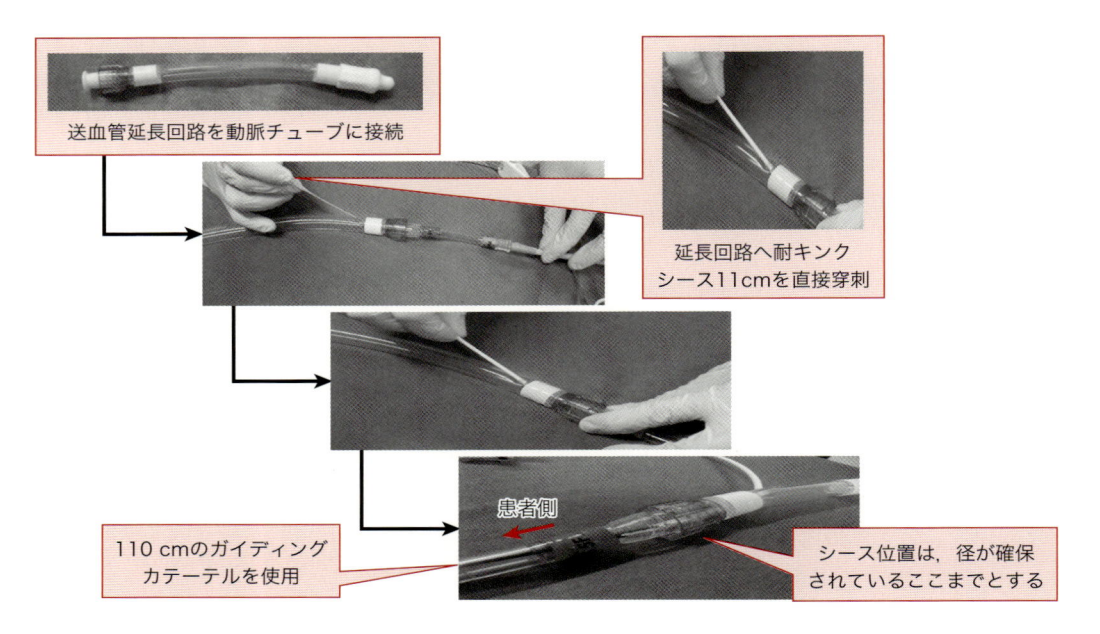

送血管延長回路を動脈チューブに接続

延長回路へ耐キンクシース11cmを直接穿刺

患者側

110 cmのガイディングカテーテルを使用

シース位置は，径が確保されているここまでとする

図3　回路灌流量に関する体外実験の手順

1．PCPS回路（送血管13.5Fr，16.5Fr，脱血管19.5Fr）の送血管に耐キンクシースを直接刺入し，ガイディングカテーテル（GC）5 Fr，6 Fr，7 Fr，8 Frを挿入した
2．体外実験モデルを作成し擬似血液を用いて，1,000，1,500，2,000，2,500，3,000（rpm）にて回路を走査した
3．その際の回路灌流量（Q）の変化について検討した

なお，疑似血液は，グリセリン：2.8 L，生理食塩水：4 L，グリセリン水溶液温：20℃または，グリセリン濃度：45％，グリセリン水溶液温：25℃で，粘度4 cpに調整した
〔調整にあたっては，参考文献　化学便覧　基礎編Ⅱ　改訂2版（日本化学会編）p584を参考とした〕

❷ PCPSの離脱時のVV ECMOへの置換

　　われわれは，PCPS離脱に関して，従来から報告されている収縮期血圧・Base Excess・lactate・$PaCO_2$・$EtCO_2$・PaO_2・心拍出量・尿量と大動脈弁開放時間（AVOT）を総合的に判断しながら対応しているが，PCPS導入初期のIN/OUT balanceが＋2,800 mL以上であれば，感度：82.4％，特異度：64.7％，AUC＝0.72でPCPS離脱が困難（離脱できずに死亡，もしくは離脱も再導入が必要）と報告している[10]．

　　しかし，このような症例において呼吸不全で難渋することが多いため（当院におけるPCPS離脱9例の内5例が重度な呼吸不全で再導入，4例は致死的不整脈により再導入），PCPS（VA ECMO）からVV ECMOを介して離脱するプロトコルに変更したところ（Murray Score[11]：胸写・PEEP・P/F ratio・肺コンプライアンスを参考にしながら，VV ECMOへの切り替え症例を検討，図5のごとくより初期輸液も多く，PCPS導入時血液ガス所見の悪い症例においても，PCPS離脱・生存退院率が保たれていた[12]．当院では，VV ECMOへの切り替えを施行する場合，約12時間は送血動脈チューブを挿入したままとして，急変時対応（VA ECMOへの再度切り替え）に備えている．

A

13.5 Fr 擬似血液

	1,000 rpm	1,500 rpm	2,000 rpm	2,500 rpm	3,000 rpm
7 Fr GC なし (L/分)	1.4	2.34	3.34	4.23	5.11
5 Fr GC (L/分)	0.83	1.43	2.06	2.82	3.41
6 Fr GC (L/分)	0.62	1.06	1.6	2.16	2.79
7 Fr GC (L/分)	0.44	0.8	1.2	1.7	2.22
8 Fr GC (L/分)	0.28	0.54	0.76	1.18	1.49

B

16.5 Fr 擬似血液

	1,000 rpm	1,500 rpm	2,000 rpm	2,500 rpm	3,000 rpm
7 Fr GC なし (L/分)	1.62	2.66	4.17	5.31	6.51
5 Fr GC (L/分)	1.3	2.22	3.21	4.07	5.07
6 Fr GC (L/分)	1.14	1.94	2.8	3.64	4.51
7 Fr GC (L/分)	0.98	1.63	2.46	3.31	4.05
8 Fr GC (L/分)	0.85	1.39	2	2.66	3.33

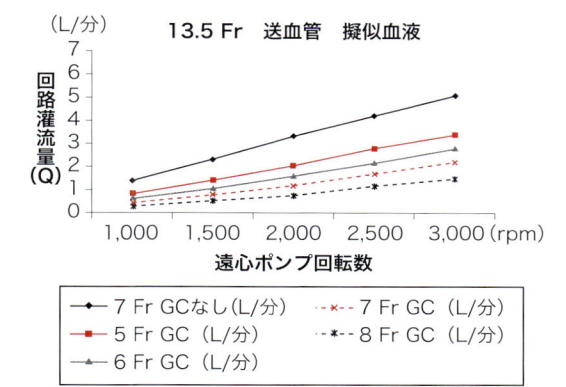

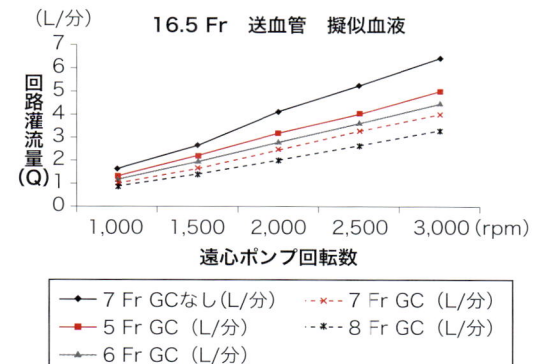

図4 回路灌流量の体外実験の結果

直接離脱群 (n=14)			VV ECMO切り替え群 (n=7)		
年齢	70±11	歳	年齢	66±5	歳
性別 (M/F)	14/0		性別 (M/F)	5/2	
PCPS導入時血液ガス所見			**PCPS導入時血液ガス所見**		
pH	7.2±0.2		pH	7.1±0.2	
Base Excess	−8.2±8.2	mmol/L	Base Excess	−15.9±5.7	mmol/L
Lactate	7.0±4.2	mmol/L	Lactate	11.9±3.7	mmol/L
5h In/Outバランス	+2500±1980	mL	5h In/Outバランス	+4600±600	mL
PCPS期間	57±27	時間	PCPS期間	78±34	時間
心筋逸脱酵素			**心筋逸脱酵素**		
Max CK	9280±9803	IU/L	Max CK	10565±5788	IU/L
Max CK-MB	512±484	IU/L	Max CK-MB	806±550	IU/L
生存率	57%		生存率	71%	
社会復帰率	43%		社会復帰率	29%	

図5 当院における24時間以降のPCPS離脱 21例

❸ 導入基準・管理指標における脳内局所酸素飽和度（rSO_2）の可能性

上記のごとくAHA G2010においても，心停止におけるPCPS導入は，class IIbで，導入基準が明確ではなく，現場としては高額かつ限られた医療資源であることからも，どの症例にPCPSを導入すべきか悩ましい．また，PCPS導入により心蘇生には成功したが，重度なポンプ不全で心移植へのbridgeとしての両心補助が必要な症例の場合，脳蘇生の状態が非常に鍵となる．この考えから，心停止初期に脳蘇生を予測できれば，種々の判断材料になると考えられる．

そこで，われわれは来院時に心停止が継続している症例において，近赤外線分析装置（In Vivo Optical Spectroscopy：INVOS™ 5100C, Covidien, Boulder, CO）により計測できる脳内局所酸素飽和度（rSO_2）が退院時の脳蘇生予測に役立つことを報告している（図6）[13]．また，来院時rSO_2が至適範囲に維持されている場合，社会復帰率が高率であることも報告しており（図7）[14]，PaO_2[15]・$PaCO_2$[16]も考慮したPCPS管理のモニタリングにも利用している（CO_2管理時にEtCO$_2$，日本光電，CDI500，テルモも併用）．現在，全国20施設以上の協力のもと，

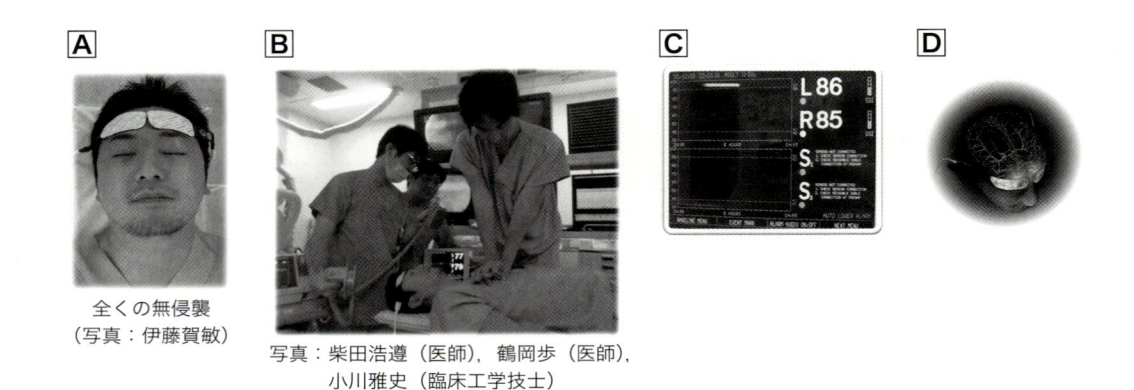

図6 心停止中に近赤外線のセンサーを装着すると，すぐにrSO_2を計測できる

無侵襲混合血酸素飽和度監視装置 INVOS™ 5100C, Covidien, Boulder, CO
B）SpO_2とは違い，心停止中でも測定可能．C）定量評価が可能．D）センサーから深さ2cmの局所的な酸素飽和度が近赤外線分析装置 INVOS™ 5100C により可能

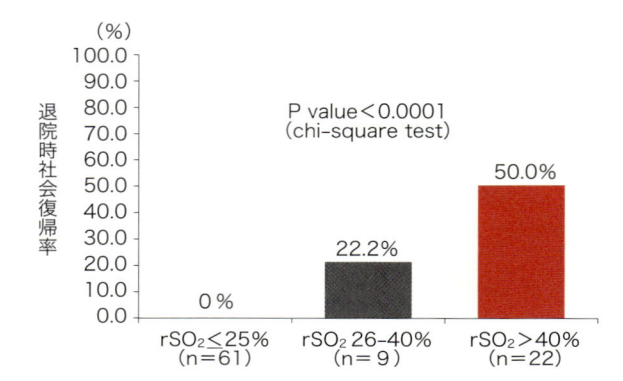

A 全くの無侵襲（写真：伊藤賀敏）
B 写真：柴田浩遵（医師），鶴岡歩（医師），小川雅史（臨床工学技士）

図7 来院時心停止92例の来院時rSO_2と退院時社会復帰率

来院時心停止92例の来院時rSO_2を測定したところ，ROC分析にて算出したoptimal cutoff値である25％以下は全例社会復帰せず，来院時rSO_2が40％以上に保たれている場合，50％の症例が社会復帰した．なお，来院時のrSO_2にかかわらず，治療方針は同じとした

$rSO_2 \leq 25\%$ (n=61)：0％
rSO_2 26-40% (n=9)：22.2％
$rSO_2 > 40\%$ (n=22)：50.0％
P value < 0.0001 (chi-square test)

脳蘇生・脳保護全国共同研究：J-POP registry（Japan-Prediction of neurological Outcomes in Patients with cardiac arrest）が進行中であり，追ってご報告したい．

羊土社の救急・ERノートをご愛読の皆様，Webサイト：医桜（izakura.jp）にも，rSO_2・PCPS・脳低温療法管理のスライド等を掲載しているので，ご意見頂ければ幸甚です．

文献・参考図書

1) Mattox, K. L. & Beall, A. C. Jr.：Resuscitation of the moribund patient using portable cardiopulmonary bypass. Ann Thorac Surg, 22：436-442, 1976
2) Philips, S. J., et al.：Percutaneous initiation of cardiopulmonary bypass. Ann Thorac Surg, 36：223-225, 1983
3) Hill, J. G., et al.：Emergent applications of cardiopulmonary support：a multiinstitutional experience. Ann Thorac Surg, 54：699-704, 1992
4) 澤野宏隆, 向仲真蔵：日本冠疾患学会雑誌 2006, 12：221-225, 2006
5) 笠岡俊志ほか：人工臓器による循環器疾患の治療の展望, 分子心血管病, vol.7 no.5, 2006
6) 伊藤 靖ほか：心肺蘇生.「新版 経皮的心肺補助法」,（松田 暉 監修）, pp63-75, 秀潤社, 東京, 2004
7) 長尾 建ほか：心原性循環虚脱（心原性心停止, 心原性ショック）に対するPCPS.「新版 経皮的心肺補助法」,（松田 暉 監修）, pp77-83, 秀潤社, 東京, 2004
8) 田原良雄ほか：非心原性疾患に対するPCPS.「新版 経皮的心肺補助法」,（松田 暉 監修）, pp93-100, 秀潤社, 東京, 2004
9) 小川雅史, 伊藤賀敏, 他. 第75回日本循環器学会学術集会
10) 伊藤賀敏, 澤野宏隆, 他. 第36回日本集中治療医学会学術集会
11) Murray, J. F., et al.：An expanded definition of the adult respiratory distress syndrome. Am Rev Respir Dis;138：720, 1988
12) 波多野麻依, 伊藤賀敏, 他. 第37回日本集中治療医学会学術集会
13) Ito, N., et al.：Regional cerebral oxygen saturation on hospital arrival is a potential novel predictor of neurological outcomes at hospital discharge in patients with out-of-hospital cardiac arrest. Resuscitation 2011, in press.
14) Ito, N., et al. AHA2010, ACC2011, ESC2011, AHA2011.
15) Ito, N., et al. AHA 2011.
16) 飯尾博文, 伊藤賀敏, 他. 第56回日本集中治療医学会近畿地方会

第5章 【Advanced】一歩進んだ治療法を実践する！

急性大動脈症候群，胸部大動脈瘤破裂に対するステントグラフト内挿術の適応と実際

加藤雅明

Point

- 胸背部痛をきたす急性発症の大動脈疾患を総称して急性大動脈症候群と呼ぶ
- 合併症（破裂，腹部・下半身虚血）を伴う急性B型解離はステントグラフトのよい適応
- 外傷性大動脈損傷，下行大動脈瘤破裂はステントグラフトのよい適応

■ はじめに

　急性大動脈症候群（acute aortic syndrome：AAS）は，2001年頃Vilacostaにより提唱された大動脈に起因する急性疾患の総称で，当初エントリー，リエントリーをもつ急性大動脈解離（古典的大動脈解離），intramural hematoma（IMH），penetrating aortic ulcer（PAU）などを含めた疾患と定義された（図1）[1]．その後，広義の解釈として外傷性大動脈損傷なども含めた疾患群として一般的に使用されるに至っている[2]．本項では，胸背部痛の原因となる急性大動脈症候群と大動脈瘤破裂（切迫破裂）について，ステントグラフト治療の適応を中心に記載する．

1 急性大動脈解離に対するステントグラフトの適応

　大動脈解離は，急性期および慢性期においても生命に危険を及ぼす重篤な疾患である．上行大動脈に解離腔が存在するStanford A型はその急性期において心嚢内破裂をきたす頻度が高く（発症2日間で50％），緊急開胸手術，その多くの場合は，エントリーを含めた上行（・弓部）大動脈人工血管置換術の対象となる．

　上行大動脈に解離腔のないStanford B型は，その急性期（発症2週間以内）において降圧安静治療が中心となるが，complicated case（破裂あるいは腹部主要臓器・下半身の循環不全）においては，なんらかの外科的治療が必要となる．しかし，この病態に対する従来の外科手術の成績は不良で，1990年頃からカテーテルを用いた血管内治療（経カテーテル開窓術あるいはベアメタルステント留置）が施行されるようになった．1993年以降はステントグラフトを用い

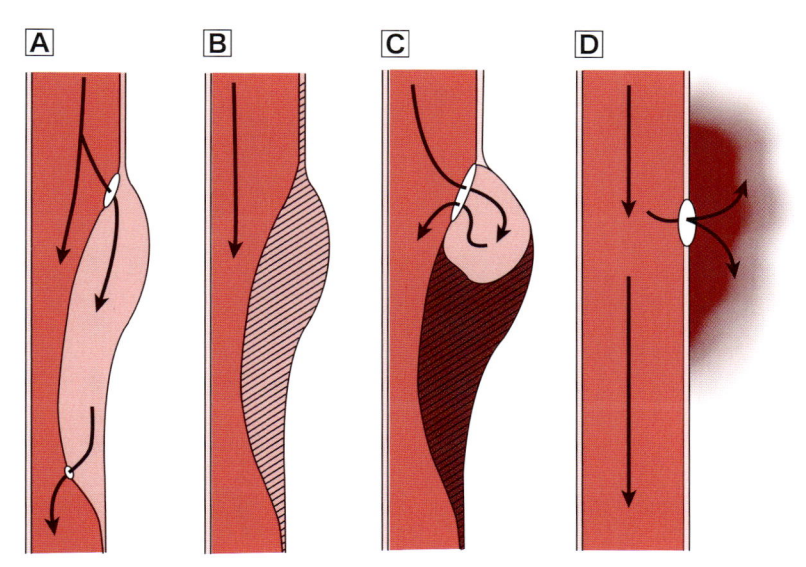

図1　大動脈解離の病型

A：古典的な大動脈解離；エントリーならびにリエントリーが存在し，中膜レベルで大動脈壁が破綻し，血流が二重になっているタイプ

B：IMH（intra-mural hematoma）；エントリーならびにリエントリーが存在せず，中膜レベルで大動脈壁が破綻し，内膜と外膜が剥離された状態．病理学的な分類であるが，臨床上（画像診断上）は偽腔閉塞型と鑑別がつかない．Vasa vasorum の破綻が原因とされている

C：ULP（ulcer like projection）；古典的大動脈解離の偽腔の大部分が血栓にて閉鎖し，エントリーあるいはリエントリー部分のみが開存し，同部分が ulcer 状に偽腔内に突出した状態の病態をいう（画像診断上の呼称である）

D：PAU（penetrating aortic ulcer）；中膜レベルでの大動脈壁の内・外膜・剥離がほとんど認められず，内膜のエントリー部分から一挙に大動脈壁・外膜付近に血液が漏れるものをいう

た血管内治療が開始された[3]．急性B型解離の破裂，切迫破裂，malperfusion はB型解離全体の10〜15％前後を占めるとされており，エントリー，リエントリーが明瞭な2腔型（double barrel type）解離よりは，エントリーのみが形成されてリエントリーができない（あるいは小さい）部分開存型（部分血栓閉塞症）に多いとされる（図2）．このようなリエントリーのない，あるいは小さい急性B型解離では，偽腔に入った血液の逃げ場所がなくなり，破裂をきたすか，偽腔が膨らんで真腔圧迫をきたし，malperfusion の原因となりやすい．このような合併症を有する急性B型解離（complicated case）はステントグラフトによるエントリー閉鎖がよい適応である（図3，日本循環器学会ガイドライン Class I）．

メジャーエントリーを閉鎖しても，末梢に malperfusion が残存する場合には，大動脈の真腔狭窄をきたしている部分に bare stent を挿入することがあるが，あくまでもエントリーを閉鎖した状態で行うことが重要で，**エントリー閉鎖なく，bare stent のみを挿入すると，真腔狭窄部が移動する結果となり**，かえって虚血の範囲が広くなることもある．急性B型解離の malperfusion 症例に対し，その原因となったエントリーが閉鎖できない場合，腹部大動脈レベルにおける経カテーテル的 fenestration あるいは外科的 fenestration を行う必要がある．真腔から真腔への外科的バイパス手術は，上記真腔への bare stent の挿入と同じく，真腔狭窄部の移動を招くだけの結果となる場合があるので，注意すべきである．

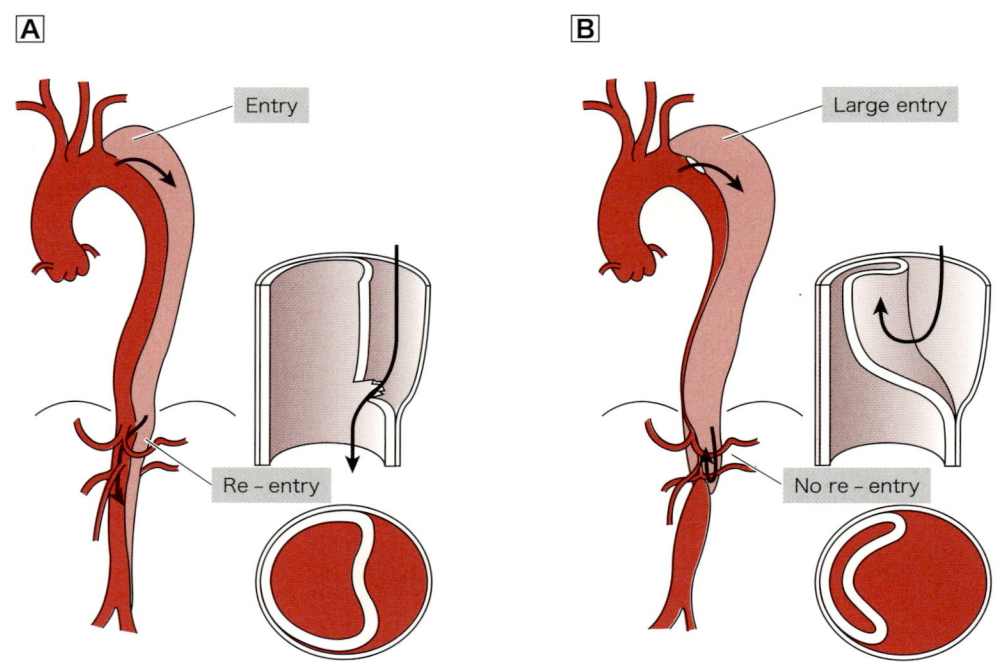

図2 急性B型大動脈解離・malperfusionの理由
A：uncomplicated case：エントリー，リエントリーが明瞭で，真腔，偽腔の血流にバランスがとれている
B：complicated case：大きなエントリーに比しリエントリーが小さく，偽腔血流の逃げ道がなくなる．このため偽腔拡張が起こりやすく，結果真腔狭窄を招く

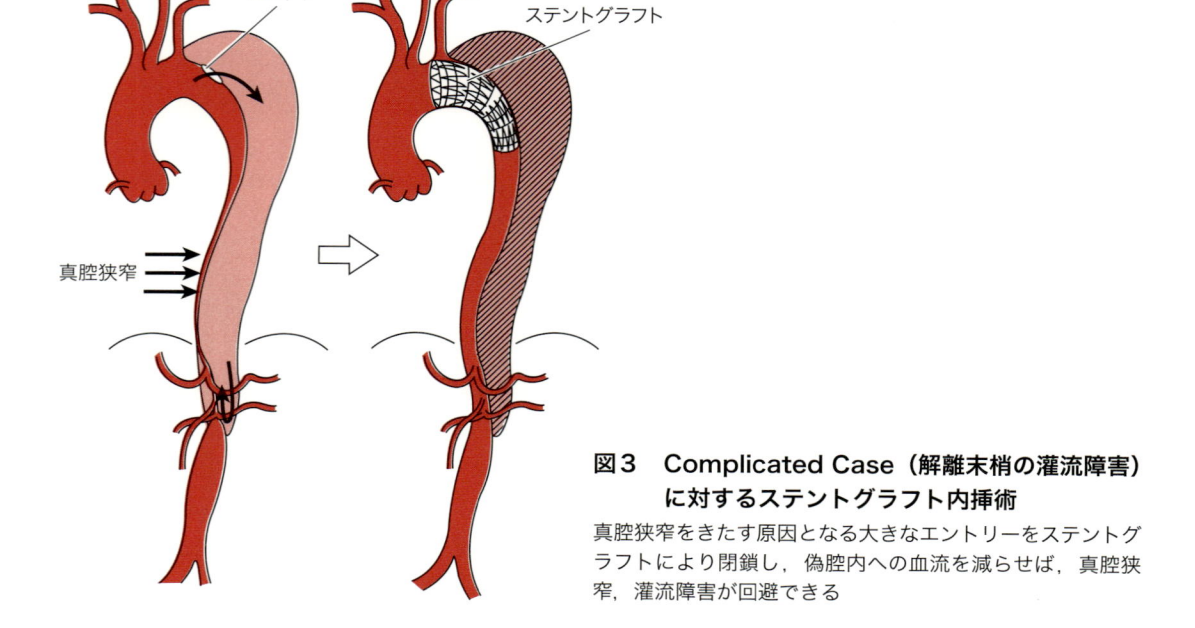

図3 Complicated Case（解離末梢の灌流障害）に対するステントグラフト内挿術
真腔狭窄をきたす原因となる大きなエントリーをステントグラフトにより閉鎖し，偽腔内への血流を減らせば，真腔狭窄，灌流障害が回避できる

2 急性大動脈解離に対するステントグラフト内挿術の実際

❶画像による診断からステントグラフトの選択・挿入までの流れ

　　　MDCTにて真腔，偽腔の位置関係をチェックする．B型解離のエントリーの同定には，従来，TEE（経食道超音波検査）が有用とされてきたが，現在，64列以上のMDCTではaortic cross section images（大動脈真腔の中心流に対し直交する方向に大動脈横断面像を得る方法）を用いてエントリーの同定を行うことが，より低侵襲と考えられる．このエントリーの始まり部分より20 mm以上中枢側をステントグラフトの先端部とする．勿論，エントリー中枢のlanding部は偽腔の存在がない非解離部が望ましい．3DならびにMIP画像を用いて，このlandingとなる部分の角度，ならびに解離状態をチェックする．末梢側方向へは，エントリー末端部分から25 mm以上離れた部分をステントグラフトの末端部分とする．ステントグラフトの選択，その挿入に関してはその専門医に委ねる必要がある．ステントグラフト実施に際しては，ステントグラフト実施基準管理委員会が定める基準をクリアする必要がある．詳細は，ホームページ（http://stentgraft.jp/）を参照いただきたい．

❷ステントグラフト挿入の際の注意点

　　　2011年現在，本邦で使用されているデバイス（ステントグラフト）は中枢側のlanding部分での屈曲対応が不良で，左鎖骨下動脈周辺の遠位弓部にデバイスを留置すると小弯側が浮いて接合不良（エンドリーク）が起こりやすい欠点をもつ．解離症例は正常に近い形態から疾患が急性発症するため，この遠位弓部の屈曲が動脈硬化性の瘤に比し強い角度になりやすい．このため，上記のごとく，ステントグラフトの小弯側がより浮きやすくなるため注意が必要である（図4）．大動脈解離に適したデバイスの早期導入が望まれる．

　　　ステントグラフトにてエントリーを閉鎖しても大動脈真腔に狭窄が残存する場合は，その上位に大きなエントリーがないことを確認して，ベアステント（Gianturco stentなど）を挿入する．上腸間膜動脈（SMA）の血流障害が残っている場合もSMA内へのbare stent挿入が必要になる．

3 外傷性大動脈損傷に対するステントグラフト内挿術

　　　外傷性大動脈損傷は，交通外傷を中心とする胸部鈍的外傷によって発生する致死的な疾患である．大動脈峡部（ismus）に発生しやすいが，これは動脈管索付着部が肺動脈との間に固定されているため，この周囲の可動性が高い大動脈との間にひずみを発生しやすいからである．

　　　診断は，**造影CTによる大動脈損傷部（多くは大動脈峡部）の解離・離断様所見とその周囲の血腫形成**である．損傷部が大動脈峡部以下の場合，ステントグラフト治療が第一選択（日本循環器学会ガイドライン Class I）となるが，大動脈解離と同様，正常の大動脈形態から疾患が急性発症し，左鎖骨下動脈分岐直後の遠位弓部に強い屈曲があるため，ステントグラフトの留置に際し小弯側が浮き，接合不良となりやすい[4]．

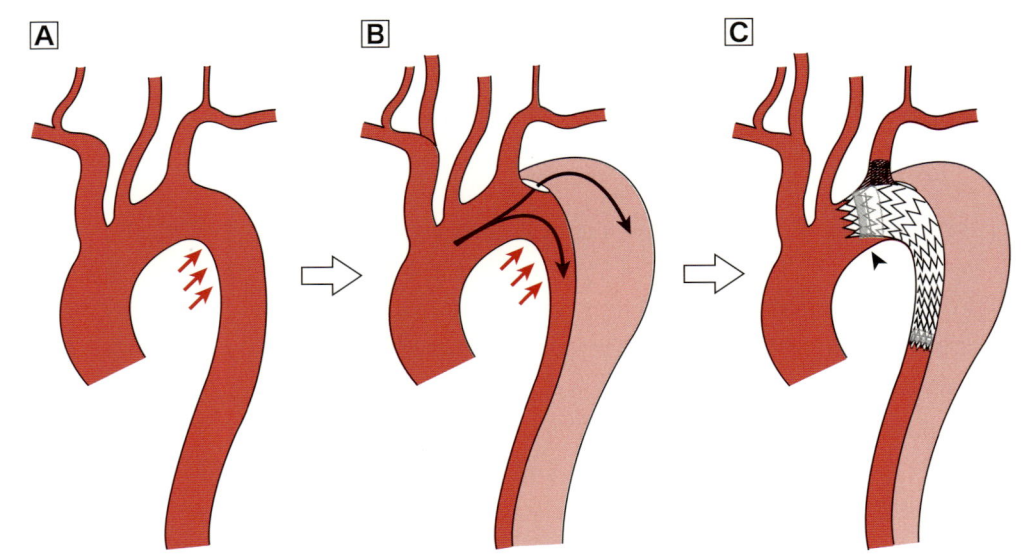

図4　大動脈解離（B型）に対するステントグラフト内挿術のピットフォール
A：解離発症前の遠位弓部大動脈形態はほぼ正常に近く，左鎖骨下動脈分岐後，急角度で屈曲している（→）
B：B型解離のエントリーは左鎖骨下動脈近傍（→）に発生しやすく，遠位弓部の屈曲に近い
C：このエントリーを閉鎖するため，左鎖骨下動脈をカバーしてステントグラフトを挿入するが，中枢端小弯側が浮きやすく（▶），エンドリーク（エントリー内への血液漏れ）が残存しやすい

One More Experience

外傷性大動脈損傷―診断におけるピットフォール―

　　外傷性大動脈損傷の診断は造影CTによるが，損傷場所となりやすい遠位弓部小弯側（峡部）は動脈管索付着部ゆえ健常者でも軽度拡張をきたしている．このため，救急専門医でも同部の小弯側への軽度突出を外傷性大動脈損傷と間違えることがしばしばある．外傷性大動脈損傷の診断は同部分の瘤，解離あるいは離断の所見に加えて**大動脈周囲血腫の存在**が診断のkey pointとなる．

4　PAUならびに真性大動脈瘤破裂に対するステントグラフト内挿術

　　PAUは動脈硬化を基盤として発症する疾患で，内膜損傷に引き続いて起こる，中膜，場合により外膜の破綻により起こる大動脈の急性疾患を指す．中膜レベルにおける中枢側，末梢側方向への内・外膜間・剥離の進展がないタイプで，大動脈解離，あるいはその偽腔の大部分が血栓化して発生するULP（ulcer like projection＝画像診断上の呼称である）とは一線を画する組織学的病態である（図1D参照）．

　　PAUならびに真性大動脈瘤破裂が下行大動脈に発生した場合は，ステントグラフト治療がよい適応となる（日本循環器学会ガイドラインClass Ⅱa）．従来の手術治療に比し大動脈遮断が

必要ないため，人工心肺などの補助手段を用いる必要がなく，さらに仰臥位で治療が開始でき，極太カテーテル（20-24Fr）さえ挿入できれば治療は1時間足らずで完成するので，緊急の現場で本治療に優るものはない．ただ，PAU病変部，大動脈瘤が重要分枝（弓部や腹部主要分枝）の近傍あるいはこれをまきこんでいる場合は，ステントグラフトのlanding zoneがとれないためバイパスなども必要となり，緊急治療としての通常外科手術と差別化が難しくなる．

■おわりに

大動脈疾患に起因する胸背部痛は頻度的には比較的低く，鑑別診断のFirst lineにあげる必要がないかもしれない．しかし，反対にこれを見逃すと生命にかかわることがしばしばであるため，容易な最終診断をつける前に必ずrule outすべき疾患である．ここ数年，急性大動脈症候群（解離，IMH，PAU）ならびに胸部大動脈瘤破裂に対する治療はステントグラフトの導入により大きく変化し，適応が変わってきたため，外科治療との住み分けを含めたその適応を正確に把握する必要がある．本項が胸背部痛の臨床の現場で役立つことを切に希望する．

文献・参考図書

1) Vilacosta, I., Román, J. A. : Acute aortic syndrome. Heart, 85 : 365-368, 2001
2) Hiratzka, L. F., Bakris, G. L., Beckman, J. A., et al. : 2010 ACCF/AHA/AATS/ACR/ASA/SCA/SCAI/SIR/STS/SVM guidelines for the diagnosis and management of patients with Thoracic Aortic Disease : a report of the American College of Cardiology Foundation/American Heart Association Task Force on Practice Guidelines, American Association for Thoracic Surgery, American College of Radiology, American Stroke Association, Society of Cardiovascular Anesthesiologists, Society for Cardiovascular Angiography and Interventions, Society of Interventional Radiology, Society of Thoracic Surgeons, and Society for Vascular Medicine. Circulation, 121 : e266-369, 2010
3) Kato, M., Matsuda, T., Kaneko, M., et al. : Outcomes of stent-graft treatment of false lumene in aortic dissection. Circulation, 1998, 98（Suppl Ⅱ）: 305-312, 1998
4) Kato, M., Yatsu, S., Sato, H., et al. : Endovascular Stent-Graft Treatment for Blunt Aortic Injury. Circulation Journal, 68 : 553-557, 2004

第5章 【Advanced】一歩進んだ治療法を実践する！

4 急性肺動脈血栓塞栓症の外科治療の適応と実際

田山栄基

Point

- 急性肺血栓塞栓症の病態は，急速に出現する肺高血圧，右心負荷と低酸素血症である
- 画像診断には心エコー，胸部造影CTが重要
- 診断と同時に，循環呼吸管理と抗凝固，血栓溶解の治療を開始
- 重症例，血栓溶解療法禁忌例で，画像で肺動脈中枢に摘出可能な血栓が証明されていれば外科手術の適応
- 経皮的心肺補助装置（percutaneous cardiopulmonary support：PCPS）は右心負荷軽減と酸素化ができるので重症例にきわめて有効である

■ はじめに

急性肺血栓塞栓症の病態は，急速に出現する肺高血圧，右心負荷と低酸素血症であり，時に急速に病態が進行し死に至ることもある[1]．迅速な診断と早期に治療（抗凝固療法，血栓溶解療法）を開始することが重要である．ただし，重症例，血栓溶解療法の禁忌例では体外循環を用いた直視下の肺血栓塞栓摘除術でしか救えないこともある．

1 急性肺血栓塞栓症の病態

本症では，主に下肢，骨盤内の深部静脈にできた血栓が，血流によって肺に運ばれ肺動脈を閉塞して急性に発症する．機械的肺血管床閉塞による低酸素，ケミカルメディエーターによる肺血管抵抗増加や血管攣縮により，肺高血圧，右心後負荷増大をきたす．その結果，心拍出量の低下，体血圧の低下，ショックにつながる．軽症状のものから突然心停止に至るものまで多彩である．

2 急性肺血栓塞栓症の診断

胸痛，呼吸困難，動悸などが主症状．特徴的発症状況は，安静解除直後の歩行，排便，体位変換時など．血栓ができやすい基礎疾患，誘因があることが多いので（表1）それらの有無を確認する．また，本疾患の特徴として急激に病状悪化をきたすことがあるので注意を要す．

❶血液検査

初期は頻呼吸による低 CO_2 血症のみ．病状が進行すると，低 O_2 血症（肺血管床の減少，換気-血流不均衡），高 CO_2 血症（肺胞低換気）となる．**D-ダイマー**は，血栓が体内に生じた場合高い確率で上昇するので本症診断に有用である．

❷心電図

発症初期は頻脈で，重篤化するにつれ徐脈になることも多い．**右心負荷所見（右軸偏位，SⅠ，QⅢ，V1～3 T波逆転，右脚ブロックなど）**を認める[5]．しかし，これらの所見が必ずしも揃って出るわけではなく，経時的に変化することなども念頭に置いておく．

❸心エコー

迅速かつ正確な診断に最重要で，**肺塞栓を疑ったら真っ先に行うべき検査**．右室負荷所見（右室，右房の拡大）を認める（図1）．中隔は左室側に圧排され平坦化する．右室や肺動脈内に浮遊する血栓や，右房圧の上昇による心房内右→左シャント（奇異性塞栓の原因）を認めることもある．

❹胸部造影CT

最近は，高性能CTにより患者負担は軽減し，正診率も向上している．その重要度，信頼度は以前より格段に高くなっている．外科的介入が必要なほどの重症例であれば必ずCTで所見が認められると言っても過言ではない（**右心系の拡大と血栓による肺動脈造影欠損**）．逆に，CTで区域枝までに**肺血栓塞栓を疑う所見がない場合は，手術適応は少ない**（図2）．また，腹部～下肢まで検査すれば下肢や骨盤内静脈の血栓の検出にも有用である．

表1 急性肺血栓塞栓症，深部静脈血栓症をきたす基礎疾患と誘因

基礎疾患（血栓性素因）	誘因
プロテインC欠損症	術後
プロテインS欠損症	長期臥床
抗リン脂質抗体症候群　　　　など	悪性腫瘍
	妊娠
	肥満
	心疾患
	カテーテル留置　　　　など

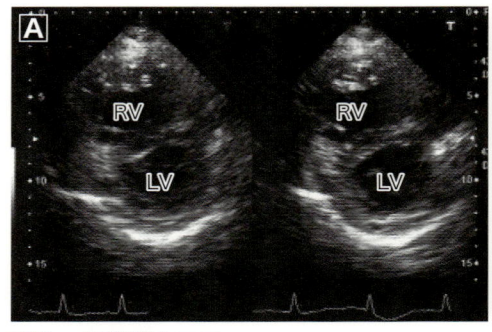

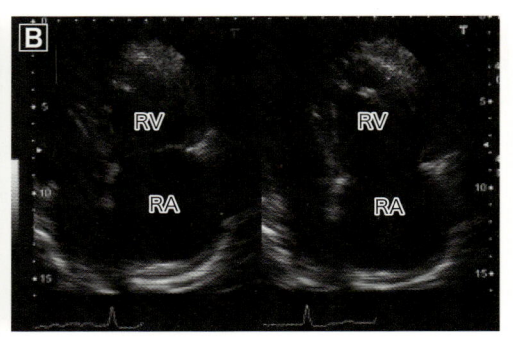

図1　経胸壁心エコー
A）短軸像：拡張した右室，心室中隔はLV側に押されている
B）四腔像：右房，右室とも著明な拡大を認める

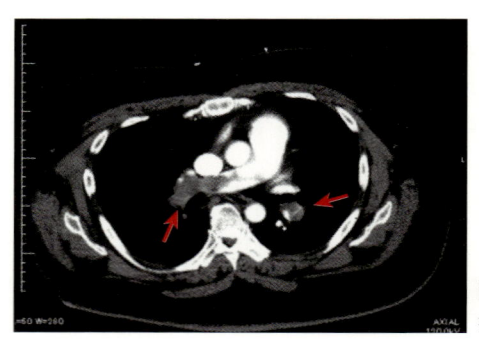

図2　胸部造影CT
拡大した肺動脈内に，血栓による造影欠損を認める（→）

> **重要**
>
> 手術適応を判断する画像診断には，心エコー，胸部造影CTが重要．

3 急性肺血栓塞栓症の一般的治療

　肺動脈閉塞の範囲が広いほど予後は不良で，また心肺停止の有無が予後に大きく影響する[2]．閉塞肺動脈を早く再開通させ（右心負荷の軽減と酸素化），心肺停止を回避することが重要．迅速な診断と，適切な呼吸循環管理，治療（主体は抗凝固療法，血栓溶解療法）を同時に進めていくことが重要である（図3）[1]．多くは内科的治療が有効であるが，血栓が多量で広範囲の症例や血栓溶解の禁忌症例では外科的治療が必要となる．

❶呼吸管理

　マスク・カニューラ酸素投与で$SpO_2 > 90\%$が維持できなければ，挿管による人工呼吸管理を行う．胸腔内圧増加による静脈還流減少や右心負荷の増悪を懸念し，低めの一回換気量（7 mL/kg）が推奨されている．

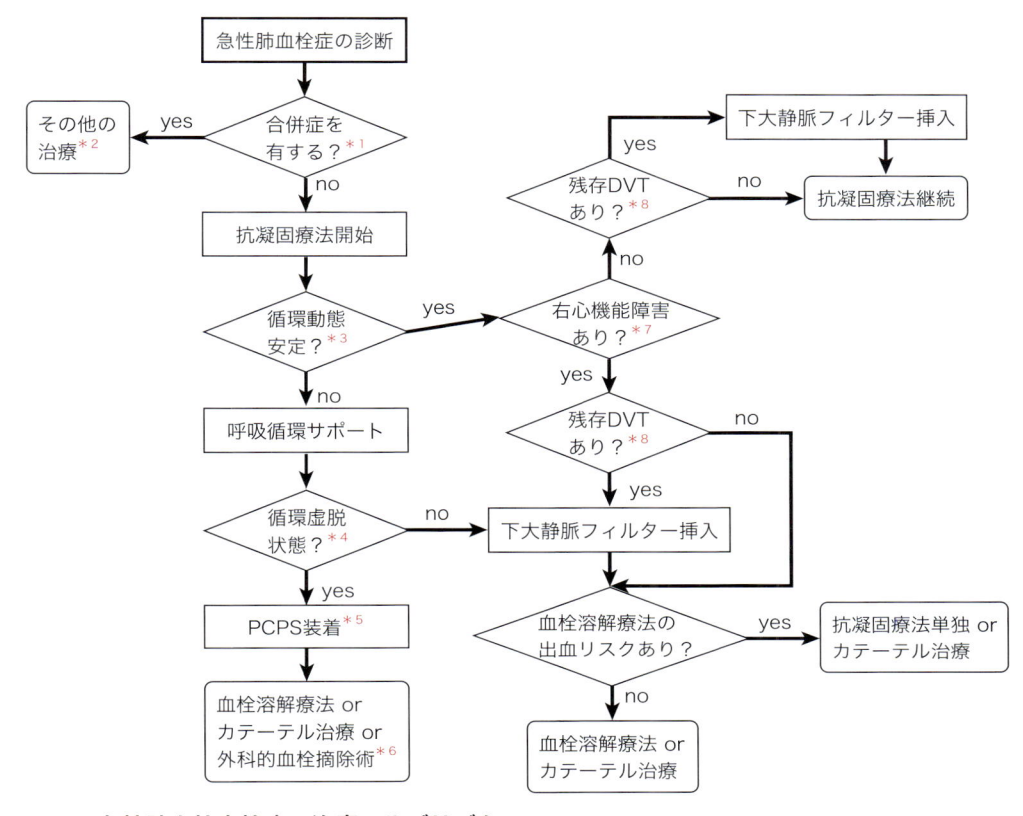

図3 急性肺血栓塞栓症の治療アルゴリズム
＊1 高度な脳出血のリスクがある場合
＊2 病態に応じた施行可能な治療を行う
＊3 循環動態不安定とは，ショックあるいは遷延する低血圧状態
＊4 心肺蘇生を要する状態，あるいは高度ショックが遷延する状態
＊5 施設の設備や患者の状態により装着するか否かを検討する
＊6 施設の状況や患者の状態により治療法を選択する
＊7 心エコーによる右室拡大や肺高血圧の存在により評価
＊8 遊離して再塞栓をきたした場合，重篤化する危険性のある深部静脈血栓
文献1より転載

❷循環管理

1）薬物療法

　　ドパミンやドブタミンで心拍出量と肺血管抵抗の改善を図る．ホスホジエステラーゼⅢ阻害薬の強心作用と肺血管拡張作用も有用である．しかし，肺血管抵抗を下げるつもりが，体血管抵抗低下による低血圧を助長し右心不全が悪化する可能性もあるので要注意．

2）NO吸入

　　全身の血管抵抗には影響を与えずに（血圧を下げない），選択的に肺動脈を拡張するため，肺血栓塞栓症の換気血流不均衡を改善する有用な治療法である．ただ，NOブレンダーが普及していないこと，保険償還されないなど，臨床使用のハードルはやや高い．

3）経皮的心肺補助装置（PCPS）

心肺停止や低酸素血症，低血圧が重篤な症例は，速やかにPCPSを導入すべきである[3)～5)]．PCPSは右心前負荷を強力に軽減し，体循環に酸素化血を灌流させるため，本症にはきわめて理にかなった補助循環である．手術開始までの安全時間許容時間の延長が可能となるだけでなく，術後管理にも有用なことも多い[5)]．

❸ 抗凝固と血栓溶解療法

抗凝固ならびに血栓溶解療法が内科的治療の基軸である．**循環維持ができていれば抗凝固療法を第一選択に，右心負荷を認めていれば，ショックや低血圧があっても禁忌でない限り血栓溶解療法（全身投与法/カテーテル法）を選択する**．本症状の特徴で治療を開始しても，急激に病状増悪をきたすこともあり，常に外科治療の必要性を念頭に置いておく．

一方で，血栓溶解療法の合併症は**出血**であり，さまざまな**禁忌項目**がある（表2）．積極的な薬物療法ができない場合は，カテーテル的治療（血栓吸引破砕，超音波併用などを含む），そして手術（直視下肺動脈血栓塞栓除去術）などによる治療が適応となる．

❹ 下大静脈フィルター

肺動脈血栓塞栓になった原因の約9割が下肢や骨盤内血栓である．肺血栓塞栓再発の予防には，下大静脈フィルターが有用である．最近は，静脈血栓が遊離しやすい急性期にだけ留置し，遊離の危険性が低下した後に抜去，回収ができる方が望ましいと考え，永久型より非永久留置型（一時留置型，回収可能型）の方を適用されることが増えてきている．

表2　血栓溶解療法の禁忌

絶対禁忌
活動性の内部出血
最近の特発性頭蓋内出血
相対禁忌
大手術，出産，10日以内の臓器細胞診，圧迫不能な血管穿刺
2カ月以内の脳梗塞
10日以内の消化管出血
15日以内の重症外傷
1カ月以内の脳神経外科的あるいは眼科的手術
コントロール不良の高血圧（BPs＞180 mmHg：BPd＞110 mmHg）
最近の心肺蘇生術
血小板数＜100,000/mm^3，PT＜50％
妊娠
細菌性心内膜炎
糖尿病性出血性網膜症

文献6より転載

4 急性肺血栓塞栓症に対する外科手術

❶ 手術適応の決定

手術適応を示す（表3）[7]．広範性肺血栓塞栓で循環不全やショックを呈したもの，内科的治療抵抗性の症例，血栓溶解禁忌症例などが適応となる．また，手術を行うからには画像診断で肺動脈幹，左右主肺動脈に摘出可能な新鮮血栓が存在していることが証明されていなければならない．

一方，再発性肺塞栓症や慢性肺塞栓症では，肺動脈血栓内膜摘除（超低体温循環停止下）が必要であり，手技的に急性肺塞栓摘除術とは異なるため，手術適応については慎重に検討すべきである．

> **重要**
>
> 手術適応は，画像（心エコー，胸部CTなど）で肺動脈中枢に新鮮血栓が証明され，かつ高度の循環呼吸不全と右心負荷があり，内科的治療抵抗性もしくは禁忌のもの．

❷ 体外循環

上行大動脈送血，上大静脈（カニューラはできるだけ末梢に挿入する）および下大静脈脱血にて体外循環を開始．右肺静脈から左室ベントを挿入する．術野から心表面エコーを行い，肺動脈幹，左右主肺動脈内の血栓を確認する．上大静脈，下大静脈をテーピングし，腕頭動脈から上大静脈に至る心膜を切開．**上大静脈を十分に剥離して授動可能にする**（ここが右肺動脈切開後の良好な術野をえるためのコツ）．

表3　急性肺血栓塞栓症に対する外科的肺血栓塞栓摘除術の適応

急性肺塞栓症で以下の1，2の条件を満たすもの

1. 摘出可能な新鮮血栓が肺動脈幹あるいは左右主肺動脈に存在する
2. 下記の条件のうちいずれか1つ以上を有する
   1) 高度のショック状態あるいは循環虚脱の持続
   2) 低酸素血症の持続
   3) 急速な循環呼吸不全の進行があるもの
   4) 循環呼吸維持のためPCPSを導入したもの
   5) 右室負荷所見を認め，線溶療法の禁忌あるいは
      出血性合併症のリスクが高い場合
      例：手術後急性期，開頭手術後2週間以内，脳血管障害急性期　など
   6) 右房から右室にかけ大きな浮遊血栓が存在

適応除外：慢性肺塞栓症に急性肺塞栓を合併したもの

文献7を参考に作成

❸血栓除去

　右房切開し，右房，右室内の血栓を除去する．卵円窩に開存があれば閉鎖する（空気塞栓に注意）．次に主肺動脈幹中ほどの高さから，左肺動脈に向けてその前面中央を長軸に切開（図4B）．鑷子と吸引管を用いて新鮮血栓を除去．末梢は柔らかいネラトンカテーテルで血栓を吸引する（図5，6）．次にテーピングで大動脈を左に，上大静脈を右に授動し，右肺動脈前面中央を長軸に切開する．反対側（助手側）から覗き込むようにして血栓除去を行う（図4A）．上大静脈を右によけたり，左によけたりすることで右肺動脈末梢までの視野が得られる．術野が得にくい場合は大動脈遮断，心停止下（順行性，逆行性心筋保護併用）に行うと無血視野になり肺動脈内の視野も改善する．血栓除去は区域動脈まで可及的に行う．末梢血栓を過剰に追いすぎて肺血管内皮損傷を起こさぬよう配慮する．

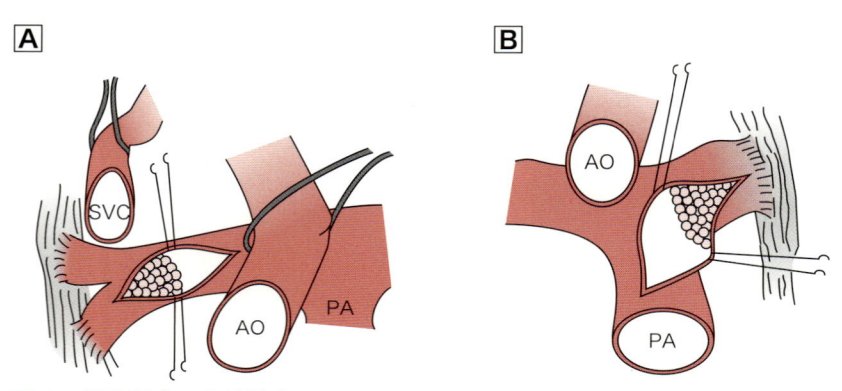

図4　肺動脈内の血栓除去
A) 上大静脈周囲を十分に剝離（授動可能にする）．右肺動脈前面中央を横切開．上大静脈を左右によけ，患者左側からのぞき込むと末梢側までよく見える
B) 主肺動脈中ほどの高さから左肺動脈にかけて全面中央を長軸に切開．展開が悪ければ，大動脈遮断，心停止下で行う．新鮮血栓を除去する．通常，主肺動脈〜左肺動脈の処置を，右肺動脈処置より先に行うことが多い

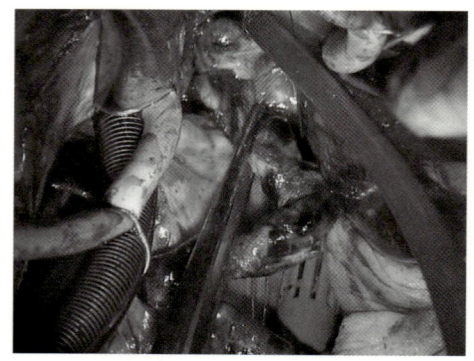

図5　術中写真：右肺動脈から血栓を鉗子で摘出している
（巻頭カラーアトラス●4参照）

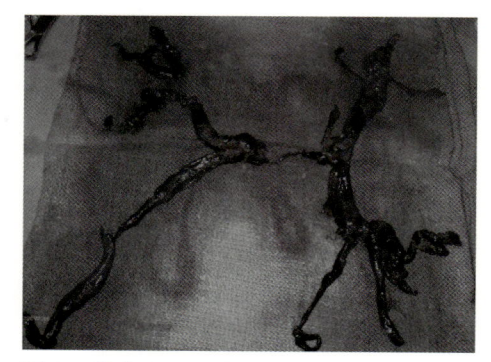

図6　摘出された肺動脈内血栓
（巻頭カラーアトラス●5参照）

❹体外循環離脱後

血栓除去にて右室後負荷は軽減し有効な肺血管床も確保され，右心不全，酸素化は理論的には改善するはずだが，術前のダメージが大きい症例，ショック遷延例，酸素化不良の症例では思い通りに改善しないことも少なくない．

> **One More Experience**
> **PCPS抜去のタイミング**
>
> 術前からすでにPCPSが導入されているときは，PCPSの送脱血管はそのまま留置しておき，最低流量（0.5L/min）で回したままにしておく（術後にも継続使用することがあるので）．そして，手術終了の時点ではPCPS抜去は行わず，術後落ち着いた時点で抜去する．右心不全の遷延や，肺再灌流傷害によるダメージで呼吸機能低下をきたした病態にも有用だからである[4)5)]．

術後は，全例に抗凝固を行い，症例により下大静脈フィルターを適用する．

■おわりに

急性肺血栓塞栓症の外科治療の成否は，術前の状況，重篤度に大きく依存する．本疾患の治療成績を向上させるには，正確で迅速な診断，早期治療がKeyである．

文献・参考図書

1) 肺血栓塞栓症および深部静脈血栓症の診断，治療，予防に関するガイドライン（2009年改訂版）「循環器病の診断と治療に関するガイドライン」
http://www.j-circ.or.jp/guideline/pdf/JCS2009_andoh_h.pdf（2011年12月閲覧）
↑本邦における当疾患のガイドライン

2) Kasper, W., et al.: Management Strategies and determinants of outcome in acute major pulmonary embolism: Results of a multicenter registry. J Am Coll Cariol, 30: 1165-1171, 1997

3) Ohteki, H., et. al.: Emergency Pulmonary Embolectomy with Percutaneous Caardiopulmonary Bypass, Ann Thorac Surg, 63: 1584-1586, 1997

4) Tayama, E., et al.: Treatment of Acute Massive/Submassive pulmonary embolism. Circ J, 66: 479-483, 2002
↑われわれの急性広範囲/亜広範囲肺血栓塞栓症の治療経験を詳述

5) Tayama, E., et al.: Percutaneous cardiopulmonary support for treatment of massive pulmonary embolism. J Artif Organs, 5: 228-232, 2002
↑急性肺血栓塞栓症に対するPCPSの有用性を検討した論文．

6) Task Force on Pulmonary Embolism, European Society of Cardiology: Guidelines on diagnosis and management of acute pulmonary embolism. Eur Heart J, 21: 1301-1336, 2000

7) 福田幾夫 他 急性肺血栓塞栓症の外科治療．日本外科学会誌, 106: 247-251, 2005

索引 Index

数字

12誘導心電図 ……………… 18, 174

欧文

A

ACS …………………………… 52, 60
AED ……………………………… 226
AMI ……………… 31, 46, 53, 60, 69, 75, 198, 200, 206, 211
aortic cross section images …… 245

B

Boas' sign …………………… 135
Boerhaave 症候群 ………………… 49
Brugada 型心電図 ……………… 153
Brugada 症候群 ………………… 153

C

complicated case ………… 242, 244
CT検査 ……………………………… 20

D

D-dimer ……… 19, 21, 119, 186, 191
DeBakey 分類 …………………… 73

E

ECPR（extracorporeal cardiopulmonary resuscitation）……… 231

F

Fitz-Hugh-Curtis症候群 ……… 136

H

h-FABP ………………… 186, 188
hyperdense crescent sign……… 170

I

IABP ……………………………… 108
ICD ……………………………… 112
IMH（intramural hematoma）
 ……………………… 73, 242, 243

L

LDH 上昇 ……………………… 130

M

Mackler の三徴 ………………… 49
malperfusion …………… 243, 244
MDCT …………………………… 245
multi-marker strategy ………… 189
Münchausen症候群 …………… 151

N

NSTEMI ………………… 53, 57
NSTEMI/UAP …………… 63, 67

O

observation unit ……………… 189
OPQRSTA ……………………… 99

P

PAU（penetrating aortic ulcer）
 …………………… 242, 243, 246
PCPS（percutaneous cardiopulmonary support）………… 108, 231
POC（point of care）………… 185

S

SSRI ……………………………… 147
Stanford 分類 …………… 73, 208
STEMI ……………… 53, 57, 60
ST 上昇 ………………………… 176
ST 上昇型心筋梗塞 ……… 57, 60
ST 低下 ………………………… 176

T

Tietze 症候群……………… 151, 204

U

ULP（ulcer like projection）243, 246

V

VT ……………………………… 106
VT アブレーション …………… 115

和文

あ

アミオダロン …………………… 113

い

異常自動能 ……………………… 112
一時的ペーシング ……………… 224
インセサント型VT …………… 106
インセサント型（頻発型）……… 108

う

うつ状態 ………………………… 147
うつ病 …………………………… 200

え

エストロゲン ……………… 199, 201
嚥下障害 ………………………… 85
エンドリーク …………………… 246

か

外傷性大動脈損傷 ……………… 246
改善因子 ………………………… 33
解離性大動脈瘤 ………………… 85
下肢深部静脈血栓 ……………… 39
仮性大動脈瘤 …………………… 85
下大静脈フィルター ……… 123, 252

カテーテルアブレーション……… 110
カテーテル治療…………………… 87
カテコラミン心筋障害…………… 47
化膿性脊椎炎……………………… 140
カバー付きステント……………… 209
肝周囲炎…………………………… 136
乾性咳嗽…………………………… 126
感度………………………………… 187
冠動脈疾患………………………… 107
冠微小血管攣縮…………………… 201
鑑別疾患…………………………… 15
鑑別のフローチャート…………… 16
冠攣縮性狭心症………………… 199, 200
関連痛……………………………… 133

き

気管挿管…………………………… 219
気胸………………………………… 28, 31
逆流性食道炎……………………… 204
救急搬送…………………………… 15
急性冠症候群………… 31, 38, 46, 60,
　　　　　　　 186, 188, 200, 211
急性心筋炎………………………… 31
急性心筋梗塞………… 31, 46, 53, 60,
　　　　　　 69, 75, 198, 200, 206, 211
急性心膜炎………………………… 31
急性膵炎…………………………… 40
急性大動脈解離… 26, 30, 38, 47, 76,
　　　　　　 186, 191, 198, 202, 211, 242
急性胆嚢炎………………………… 135
急性肺血栓塞栓症
　　　…………… 117, 203, 211, 248
胸腔穿刺…………………………… 227
胸腔ドレナージ…………………… 227
狭心症……………………………… 201
胸痛経過観察プロトコール……… 20
胸痛の部位………………………… 33
胸背部痛の原因…………………… 15
胸腹部CT………………………… 45
胸腹部X線………………………… 44
胸部大動脈解離…………………… 169

胸部大動脈瘤……………………… 169
胸部大動脈瘤切迫破裂…………… 211
胸膜炎……………………………… 27
虚血性心疾患……………………… 24
虚脱率……………………………… 129
緊急冠動脈造影…………………… 54
緊張性気胸……………… 39, 130, 208

く

クラス分類………………………… 115
クリック音………………………… 102

け

経過観察…………………………… 17
経皮的冠動脈インターベンション
　………………………………… 109
経皮的心肺補助装置………… 108, 231
経皮ペーシング…………………… 224
劇症型心筋炎……………………… 88
撃発活動…………………………… 112
血液検査…………………………… 44
血栓溶解療法……………………… 252

こ

抗凝固薬…………………………… 123
抗凝固療法………………………… 252
高齢者……………………………… 196
呼吸器疾患………………………… 198
呼吸障害…………………………… 76
骨・筋肉疾患……………………… 48
コンサルテーション……………… 211

さ

再灌流療法………………………… 62
再膨張性肺水腫…………………… 129
左脚ブロック……………………… 179
左室自由壁破裂…………………… 207
左心機能低下例…………………… 113
嗄声………………………………… 85
詐病………………………………… 151

三環系抗うつ薬…………………… 147

し

持続時間…………………………… 32
持続性心室頻拍…………………… 106
刺痛………………………………… 24
灼熱痛……………………………… 24
若年男性…………………………… 127
重症急性膵炎……………………… 32
食道破裂………………………… 40, 209
女性化乳房………………………… 151
ショック…………………………… 37
心エコー…………………………… 45
心筋炎……………………………… 88
心筋梗塞…………………………… 107
心筋特異的脂肪酸結合蛋白… 186, 188
心筋トロポニン………………… 186, 188
心筋マーカー…………………… 19, 188
心室中隔穿孔……………………… 207
心室頻拍…………………………… 106
真性大動脈瘤……………………… 85
心臓神経症……………………… 32, 205
心臓マッピング…………………… 113
身体所見…………………………… 17
心タンポナーデ………………… 75, 222
心電図………………………… 18, 44, 174
心電図上の右心負荷……………… 121
心電図モニター…………………… 44
心内膜下梗塞……………………… 56
心嚢開窓術………………………… 223
心嚢穿刺…………………………… 223
心嚢ドレナージ…………………… 207
深部静脈血栓……………………… 173
深部痛……………………………… 24
心膜炎…………………………… 27, 88
心膜摩擦音…………………… 89, 91, 98
心理教育…………………………… 148

す

随伴症状…………………………… 33

す
ステントグラフト……………… 243, 245
ステントグラフト内挿術………… 208
ストレス心筋症…………………… 47

せ
脊髄硬膜外血腫………………… 140

そ
増悪因子…………………………… 33
早期血栓閉塞型A型解離 ……… 208
僧帽弁逸脱症………………… 99, 203
続発性自然気胸………………… 128
ソタロール……………………… 113

た
帯状疱疹………… 27, 48, 151, 198
体性痛……………………………… 23
大動脈解離……………………… 243
大動脈疾患……………………… 198
大動脈周囲血腫………………… 246
大動脈内バルーンパンピング…… 108
大動脈弁狭窄症………………… 204
大動脈弁閉鎖不全症……………… 76
たこつぼ型心筋障害（たこつぼ型心筋症）………… 47, 177, 202
胆石症…………………………… 204

ち
致死的緊急症……………………… 14
超音波検査……………………… 160
直流通電………………………… 113

つ
椎間板変性……………………… 204
痛覚……………………………… 24

て
低酸素血症……………………… 119
低炭酸ガス血症………………… 119
転移性脊椎腫瘍…………… 141, 204
電気的除細動……………… 108, 225

と
疼痛……………………………… 34
特異度…………………………… 187
特発性自然気胸………………… 126
特発性食道破裂………… 32, 48, 133
トロポニン………………………… 65

な
内臓痛…………………………… 23, 134
難治性VT………………………… 106

に
乳腺炎…………………………… 151
乳腺症…………………………… 151
尿検査…………………………… 44
認知行動療法…………………… 147

の
嚢状動脈瘤……………………… 85

は
バイオマーカー…………………… 19
肺血栓塞栓症… 27, 31, 39, 186, 190
肺梗塞…………………………… 173
肺出血…………………………… 173
肺動脈血栓塞栓… ……………… 169
発症時間帯……………………… 32
発症の急激性…………………… 32
パニック障害…………… 143, 205
パニック発作…………… 145, 147
パルスオキシメトリー…………… 44

ひ
非ST上昇型急性冠症候群 ……… 63
非ST上昇型心筋梗塞 …………… 57
非永久留置型下大静脈フィルター 123
微小血管狭心症………… 199, 200
肥大型心筋症…………………… 203
左第1弓………………………… 85
病歴聴取………………………… 17

広場恐怖………………………… 147

ふ
不安定狭心症………… 31, 46, 53
不安定プラーク（vulnerable plaque）
……………………………… 52
フィブリン糊…………………… 207
腹部エコー……………………… 45
不整脈…………………………… 175

へ
壁内血腫………………………… 73
ベンゾジアゼピン系抗不安薬…… 147

ほ
放散部位………………………… 33
紡錘状動脈瘤…………………… 85
発作の性状と質………………… 32
発作の誘因……………………… 33
ホルモン補充療法……………… 201

ま
マスク換気……………………… 218
慢性肺血栓塞栓症……………… 203

や
痩せ型…………………………… 127

よ
用手気道確保…………………… 218
予期不安………………………… 147

り
リエントリー…………………… 112

ろ
肋軟骨炎………………………… 151
肋間神経痛……… 27, 142, 151, 204
肋骨すべり症症候群…………… 151

執筆者一覧

❖編集

森脇龍太郎	千葉労災病院救急・集中治療部
石川康朗	千葉労災病院循環器科

❖執筆（掲載順）

佐藤洋子	慶應義塾大学医学部救急医学
堀　進悟	慶應義塾大学医学部救急医学
山内雅人	千葉労災病院循環器科
足利貴志	東京医科歯科大学循環器内科
中田一之	埼玉医科大学総合医療センター高度救命救急センター
松村昭彦	亀田総合病院循環器内科
石川康朗	千葉労災病院循環器科
浅野達彦	千葉労災病院循環器科
李　哲民	土浦協同病院循環器内科
角田恒和	土浦協同病院循環器内科
大島　晋	川崎幸病院心臓血管外科
今中和人	埼玉医科大学総合医療センター心臓血管外科
加藤陽子	東京医科歯科大学循環制御内科学
磯部光章	東京医科歯科大学循環制御内科学
林　敏雅	大阪医科大学救急医学教室
森田　大	大阪医科大学救急医学教室
西崎光弘	横浜南共済病院循環器内科
丹羽明博	平塚共済病院
三宅修司	東京医科歯科大学保健管理センター
舩越　拓	千葉大学医学部附属病院総合診療部
生坂政臣	千葉大学医学部附属病院総合診療部
山崎隆志	武蔵野赤十字病院整形外科
南場陽一	筑波大学附属病院精神神経科
朝田　隆	筑波大学医学医療系臨床医学域精神医学
森脇龍太郎	千葉労災病院救急・集中治療部
大沢秀吉	千葉労災病院検査部
海野俊之	帝京大学ちば総合医療センター放射線科
和田昭彦	帝京大学ちば総合医療センター放射線科
大久保敏之	帝京大学ちば総合医療センター放射線科
永井利幸	国立病院機構埼玉病院循環器内科
香坂　俊	慶應義塾大学医学部内科学心血管炎症学講座／卒後臨床研修センター・専修医研修センター
鈴木　昌	慶應義塾大学医学部救急医学
山分規義	横浜南共済病院循環器内科
伊良部真一郎	千葉労災病院救急・集中治療部
花田裕之	弘前大学医学部救急・災害医学講座
関　啓輔	社会医療法人財団大樹会総合病院回生病院救急センター
柴田浩遵	大阪府済生会千里病院循環器内科／心血管内治療室
黒住祐磨	大阪府済生会千里病院千里救命救急センター／心血管内治療室
伊藤賀敏	大阪府済生会千里病院心臓血管センター／心血管内治療室　大阪大学循環器内科
加藤雅明	森之宮病院心臓血管外科
田山栄基	国立病院機構九州医療センター心臓外科

編者プロフィール

森脇龍太郎（Ryutaro MORIWAKI） ●千葉労災病院 救急・集中治療部 部長

　1984年東京医科歯科大学を卒業し，同大学第三内科およびその関連病院に勤務．その後埼玉医科大学総合医療センター高度救命救急センターを経て，現在に至っており，さまざまな垣根を超えたオールラウンドプレーヤーを目指しています．専門は「ありません」と答えることが多いですが，救急医学（循環器疾患，脳血管障害，急性中毒，ER，プレホスピタルケアなど），集中治療医学，災害医療などが現在の一応の専門分野でしょうか．学会はいろいろ参加していますが，肩書きがつくものは日本救急医学会評議員，日本集中治療医学会評議員，日本臨床救急医学会評議員，日本中毒学会評議員，日本救急医学会認定指導医・救急科専門医，日本集中治療医学会認定集中治療専門医，日本中毒学会認定クリニカルトキシコロジスト，日本内科学会認定総合内科専門医・認定医・指導医，日本循環器学会認定循環器専門医，日本心血管インターベンション学会認定指導医・認定医などです．

石川康朗（Yasuro ISHIKAWA） ●千葉労災病院 循環器科 部長

　1979年旭川医科大学医学部を卒業（第1期）後，帝京大学医学部内科に入局し，国立循環器病センター心臓内科レジデント，帝京大学医学部内科講師，上尾中央総合病院循環器センター長を経て，2006年より現在に至る．その間，米国コネチカット大学心臓薬理学教室に留学．循環器・集中治療の専門医であり，心臓の救急治療を中心に診療していますが，基本的には，循環器内科医，さらには内科医として何でも担当できる医師を目指してきました．現在，初期・後期研修医の指導，臨床研修指導医講習会のファカルティとして医学教育にも携わっており，若手医師の活躍を期待しています．資格・役職等では，日本内科学会認定内科医・総合内科専門医，日本循環器学会認定循環器専門医，日本老年医学会認定老年病専門医・指導医，日本集中治療医学会認定集中治療専門医・評議員，日本心血管インターベンション治療学会認定専門医・指導医・評議員，日本高気圧環境・潜水医学会認定専門医，学会認定BLS/ACLSインストラクター，千葉大学医学部臨床准教授などです．専門分野は，循環器内科学，心血管インターベンション（心臓病に対するカテーテル治療），心臓疾患の救急治療，心疾患の市民による救急治療の推進，急性心筋梗塞・狭心症の診断と治療，心不全の診断と治療，不整脈の診断治療，老年病学，高気圧酸素治療など．

レジデントノート別冊　救急・ERノート❹

胸背部痛を極める―あらゆる原因を知り、対処する
ケースで身につく専門医の実践的アドバンストスキル

2012年2月20日　第1刷発行

編　集	森脇龍太郎, 石川康朗
発行人	一戸裕子
発行所	株式会社 羊 土 社 〒101-0052 東京都千代田区神田小川町2-5-1 TEL　03（5282）1211 FAX　03（5282）1212 E-mail　eigyo@yodosha.co.jp URL　　http://www.yodosha.co.jp/
装　幀	野崎一人
印刷所	株式会社　三秀舎

© YODOSHA CO., LTD. 2012
ISBN978-4-7581-1344-1

本書に掲載する著作物の複製権・上映権・譲渡権・公衆送信権（送信可能化を含む）は（株）羊土社が保有します．
本書を無断で複製する行為（コピー，スキャン，デジタルデータ化など）は，著作権法上での限られた例外（「私的使用のための複製」など）を除き禁じられています．研究活動，診療を含み業務上使用する目的で上記の行為を行うことは大学，病院，企業などにおける内部的な利用であっても，私的使用には該当せず，違法です．また私的使用のためであっても，代行業者等の第三者に依頼して上記の行為を行うことは違法となります．

JCOPY ＜（社）出版者著作権管理機構　委託出版物＞
本書の無断複写は著作権法上での例外を除き禁じられています．複写される場合は，そのつど事前に，（社）出版者著作権管理機構（TEL 03-3513-6969，FAX 03-3513-6979，e-mail：info@jcopy.or.jp）の許諾を得てください．

レジデントノート別冊 救急・ERノート 大好評シリーズ

1 もう怖くない めまいの診かた、帰し方
編集／箕輪良行

致死的疾患の見逃しを防ぎ、一歩進んだ診断と治療を行うために

苦手の原因を解消し、ステップアップまで徹底解説！

- 定価（本体4,500円＋税） ・ B5判 ・ 262頁 ・ ISBN978-4-7581-1341-0

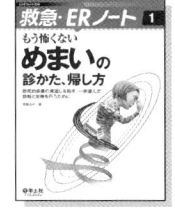

2 ショック ― 実践的な診断と治療
ケースで身につける実践力とPros & Cons　編集／松田直之

現場ではどう動くのか？ 実際の対応法がわかる！

- 定価（本体4,500円＋税） ・ B5判 ・ 244頁 ・ ISBN978-4-7581-1342-7

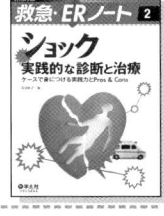

3 症例から学ぶ ERの輸液 ― まず何を選び、どう変更するか
編集／三宅康史

輸液療法からみた病態管理のポイントを解説！

- 定価（本体4,600円＋税） ・ B5判 ・ 261頁 ・ ISBN978-4-7581-1343-4

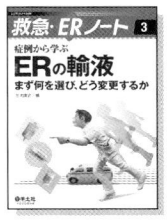

続刊もご期待ください！

5 意識障害への対応 ― 系統的な初期診療をめざして（仮題）
2012年4月発行予定　編集／堤 晴彦，輿水健治

シリーズの特徴

- 基本から上級まで, 掘り下げた内容を, 分かりやすく解説
- 実践にすぐに役立つテーマ, コーナーが満載！

1 問題解決型ケーススタディ
即断即決が求められる救急外来での"思考過程"と"対処法"を時系列に沿って解説！

2 One More Experience
マニュアルには記載されていなかった上級医のもつ診療のコツや裏技も伝授！

3 Pros & Cons
正解がはっきりみえない問題もとりあげ、現時点でのベストプラクティスを考察・提示！

発行　羊土社 YODOSHA
〒101-0052 東京都千代田区神田小川町2-5-1　TEL 03(5282)1211　FAX 03(5282)1212
E-mail : eigyo@yodosha.co.jp
URL : http://www.yodosha.co.jp/
ご注文は最寄りの書店、または小社営業部まで

Critical Careの総合誌　2012年度 年間購読予約受付中

- Critical Careに携わるICU，救急，麻酔，外科，内科の医師を対象に，解説と情報を満載！
- 読みやすい「Q&A方式」などを用いて編集し，隔月で刊行！

救急・集中治療

2012年度　年間予約購読料　34,000円（税込）〈年6冊〉

- 年間予約購読をお申込の場合 **1,280円** の割引です．
- 直送雑誌の送料は弊社負担．
- 毎号刊行次第，確実にお手元に直送いたします．

隔月刊，B5判，約250頁，予価（本体5,600円＋税）

2012年（24巻）の特集予定

24巻1・2号	精神科知識と対応Q&A（仮）
24巻3・4号	AKI（急性腎障害）の管理 Q&A（仮）
24巻5・6号	急性期患者の糖代謝とSCCM/ASPEN栄養管理ガイドライン（仮）

（以下続刊）

● Honorable Editors
天羽敬祐
早川弘一
島崎修次
前川和彦

● Editors
相馬一亥
岡元和文
行岡哲男
山科　章
横田裕行
松田直之

23巻5・6号　最新

救急画像診断
―読み方・考え方・活かし方―

編集：岡元和文（信州大学医学部　救急集中治療医学講座）
　　　相馬一亥（北里大学医学部　救急集中医学）

B5判／本文295頁／定価（本体6,800円＋税）

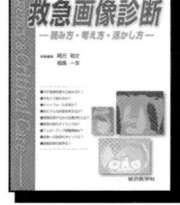

22巻1・2号　徹底ガイド

心不全 Q&A
―プレホスピタルから 慢性期まで―

特集編集：佐藤直樹（日本医科大学　集中治療室・内科）

B5判／本文270頁／定価（本体5,600円＋税）

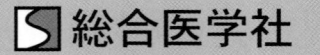

総合医学社　〒101-0061　東京都千代田区三崎町1-1-4
TEL 03(3219)2920　FAX 03(3219)0410　http://www.sogo-igaku.co.jp

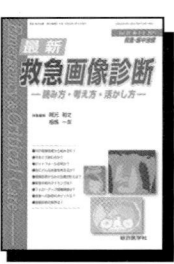

INTENSIVIST インテンシヴィスト

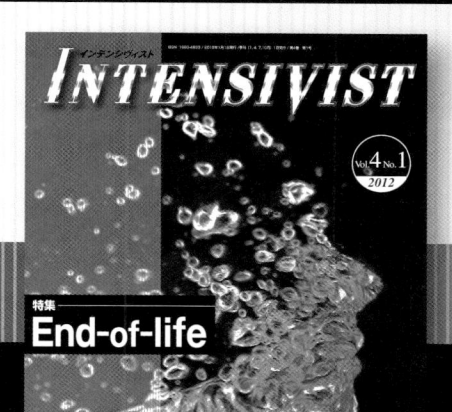

集中治療の"いま"を検証し、"これから"を提示するクオータリー・マガジン

2012年 第1号発売

特集 **End-of-life**

- 季刊/年4回発行
- A4変 200頁
- 年間購読料 18,480円
  (本体17,600円+税5%)
  ※毎号お手元に直送します。(送料無料)
  ※1部ずつお買い求めいただくのに比べ、約4%の割引となります。
- 1部定価 4,830円
  (本体4,600円+税5%)

2012 年間購読申込受付中！

●「世界標準の集中治療を誰にでもわかりやすく」をコンセプトに、若手医師の育成や情報交換を目的として発足した「日本集中治療教育研究会」(Japanese Society of Education for Physicians and Trainees in Intensive Care＝JSEPTIC)の活動をベースに、年4回発行。

●毎号1つのテーマを決め、最新のエビデンスに基づいて、現在わかっていること／わかっていないことを検証、徹底的に解説。施設ごとに異なる診療を見直し、これからの集中治療のスタンダードを提示する。

●重症患者の治療にあたる医師として最低限必要な知識を手中に収めるべく、テーマは集中治療にとどまらず、内科、呼吸器、救急、麻酔、循環器にまで及び、ジェネラリストとしてのインテンシヴィストを追求する。

●集中治療専門医、それを目指す若手医師をはじめ、専門ナース、臨床工学技士、さらには各科臨床医に対し、集中治療を体系的に語り、議論し、意見交換ができる共通の場(＝アゴラ)を提供する。

編集委員

藤谷茂樹
東京ベイ市川浦安医療センター／
聖マリアンナ医科大学 救急医学

讃井將満
東京慈恵会医科大学 麻酔科 集中治療部

林 淑朗
Royal Brisbane and Women's Hospital,
Department of Intensive Care Medicine/
The University of Queensland, Centre for
Clinical Research

内野滋彦
東京慈恵会医科大学 麻酔科 集中治療部

編集協力委員 (五十音順)

植田育也	静岡県立こども病院 小児集中治療センター
大庭祐二	University of Missouri 呼吸集中治療内科
田中竜馬	LDS Hospital 呼吸器内科・集中治療科
橋本圭司	松江赤十字病院 麻酔科・集中治療室
橋本 悟	京都府立医科大学 麻酔科・集中治療部
平岡栄治	神戸大学医学部附属病院 総合内科
松浦謙二	
真弓俊彦	名古屋大学大学院医学系研究科 救急・集中治療医学

特集

2009年	創刊号：	ARDS(急性呼吸窮迫症候群)
	第2号：	Sepsis(敗血症)
	第3号：	AKI(急性腎傷害)
	第4号：	不整脈
2010年	第1号：	重症感染症
	第2号：	CRRT(持続的血液浄化療法)
	第3号：	外傷
	第4号：	急性心不全
2011年	第1号：	Infection Control
	第2号：	モニター
	第3号：	栄養療法
	第4号：	急性膵炎
2012年	第1号：	End-of-life
	第2号：	術後管理 (2012年4月発売)
	第3号：	PICU (2012年7月発売)
	第4号：	人工呼吸管理 (2012年10月発売)

MEDSi メディカル・サイエンス・インターナショナル
113-0033 東京都文京区本郷 1-28-36
TEL 03-5804-6051 FAX 03-5804-6055
http://www.medsi.co.jp
E-mail info@medsi.co.jp

救急・ER・ICU 関連書籍

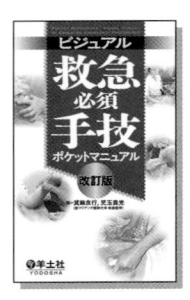

ビジュアル救急必須手技 ポケットマニュアル改訂版

箕輪良行, 児玉貴光／編

1〜2次救急の必須手技をカラー写真で丁寧に解説！改訂版は最新ガイドラインに準拠, 写真・図表も多数追加してより使いやすくなりました. 現場で活躍する医師だから知っている手技のコツも満載！初期研修医は必携！

■ 定価（本体3,900円＋税）　■ B6変型判　■ 399頁　■ ISBN978-4-7581-1719-7

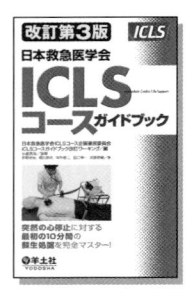

改訂第3版 日本救急医学会 ICLSコースガイドブック

日本救急医学会ICLSコース企画運営委員会 ICLSコースガイドブック改訂ワーキング／編
小倉真治／監　杉野達也, 他／著

突然の心停止に対する最初の10分間の蘇生処置を学ぶ, 日本救急医学会ICLSコースの公式ガイド. 今版はJRC蘇生ガイドライン2010に対応し, 実技内容をより明確化！チーム蘇生の記載もさらに充実しました.

■ 定価（本体2,500円＋税）　■ B6変型判　■ 101頁　■ ISBN978-4-7581-1720-3

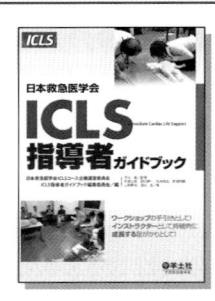

日本救急医学会 ICLS指導者ガイドブック

日本救急医学会ICLSコース企画運営委員会 ICLS指導者ガイドブック編集委員会／編
平出敦／監　杉浦立尚, 他／著

ICLSコースを修了したらこの1冊！指導者養成ワークショップの概要や目的に加えて, 指導者として更なる成長をしていくためのエッセンスが満載. 国際標準のインストラクションの概念もわかります！

■ 定価（本体4,300円＋税）　■ A4判　■ 94頁　■ ISBN978-4-7581-1716-6

増刊 レジデントノート

1つのテーマをより広くより深く

□ B5判　□ 年4冊発行（2012年度より年6冊発行）

レジデントノート Vol.13 No.14 増刊（2011年12月発行）

いつもの治療を見直す！ かぜ診療パーフェクト

川畑雅照／編

自信をもって診断・処方, 重大疾患を見逃さない, 今日から使えるかぜの極意！！

● 意外と難しい風邪診療が得意になる！あらゆる"かぜ症状"に対応した, 必携の1冊！

□ 定価（本体4,200円＋税）　□ B5判　□ 214頁　□ ISBN978-4-7581-0525-5

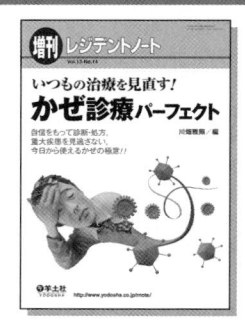

発行　羊土社 YODOSHA　〒101-0052　東京都千代田区神田小川町2-5-1　TEL 03(5282)1211　FAX 03(5282)1212
E-mail：eigyo@yodosha.co.jp
URL：http://www.yodosha.co.jp/

ご注文は最寄りの書店, または小社営業部まで